かかりつけ歯科医からはじめる

口腔がん検診 Step 1・2・3

著
浅野紀元
浅野薫之
縣　奈見
大島基嗣
片倉　朗
小島沙織
三條沙代
柴原孝彦＊
杉山芳樹
関根浄治
髙野伸夫
千葉光行
長尾　徹
藤本俊男
溝口万里子
武藤智美

医歯薬出版株式会社

【著者一覧・五十音順】 (※執筆代表)

浅野紀元	元・社団法人東京都歯科医師会会長
浅野薫之	千葉県歯科医師会顧問
縣　奈見	元・東京歯科大学市川総合病院歯科・口腔外科歯科衛生士
大島基嗣	世田谷区開業／公益社団法人東京都玉川歯科医師会会長
片倉　朗	東京歯科大学口腔病態外科学講座主任教授
小島沙織	東京歯科大学市川総合病院歯科・口腔外科歯科衛生士
三條沙代	元・東京歯科大学市川総合病院歯科・口腔外科歯科衛生士
柴原孝彦※	東京歯科大学口腔外科学講座主任教授
杉山芳樹	岩手医科大学名誉教授（口腔顎顔面再建学講座口腔外科学分野）／盛岡市立病院顧問
関根浄治	島根大学医学部歯科口腔外科学講座教授
髙野伸夫	東京歯科大学名誉教授
千葉光行	NPO法人口腔がん早期発見システム全国ネットワーク理事長／健康都市活動支援機構理事長／市川市文化振興財団理事長
長尾　徹	岡崎市民病院歯科口腔外科統括部長
藤本俊男	元・千葉市歯科医師会会長
溝口万里子	元・千葉県歯科医師会理事
武藤智美	一般社団法人北海道歯科衛生士会会長

This book was originally published in Japanese under the title of :

KAKARITSUKE SHIKAI KARA HAJIMERU KŌKŪGAN KENSHIN SUTEPPU 1・2・3

(How to Start Oral Cancers Screening in Dental Clinic Step 1・2・3)

Authors :

SHIBAHARA, TAKAHIKO, et al
　Professor, Tokyo Dental University

© 2013 1st ed.

ISHIYAKU PUBLISHERS, INC.
　7-10, Honkomagome 1 chome, Bunkyo-ku,
　Tokyo 113-8612, Japan

はじめに

　現在，口腔がんは，世界的な傾向として増加し続けています．日本もその例外ではなく，口腔がんの罹患率，死亡率は年々高まっており，さらに女性や若年層の患者も増加傾向にあります．口腔がんは患者自身では気づきにくく，二次医療機関に来院するころには，発症から時間がかかりステージが上がっている事例が多々見られます．来院経路を見ると，紹介は歯科医師からが6割，医師等が1割であり，その他3割が患者自身の意思で受診していることが判明しました．この患者自身のうち8割がかかりつけ歯科医師にかかっていたという報告があります．さらに患者本人から指摘されていたにもかかわらず，紹介するまで長い時間を要し，抜歯等を行っていたなどの事例も散見されました．これらは一次診断の遅延ともいえるものです．

　口腔がんの第一発見者となりうる最大の存在は，開業歯科医師です．しかし，検診の必要性を認識しても，実施できない事情がそれぞれにあるのも現実です．この実態を踏まえ，何が問題かを抽出し，多くの歯科医院で可能なようシステムを提示することが必要ではないでしょうか．「がん」をチェックする不安などのハードルを下げ，ファーストゲートである開業歯科医師の検診についての意識を高め，口腔粘膜も診ることができ，一口腔単位で患者管理ができる歯科医師を養成することが，口腔がんの早期発見に寄与すると考えました．

　本書は単なる『how to 検診』に留まっていません．がん患者さんの歯科治療についても言及し，周術期口腔管理まで含めています．また，口腔内を診るのは歯科医師に限ったことではなく，歯科衛生士の責務も重要です．歯科衛生士に知っていて欲しい口腔粘膜の知識，口腔ケアのことについても加筆しました．

　歯科医院，歯科医師会に是非一冊座右の書として置いていただき，日常診療に役立てていただければ幸いです．口腔粘膜を含めた一口腔単位で管理できる歯科医師等の職域の保全も筆者らの願です．

　『口腔がん検診』の必要性を2000年初頭から提言し地域歯科医師会で果敢に実践し，現在でも継承させている浅野紀元先生にもこの企画に加わっていただきました．先生は，開業医の立場から口腔がん患者に接し，忸怩たる思いをしたご経験を熱く語られていました．本書の執筆中に急逝されましたこと，大変に残念であります．先生の志を受け，多くの同僚歯科医師が口腔がん検診に感心を持ち，実践することを心から願う次第です．本書を完結し世に出版することが残された有志の責務と感じています．

　この書を有志の一人，浅野紀元先生に捧げます．

2013年9月

柴原孝彦

もくじ かかりつけ歯科医からはじめる 口腔がん検診 Step1・2・3

Prologue 口腔粘膜は歯科医師の専門領域 ……………………… 1 （柴原孝彦）

I 口腔がん～その見つけかたと対応

Step1
口腔がんじゃないか？―患者の異変に気づいたとき……………………………………… 5

①―知ってほしい基礎知識　6（髙野伸夫）
　1. がんは遺伝子病　6
　2. 遺伝子を障害する因子　6
　　1）化学因子　6
　　2）物理因子　6
　　3）生物因子　6
　　4）習慣因子　7
　　5）遺伝因子　7
　　6）年齢因子　7
　3. 検診に際して　8
　　1）口腔の範囲　8
　　2）口腔粘膜の特徴　8
　　　（1）咀嚼粘膜（歯肉，口蓋）／（2）特殊粘膜（舌）／（3）被覆粘膜（口唇，頬，舌下面，口底，軟口蓋，歯槽）
　4. 口腔がん患者とがんの好発部位　10
　5. 口腔がんのTNM分類　10
　　1）原発腫瘍所見　10
　　2）リンパ節触診所見　11
　6. 病期分類　11

②―異変に気づくきっかけは　13（片倉　朗）
　1. 口腔内に現れる病変から　13
　　1）色で見分ける　13
　　2）形で見分ける　20
　　3）大きさで見分ける　21
　2. 患者の訴えから　22

Step2
口腔がんが疑われる場合の検査とその進め方―開業医でもここまでできる……… 25

①―口腔がん検査を行ったほうがよい？―基準と見きわめ方　26（長尾　徹）
　1. 口腔がん検査に進んだほうがよい場合　26
　2. 経過観察ないし他の疾患を疑う症例　26
　3. 一見異常と見られる正常組織　28
　4. 鑑別診断について　32
　　1）口腔前がん病変の臨床的特徴　32
　　　（1）口腔白板症／（2）紅板症（紅板白板症）／（3）口腔扁平苔癬
　　2）口腔がんと良性腫瘍との鑑別診断　37
　　　（1）歯周病と歯肉がんの違い／（2）歯肉に発生する腫瘤性病変との鑑別／（3）歯肉以外の口腔粘膜に発生する良性病変と口腔がんの鑑別／（4）慎重な病状説明―専門機関への紹介―その後の対応

②―検査の考え方　44（関根浄治）
　1. 口腔がんと歯科医療現場の現状　44
　2. 口腔を構成する細胞の特徴　44

③―検査におけるデンタルスタッフの役割分担　46（関根浄治）
　1. 歯科衛生士の職務　46
　2. 何かおかしいと感じることが大切　46

④―患者にどのように検査を促すか　48（関根浄治）
　1. 検査の目的　48
　2. インフォームドコンセント（説明と同意）　48

⑤―検査の種類と特徴　50（関根浄治）
　1. 専門機関での一般的な検査法　50
　2. 開業歯科医院ではどうするか？　50

3. 病理診断　50
　　4. 口腔細胞診　50
　　5. 細胞診は病理診断とどこが違うのか？　51
　　6. 細胞診の対象疾患　51
　　7. 細胞診，問題点と危険性？　52
⑥―検査の実際　55（関根浄治）
　　1. 口腔外の視診　55
　　2. 口腔外の触診　56
　　3. 口腔内の診察　57
　　　1）口腔内視診のポイント　57
　　　2）口腔内触診のポイント　57
　　4. 細胞診の実際　59

Step3
診断後の専門機関との連携の取り方と患者のアフターケア……………………… 63

①―がんの疑いがある場合の患者への説明の仕方　64（杉山芳樹）
　　1. かかりつけ歯科医における具体的な説明の方法　64
　　2. がん告知に対する患者の精神的反応　65
　　3. 専門機関における告知の考え方　66
②―専門機関への紹介方法　67（杉山芳樹）
③―専門機関からの返信の理解とその後の対応の仕方　68（杉山芳樹）
④―専門機関での治療の流れ　70（杉山芳樹）
　　1. 治療の流れの要点　70
　　2. 治療の種類　70

⑤―入院前後の患者に対して歯科医院で行うケア（歯科衛生士が行う口腔ケア）　74
　　1. 入院前―かかりつけ歯科医院で行う口腔ケア　74（小島沙織）
　　　1）手術　74
　　　　（1）歯科医院で行う手術前の口腔ケア／（2）違いは，そこに「がん」があるということ／（3）術後の形態・機能の変化を考慮した口腔衛生指導
　　　2）化学・放射線治療に向けての口腔ケア　76
　　2. 入院中―病院歯科で行う口腔ケア　76
　　（小島沙織）
　　　1）手術　76
　　　　（1）術直後の創部と口腔ケア／（2）機能訓練
　　　2）化学・放射線治療の口腔ケア　76
　　3. 退院後―かかりつけ歯科医院で行う口腔ケア　77（三條沙代）
　　　1）皮弁による再建手術を行った症例　78
　　　2）上顎がんの切除術を行った症例　79
　　　3）化学・放射線治療が終了した症例　80
　　4. 経過観察中の口腔ケア　81（縣　奈見）
　　　1）口腔がん術後の口腔ケア　81
　　　　（1）セルフケアの必要性／（2）舌がん，下顎歯肉がん部分切除術後
　　　2）口腔ケア時の粘膜チェック　81
　　　3）化学・放射線治療後の口腔ケア　82
⑥―周術期における口腔機能管理・チーム医療と保険診療　85（片倉　朗）
　　1. 周術期における口腔機能管理とは　85
　　2. 保険診療の流れに沿った周術期の口腔機能管理　85
　　3. チーム医療の中での口腔機能管理　87

II 地域医療における検診システムの構築

A 検診システムの構築と予防 …… 89

①—集団検診と個別検診　90（長尾　徹）
1. 集団（対策型）がん検診と個別（任意型）がん検診の違い　90
2. 口腔がん検診の目的は早期発見することである　90
3. 検診事業の実際　92
   1）口腔がん検診事業の立ち上げ　92
   2）検診者のトレーニング　93
4. 検診の場における患者教育　94

②—地域における検診プログラム　97
1. 広域網羅型の例　97（杉山芳樹）
   1）広域で行う検診の地域特性と対策　97
     （1）広域における問題点／（2）アプローチの仕方／（3）アプローチの効果～プログラムの実施結果
2. 都市圏型の例　104（浅野紀元／大島基嗣）
   1）歯科医師会の体制づくりと方針決定　104
     （1）検診事業立ち上げ当初の問題点／（2）アプローチの仕方／（3）地区歯科医師会の事業として行うにあたって必要な要素
   2）事業推進に必要な要素①—広報活動　105
     （1）問題の把握—住民の意識調査／（2）アプローチの仕方
   3）事業推進に必要な要素②—内部研修　106
     （1）問題の把握—軟組織疾患に対する歯科医の認識度の確認／（2）アプローチの仕方
   4）事業推進に必要な要素③—環境整備　107
     （1）関連医療機関との連携整備／（2）周知活動および学会
3. 地域密着型の例　109（関根浄治）
   1）かかりつけ医療機関と連携した口腔病変検出システム　109
   2）口腔がん個別検診　110
   3）口腔がん集団検診　112
   4）他施設における口腔がん検診　112
4. 行政と検診システム　115（千葉光行）
   1）集団検診から個別検診開始への流れ～千葉県市川市の例　115
   2）口腔がん早期発見システム全国ネットワーク（NPO法人）の設立　117

B 訪問歯科で患者に粘膜病変を発見したら …………………………… 125

①—増える認知症患者の口腔がん　126
（長尾　徹）
②—口腔がんになりやすい危険信号　128
（長尾　徹）
③—訪問歯科における対応　130
1. 高齢者，要介護者に多い粘膜疾患と対処法　130（片倉　朗）
   1）口腔粘膜の加齢変化とその診察　130
   2）高齢者，要介護者にみられる口腔粘膜疾患とその対応　130
     （1）口腔カンジダ症／（2）口腔乾燥症／（3）口腔がん
2. 患者への口腔ケア・緩和ケア　132（武藤智美）
3. 家族に対する指導とケア　138（関根浄治）
   1）加齢による口腔内の変化について説明する　138
   2）口腔がんについて説明する　138
   3）口腔ケアの必要性について　138

付　口腔がん検診に向けてのフローチャート　141（柴原孝彦）
・検診実現のための8つのポイント　141

さくいん　142

COLUMN

- 口腔がんは増加しているのか？　12（髙野伸夫）
- 目視できる口腔になぜ進行がんが多いの？　19（髙野伸夫）
- 光学機器を用いた口腔がんのスクリーニング　23（片倉　朗）
- 通常歯科治療時の患者教育とセルフチェック指導法　24（柴原孝彦）
- 診断力を高めるにはどうしたらいい？―見逃してはいけない初期症状のポイントなど―　43（柴原孝彦）
- 細胞診専門医（専門歯科医）について　54（関根浄治）
- 見落としたらどうしよう（誤診の不安）　73（杉山芳樹）
- 歯科衛生士にできること　84（小島沙織）
- がん検診の費用対効果　91（長尾　徹）
- 口腔がん患者の受療行動と紹介経路　95（長尾　徹）
- 世界に見られる口腔がん　96（長尾　徹）
- 震災後の粘膜検診で　103（杉山芳樹）
- 見落としたらどうしよう……開業医の立場から　108（大島基嗣）
- 次世代口腔がん検診の紹介　114（柴原孝彦）
- 「NPO法人口腔がん早期発見システム全国ネットワーク（Oral Cancer Early Detection Network, OCEDN）」の設立　119（柴原孝彦）
- 千葉市歯科医師会における口腔粘膜疾患検診への取り組み　120（藤本俊男）
- 千葉県がん対策推進計画における歯科の位置づけ　122（浅野薫之・溝口万里子）

Prologue
口腔粘膜は歯科医師の専門領域

　2011年8月, 歯科口腔保健の推進に関する法律が公布されました. その中で国民の健康保持と増進のため歯科医療関係職種が重要な担い手であり, 行政（地方公共団体, 保健所を設置する市および特別区）と協力した公益性のある活動が期待されています. 翌2012年4月の保険診療報酬改正では, 周術期における口腔機能の管理と歯科も入ったチーム医療の推進が重点課題として組み込まれました. 特にがん患者における口腔ケアの推進を国立がんセンターと日本歯科医師会が連携して推奨し, 全国レベルに普及させようとしています. 国の姿勢は, もっと国民の健康を守るため, 歯科医師は口腔医を目指せといっているようにも伺えます. 歯と歯周組織のみへの対応ではなく, 国民の口腔粘膜全般の疾患についても職域の範中であるという自覚をもち, 一口腔単位として管理できる歯科医師が求められているといっても過言ではないでしょう. しかし現状はどうかというと, 口腔粘膜疾患を診断するのは苦手, 私たちの守備領域ではない, と決めつけている歯科医師の先生方も多いのではないでしょうか？

　ある企業の全国調査（2008年）で一般成人1,500名に「口内炎になったら何科へ行きますか？」と質問をしたところ, 一番多かったのが内科43%, 次いで歯科40%, 耳鼻咽喉科15%の順でした（図1）. そこで複数の内科の先生に意見を聞いたところ,「感染症や貧血等の診察で, 舌・咽頭を診ることはあっても歯肉等の口腔粘膜は歯科の役目でしょう」と, 言われました. 躊躇し合い, 歯科医師そして医科の先生方にも関心の薄い口腔粘膜であれば, この領域は医科と歯科の"はざま"にある空白地帯となり, 診断・発見の盲点となった結果, 多くの「口腔粘膜疾患難民」を造ることになります.

　法的環境も整った今, 口腔の健康管理を責務とする歯科医師は職域の確保のためにも, もう一度口腔粘膜に目を向ける時期が到来したと感じます. 私たち歯科医師の使命は歯と歯周組織のエキスパートで

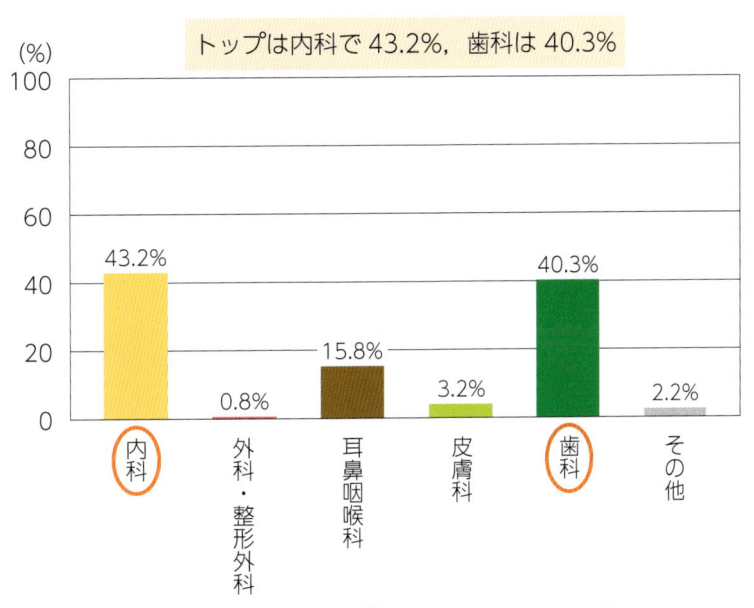

図1　口内炎ができたら何科を受診するか？（n=1,500）

トップは内科で43.2%, 歯科は40.3%

内科 43.2%, 外科・整形外科 0.8%, 耳鼻咽喉科 15.8%, 皮膚科 3.2%, 歯科 40.3%, その他 2.2%

あると同時に，口腔粘膜についても研鑽を積み，適切な診査のもとで口腔粘膜疾患を精確に診断し，治療へ導くことにあるはずです．

口腔粘膜疾患の中でも，特に見落としてはならない病態に口腔がんがあります．2012年に改訂の「がん対策推進基本計画」には「希少がん」の1つとして初めて明記されましたが，国民には未だ認知度の低い「がん」でもあります．希少といっても，種類は300種以上あり全がんの60％を占め，残りの40％が胃，大腸，肺，肝臓，乳房の5大がんとなっていることはあまり知られていません．また，日本での口腔・咽頭がんの罹患率は11番目であり，世界全体での全がんの6番目に対して決して高くはありません（図2）．しかし，近年世界的傾向でもあるように女性，若年者で増加しており，日本もその傾向は例外ではなく，さらに未曾有の高齢社会の到来が拍車を掛けると推察されます．

WHO（世界保健機関）は「口腔がん検診」の妥当性と必要性を訴え，FDI（世界歯科連盟）は「口腔がんに対して一般歯科医師は患者教育とプライマリ・ケアを行うべき」としています．すなわち2008年のFDIで「口腔がんのスクリーニングは歯科医師が担うべき責務」の声明文が出されて以来，毎年総会で口腔がんについて活発な討議が行われています．「口腔がん」への先進諸国の対応は早く，歯科医師会と基幹施設が中心となって予防に重点をおいた対策が功を奏している国が多い中，残念ながら日本だけが先進国で口腔がんによる死亡率（対40歳以上の人口10万人）が増加しているという，由々しい結果をWHOは発表しています．

日本における口腔がん死亡率増加の第一の原因には進展がんが多いことがあげられます．すなわち発症して患者が気づき，かかりつけ歯科医が高次医療機関を紹介して治療を開始するまでの期間が長いのです．早期がんは特有な自覚症状と特徴的な所見を欠く，認知度の低い病態であるため高次医療機関へ

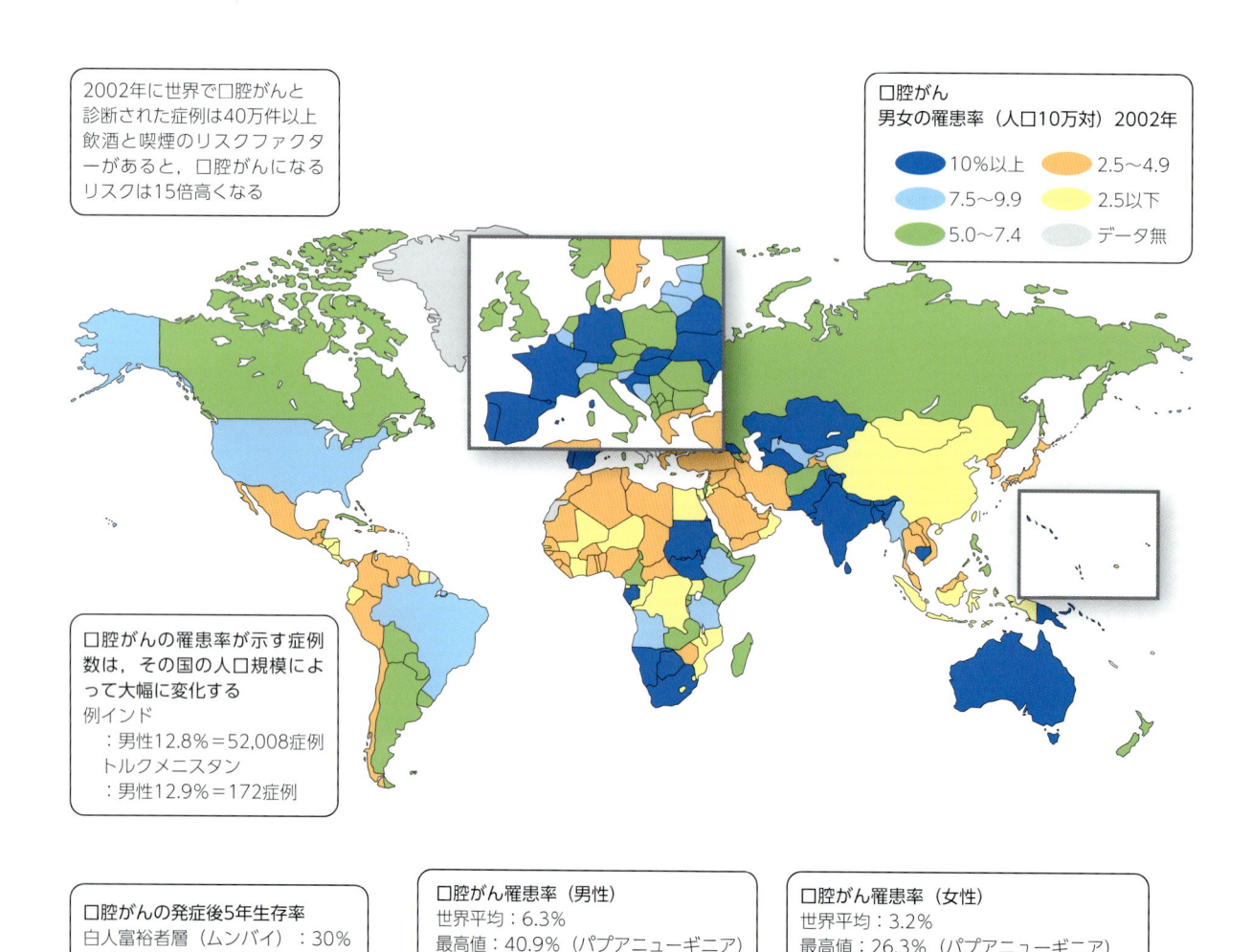

図2 世界の口腔がん事情（FDI報告 2009年度）

の紹介が遅れること，またかかりつけ歯科医での「がん」そのものの診断が遅れることが多いのが原因と考えます．医療機関で加療中であったにもかかわらず，指摘されず見過ごされた症例も多く経験しています（図3）．日本の選択地域における口腔・咽頭がんの5年生存率は56.9%で，この数値は全がん28部位のうち20番目に低い治療成績とする報告もあります．口腔がん治療は進歩し，早期がんでの5年生存率は90%以上と良好になっていますが，進行がんでは約50%と低く，また治癒しても大きな口腔機能障害を残しているのが現状です．したがって口腔がんにおいても早期発見と早期治療がきわめて重要となっています．

口腔の健康管理を担う私たちの業務は，厚生労働省が表現する「歯科医療」という言葉の中に包括され，とかく歯，歯周そして補綴治療に終始していました．二元論から発した「歯科」で表される診療科の守備範囲は，原則として一口腔単位としてあるべきで，硬組織に限局したものではありません．よって，歯周以外の口腔粘膜に対しても軽視すべきではなく，口腔がんを含め口腔粘膜疾患の早期発見は歯科医師の本来の仕事であり責務と考えます．次世代の歯科医師は，国が推奨する「がんの予防と早期発見の推進」などの健康プロジェクトにも歯科医師会単位で積極的に参画し，病診連携（図4）を重視・活用できる「かかりつけ歯科医」であることが望まれます．

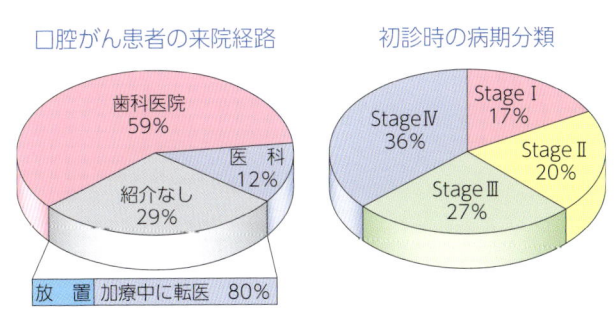

口腔がん患者の来院経路

- 歯科医院 59%
- 医科 12%
- 紹介なし 29%
- 放置｜加療中に転医 80%

初診時の病期分類

- Stage I 17%
- Stage II 20%
- Stage III 27%
- Stage IV 36%

(2002.4～2007.3 東京歯科大学口腔外科学講座 n=514)

図3 口腔がん患者の来院経路

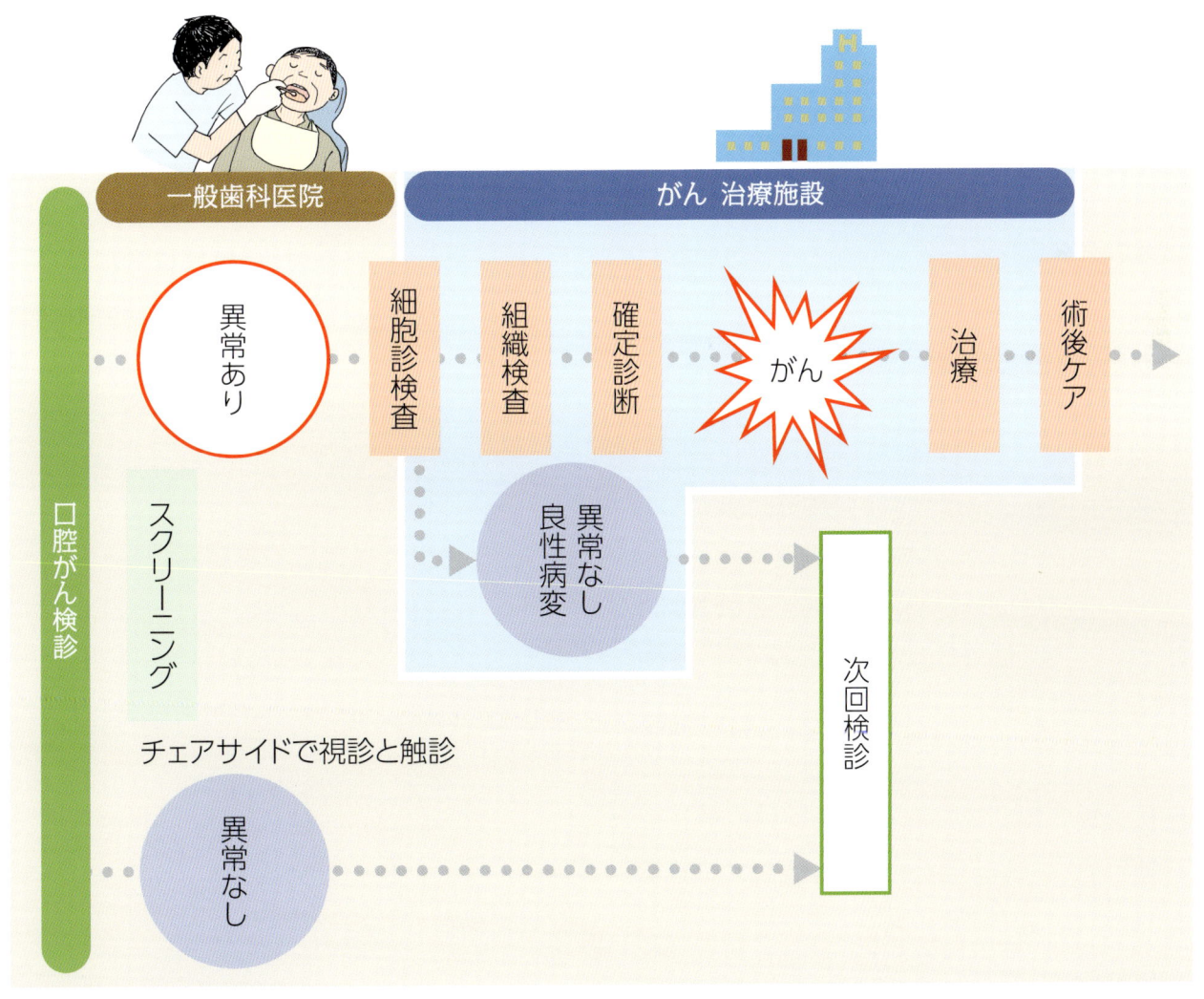

図4 現行の検診システム

Prologue 口腔粘膜は歯科医師の専門領域

I 口腔がん ～その見つけかたと対応

Step 1
口腔がんじゃないか?
―患者の異変に気づいたとき

1 知ってほしい基礎知識

　高齢社会を迎えたわが国では，国民の多くがかかりつけ医をもち，基礎疾患を有しながらも適切な管理のもとに日常生活を送っています．医療の発展により日本人の平均寿命は延び，2016年の統計では男性は80.98歳，女性は87.14歳となり，世界でも代表的な長寿国となっています．そのため征圧の難しい，がん（癌）が死亡原因の第1位となっており，がんの治療が飛躍的に発展しない限りこのままの位置を持続させることになります．残念ながら日本では口腔がんも増加傾向にあるがんの1つです．口腔がん検診事業を充実させ，守備領域である口腔にがんが発生したとき，早期に診断し死亡率を減少させることは，私たち歯科医の責務であると考えられます．口腔がん検診に先立ち，知っておく必要がある事項について簡単に説明します．

1 がんは遺伝子病

　私たちの体は60兆個の細胞から構成されているといわれていますが，1個の受精卵から細胞分裂によって増加し，それぞれの細胞は死と再生を繰り返しています．この細胞分裂時に核のDNAに傷が付いた異常な細胞が出現することがあります．通常，このような異常細胞は死の転機をとるわけですが，ときに生き残り，非可逆的かつ自律的な過剰増殖することがあります．これが「がん」で，障害されたDNAをもつ異常細胞集団と考えられます．つまりがんは遺伝子病ともいえるのです．

2 遺伝子を障害する因子

　この遺伝子に傷を付ける原因には化学因子，物理因子，生物因子，習慣因子などがあるといわれていますが，口腔は呼吸器官や消化器官の入り口であるため，口腔に特有なさまざまな刺激が加わります．がんはこれらの慢性的な刺激により遺伝子異常が蓄積して生じるもので，これに生まれつき遺伝子に問題がある場合や高齢化などの年齢因子が加わります．

1）化学因子

　タールは古くから化学的因子の代表といわれており，タバコの有害性については口腔はもとより，呼吸器系がんの原因として知らない人はいないくらいです．タバコの害はそれだけではありません．数多くの化学物質が含まれており，発がんのきっかけになる物質や促進する物質が含まれているといわれています．また，そこにアルコールが関与すれば相乗的に発がんの可能性は高くなると考えられています．

2）物理因子

　慢性の機械的刺激が加わると，直接あるいはこれによる炎症性サイトカインの影響で遺伝子の修復能を障害し，がんが発生しやすくなるといわれています．舌がんは舌縁部に多く，歯の位置異常や不良補綴物などが原因となって生じた褥瘡性潰瘍部で発がんしやすいのも，これが影響していると考えられます．また，がんの治療のための放射線治療を行った後に発生する放射線誘発がんは，放射線が遺伝子に直接作用した結果と考えられます．

3）生物因子

　子宮頸がんの原因としてヒトパピローマウイルスがありますが，このウイルスには多くのタイプがあり，口腔や咽頭にもがんを発生させるといわれています．また，伝染性単核症の原因ウイルスはEBウイルスで，ほとんどの日本人が抗体をもっていますが，このウイルスは再活性化する可能性があり，ワルダイエル輪に好発する悪性リンパ腫の原因とも考えられています．

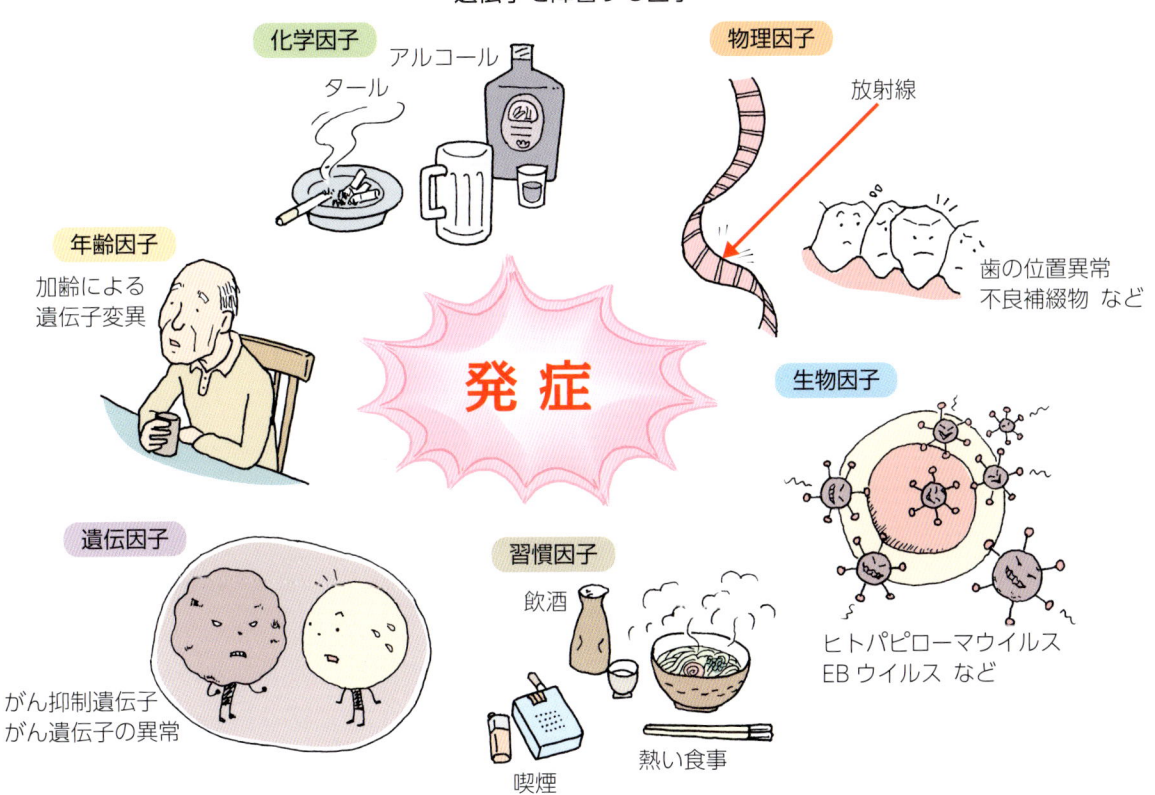

遺伝子を障害する因子

化学因子：タール、アルコール
物理因子：放射線、歯の位置異常・不良補綴物 など
年齢因子：加齢による遺伝子変異
生物因子：ヒトパピローマウイルス・EBウイルス など
遺伝因子：がん抑制遺伝子・がん遺伝子の異常
習慣因子：飲酒、喫煙、熱い食事

発症

4）習慣因子

日本において食生活の欧米化により大腸がんが増加しているといわれています．タバコやアルコールの嗜好，熱い食事，葉タバコの咀嚼などは口腔がん発症の習慣因子の代表的なもので，その発がん性もよく知られています．

5）遺伝因子

"がんが発生しやすい家系"という言葉を聞いたことがあると思います．ヒトの常染色体は一対となって存在し，この染色体にはがん抑制遺伝子というものがのっています．この家系的な素因をもつヒトは，そのうち1つの染色体上の遺伝子が変異しています．通常，もう片方が正常であればがん抑制の機能は果たしますが，両方とも変異した場合には機能が消失し発がんします．がん抑制遺伝子は1種類でなく，数10種類あるといわれています．また一方で，ヒトの遺伝子の中にはがん遺伝子というものもあります．通常は発がんさせませんが，この遺伝子が何らかの異常を生じ活性化すると発がんさせることがわかっています．

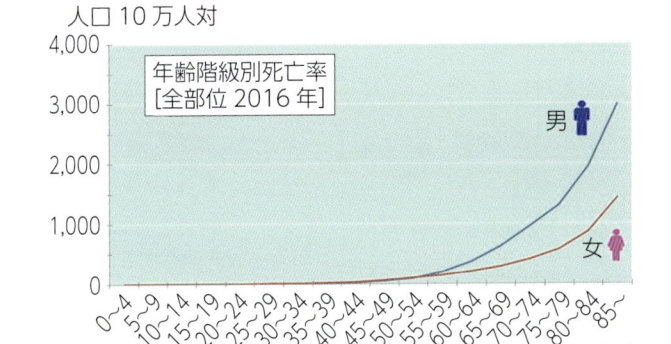

図 1-1　年齢階級別がん罹患率（男性に多い）
独立行政法人国立がん研究センターがん対策情報センター資料より引用

6）年齢因子

一般にがんは各種の刺激により正常細胞の遺伝子が繰り返し障害を受け，長い間に徐々に遺伝子の変異が蓄積されて多段階的にがんに移行するといわれています．したがって，がんの発生率は高齢になるほど高くなります（図1-1）．

3 検診に際して

　口腔領域に発生する悪性腫瘍には上皮性のもの（がん腫）と非上皮性のもの（肉腫）がありますが，一般に口腔がんといえば上皮性悪性腫瘍を指します．発生する割合も圧倒的にこのがん腫が多く，その80％以上が口腔粘膜の上皮に由来する扁平上皮癌です．また，小唾液腺上皮由来の唾液腺がんも発生することがありますが，その割合はわずかです．したがって，がん検診の主な対象は口腔粘膜上皮に由来する扁平上皮癌ということになります．しかし，唾液腺がんや非上皮性の肉腫についても検診の対象に含めることは当然です．口腔がんを検診するためには私たちの専門領域である口腔についてもう一度復習して，よく理解しておくことが必要です．

1）口腔の範囲

　一般に口腔というと開口したとき見える口の中の全範囲を想像しがちですが，腫瘍を治療する医療側からは口唇の赤唇縁から後方で，舌は舌分界溝まで，頰粘膜は口蓋舌弓まで，さらに口蓋は硬口蓋後縁までの重層扁平上皮で覆われた領域を口腔といい，その後方は中咽頭となります．したがって，頰や口唇の粘膜を含めた口腔前庭部，固有口腔および歯肉歯槽部を構成する範囲が口腔領域ということになります．しかし，検診を行う際には可及的に診査できる範囲を観察し，たとえ中咽頭がんであっても見逃さない努力が必要です．

　口腔がんは発生部位により舌，上顎歯肉，下顎歯肉，頰粘膜，口底，硬口蓋と6つの部位に分けられます（図1-2）．口腔がんを検診するときには「口腔癌取扱い規約」を参照し，これらをよく理解し，発生部位について明確にする必要があります．

2）口腔粘膜の特徴

　口腔領域に最も多い扁平上皮癌は口腔粘膜上皮から発生します．それを早期に診断するためには発生母地となる口腔粘膜の構造をよく理解しておくことが重要です．口腔粘膜の上皮は皮膚上皮（表皮）と同様で，一般に図1-3のように表層から角化層，顆粒細胞層，有棘細胞層，基底細胞層から成っています．

　角化層は表皮ほど厚くなく，不完全なことが多いのが特徴です．粘膜の上皮細胞群（角化細胞）は基底膜上に並んだ基底細胞層が活発な細胞分裂の場となり，表層に向かって分化し，最終的には落屑（垢となって脱落）します．この期間をTurnover timeといい，部位にもよりますが，腸管上皮が約1～2週，

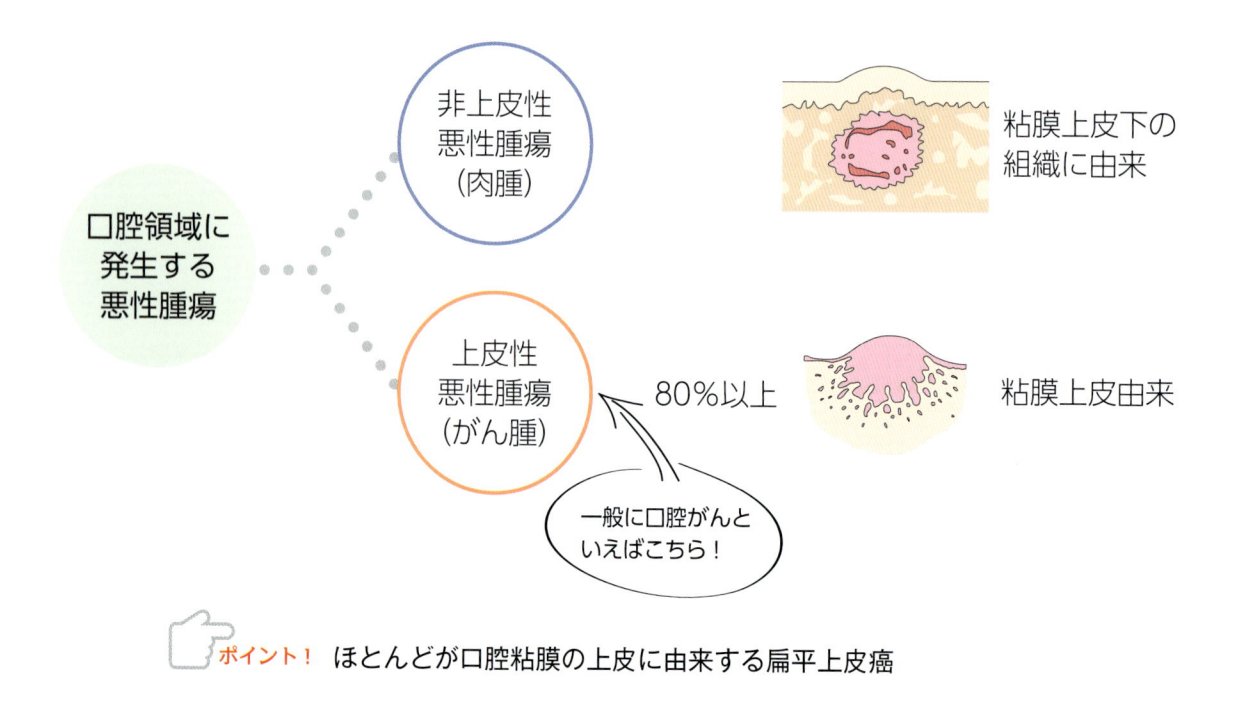

ポイント！ ほとんどが口腔粘膜の上皮に由来する扁平上皮癌

(1) 舌
舌は前方2/3の範囲で，有郭乳頭より前方の舌背，舌側縁と舌下面の部位をいいます．

(2) 上顎歯肉
歯肉は辺縁歯肉および歯間乳頭から成る遊離歯肉と付着歯肉から構成されていますが，この歯肉ばかりでなく，歯肉頬あるいは歯肉唇移行部までの歯槽粘膜や口蓋側の垂直部分も含まれます．

(3) 下顎歯肉
上顎と同様ですが，下顎舌側では歯肉口底移行部までの粘膜となります．尚，無歯顎では歯槽堤粘膜を歯肉としています．

(4) 頬粘膜
頬粘膜面，口唇粘膜面，上下の頬歯槽溝および歯肉後方部の臼後部をいいます．

(5) 口底
舌側の歯槽粘膜境界と舌の境界とで囲まれた部位をいいます．

(6) 硬口蓋
口蓋の水平部分で，軟口蓋前方の部位をいいます．

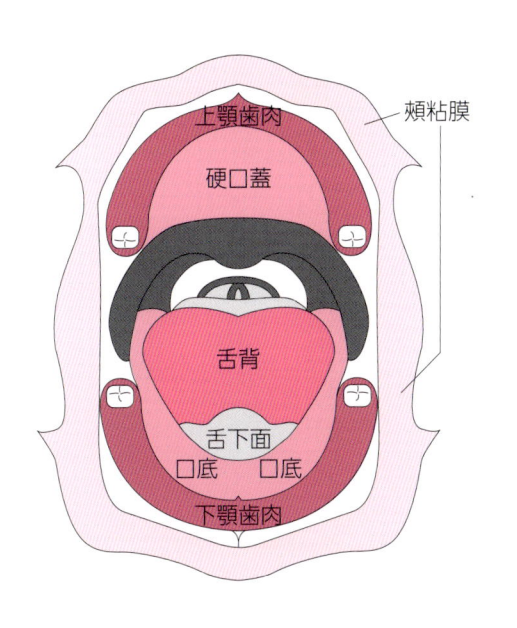

図 1-2 口腔の解剖学的部位と亜部位
口腔癌取扱い規約：金原出版, 2010 より引用

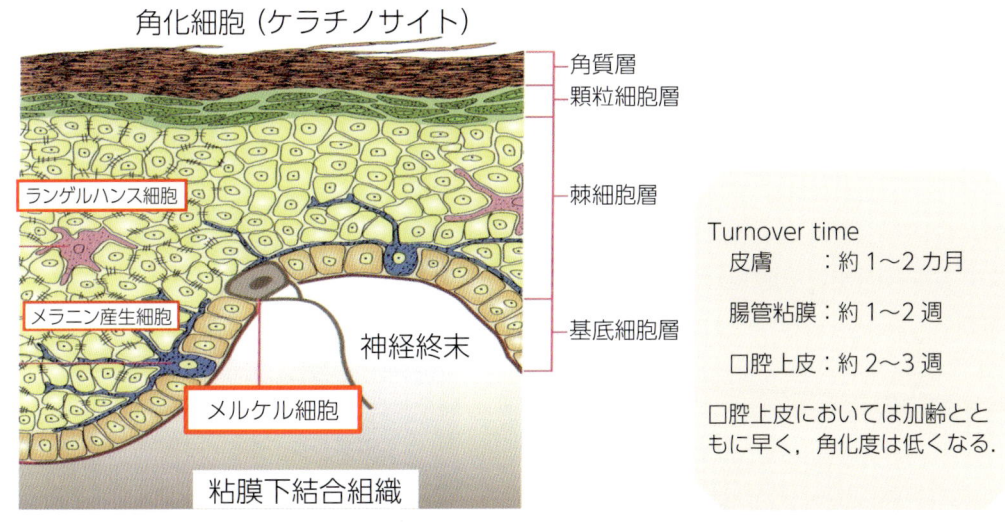

図 1-3 口腔粘膜の特徴
口腔病変診断治療ビジュアルガイド：医歯薬出版, 2011 より引用

Turnover time
皮膚　　　：約1〜2カ月
腸管粘膜：約1〜2週
口腔上皮：約2〜3週

口腔上皮においては加齢とともに早く，角化度は低くなる．

表皮が約1〜2カ月，口腔粘膜上皮では約2〜3週で，1サイクルがちょうど腸管上皮と表皮の間になります．口腔粘膜上皮は加齢とともにこのサイクルは早く，角化度は低くなるといわれています．

また，粘膜上皮の下層には粘膜固有層や粘膜下組織があり，口唇，頬，口蓋粘膜などには小唾液腺が存在しています．その導管は口腔に開口し，粘膜を潤わせています．口腔粘膜は部位により多少性格が異なり，機能に基づいた特徴から咀嚼粘膜，特殊粘膜，被覆粘膜に分類されます（p.45 参照）．

（1）咀嚼粘膜（歯肉，口蓋）
歯肉，硬口蓋など物理的刺激を受けやすい部位の粘膜は角化傾向が強く，その上皮は正角化あるいは錯角化上皮で構成され咀嚼粘膜といわれています．正角化とは角化層の核が消失し，ケラチンのみで構成されるもので，錯角化とは角化が不完全で，角化層の細胞にも核がまだ残存し，その下層の顆粒層が不明瞭になっているものです．

（2）特殊粘膜（舌）
舌の舌背部には正あるいは錯角化した上皮の中に

Step1 口腔がんじゃないか？——患者の異変に気づいたとき

突出した種々の乳頭が見られます．糸状乳頭，茸状乳頭，葉状乳頭，有郭乳頭の4種です．この中の葉状乳頭や有郭乳頭は糸状乳頭，茸状乳頭と比べ形態的に違いがあるため，患者はがんではないかとの疑いをもちやすく不安になり，しばしば歯科に受診します．

（3）被覆粘膜（口唇，頬，舌下面，口底，軟口蓋，歯槽）

あまり外的刺激を受けない部位の粘膜で，上皮細胞は一般に角化をきたしません．したがって，角化層は見られず，また顆粒層も見られません．被覆粘膜の細胞層には多くのグリコーゲンを含んでいます．したがってヨードによる生体染色を行うと，ヨードデンプン反応陽性ですが，がんに移行しやすいような上皮の異形成が進むと，グリコーゲンは少なくなるため陰性化します．この色調の変化を見て異形上皮の範囲を確認することができます．このヨードによる生体染色は角化した口腔粘膜で利用することはできず，被覆粘膜に限られます．

4 口腔がん患者とがんの好発部位

民族，地域，生活様式などによって口腔がんの発生頻度は異なります．日本口腔腫瘍学会と日本口腔外科学会が調査した結果によれば，わが国の現在の口腔がん罹患者は11,000人前後で，これは全がんの2～3％，全頭頸部がんの約40％を占めるといわれています．また口腔がん発生頻度が最も高いのは舌で，口腔がんの半数を占めており，次いで下顎歯肉に多く，硬口蓋が最も少ないといわれています．

5 口腔がんのTNM分類

口腔がんの拡がりはUICC（国際対がん連合：Union for International Cancer Control）の基準に従い，TNM分類によってその記載方法が定められています（表1-1）．Tは原発腫瘍，Nはリンパ節転移，Mは遠隔転移を示します．遠隔転移の有無はもちろん，詳細な検索は紹介された治療施設で行われるので，口腔がん検診においてはがんの疑いがあるのか，疑いがある場合には細胞診が必要かなどを判断し，さらにがんと思われた場合にはその所見

表1-1 TNM分類

T-原発腫瘍	TX	原発腫瘍の評価が不可能
	T0	原発腫瘍を認めない
	Tis	上皮内癌
	T1	最大径が2cm以下の腫瘍
	T2	最大径が2cmをこえるが4cm以下の腫瘍
	T3	最大径が4cmをこえる腫瘍
	T4a	口唇：皮質骨，下歯槽神経，口腔底，皮膚（顎または外鼻）に浸潤する腫瘍
	T4a	口腔：皮質骨，舌深層の筋肉／外舌筋（オトガイ舌筋，舌骨舌筋，口蓋舌筋，茎突舌筋），上顎洞，顔面の皮膚に浸潤する腫瘍
	T4b	口唇および口腔：咀嚼筋間隙，翼状突起，または頭蓋底に浸潤する腫瘍，または内頸動脈を全周性に取り囲む腫瘍
	注：歯肉を原発巣とし，骨および歯槽のみに表在性びらんが認められる症例はT4としない．	
N-所属リンパ節	NX	所属リンパ節転移の評価が不可能
	N0	所属リンパ節転移なし
	N1	同側の単発性リンパ節転移で最大径が3cm以下
	N2	以下に示す転移：
	N2a	同側の単発性リンパ節転移で最大径が3cmをこえるが6cm以下
	N2b	同側の多発性リンパ節転移で最大径が6cm以下
	N2c	両側あるいは対側のリンパ節転移で最大径6cm以下
	N3	最大径が6cmをこえるリンパ節転移
	注：正中リンパ節は同側リンパ節である．	
M-遠隔転移	M0	遠隔転移なし
	M1	遠隔転移あり

（頭頸部癌取扱い規約：金原出版，2012より引用）

とリンパ節所見に関してのチェックを行い，概要をつかむことが重要です．がんの可能性が高い場合には専門施設に紹介することを忘れないようにします．

1）原発腫瘍所見

原発腫瘍に関しては大きさ，臨床型，腫瘍の厚さ，周囲組織への拡がりを診査します．検診では画像所見などがありませんので，原発部位のT分類は視診や触診によりがんと判断した部分の大きさと深さ

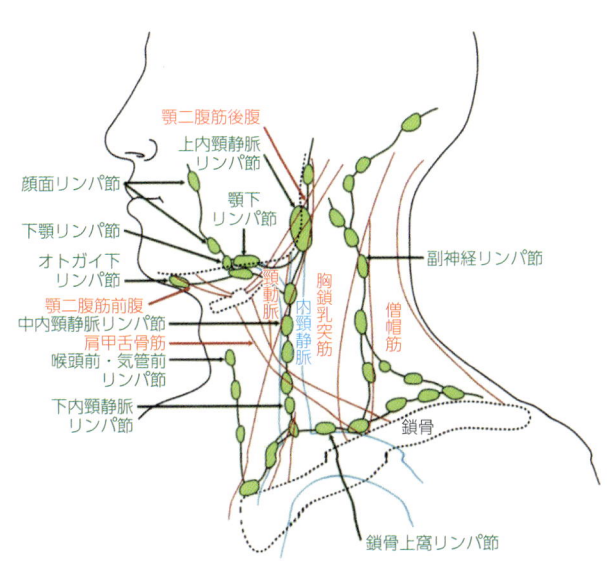

<レベル分類と日本癌治療学会リンパ節規約分類の対応関係>
Level IA ：オトガイ下リンパ節
Level IB ：顎下リンパ節
Level IIA ：上内頸静脈リンパ節（前方）
Level IIB ：上内頸静脈リンパ節（後方）
Level III ：中内頸静脈リンパ節
Level IV ：下内頸静脈リンパ節
Level VA ：副神経リンパ節
Level VB ：鎖骨上窩リンパ節

図 1-4　日本癌治療学会リンパ節規約による頸部リンパ節分類
（口腔癌取扱い規約：金原出版，2010 より引用）

表 1-2　病期分類（Stage 分類）

病期分類				
0 期	Tis	N0	M0	初期がん
I 期	T1	N0	M0	
II 期	T2	N0	M0	
III 期	T3	N0	M0	進行がん
	T1, T2, T3	N1	M0	
IVA 期	T1, T2, T3	N2	M0	
	T4a	N0, N1, N2	M0	
IVB 期	T4b	Nに関係なく	M0	
	Tに関係なく	N3	M0	
IVC 期	Tに関係なく	Nに関係なく	M1	

（頭頸部癌取扱い規約：金原出版，2012 より引用）

口腔がんの基礎知識
・口腔がんは増加傾向にある
・口腔がん罹患率は男性に多い（男性：女性 = 1.7：1）．
・口腔がんの約半数が舌がん
・口腔がんの 80％以上が口腔粘膜由来の扁平上皮癌

を測定します．この際，周囲の硬結部もがんと判定した場合にはこれも含めて計測するようにし，決して潰瘍部や周囲組織から突出した部分だけで判定しないようにします．

また，腫瘍の発育形態を臨床型として表在型，外向型，内向型，分類不能型に分けて記載します．

2) リンパ節触診所見

口腔がんの転移は所属リンパ節である頸部リンパ節に転移することが最も多いのですが，そのためには頸部リンパ節に関してどのような位置にどのようなリンパ節があるのかを理解し（図 1-4），その触診方法についても経験しておくことが必要です．頸部リンパ節の触診は転移診断の基本となりますが，検診する者の熟練度により，その診断精度は大きく左右されます．少なくともリンパ節の大きさ，硬度，可動性（癒着）の有無などを触知できるように努力することが大切です．

6 病期分類

臨床的な病期評価 cStage は UICC 分類に従って記載します．遠隔転移が明らかな場合はすべて IVC となり，他は T と N の分類から病期（Stage）が決定します（表 1-2）．なお初期がんは T1 か T2，N0 ですので Stage は I か II です．早期がんも初期がんとの違いがはっきりしておらず，Stage I，II に相当します．進行がんは Stage III 以上で，致死的であるものは末期がんといわれます．

参考文献（I Step1-1）
1) 日本口腔腫瘍学会編：口腔癌取扱い規約．第1版，金原出版，東京，2010．
2) 日本頭頸部癌学会編：頭頸部癌取扱い規約．第5版，金原出版，東京，2012．
3) 髙野伸夫，井上孝編：口腔病変診断治療ビジュアルガイド．医歯薬出版，2011．
4) 日本口腔腫瘍学会・日本口腔外科学会合同委員会編：科学的根拠に基づく口腔癌診療ガイドライン．金原出版，東京，2009．
5) 柴原孝彦，片倉朗編：口腔がん検診どうするの，どう診るの．クインテッセンス出版，東京，2007．

COLUMN 1 2 3

口腔がんは増加しているのか？

　日本口腔腫瘍学会と日本口腔外科学会がまとめた結果をみると，正確な全国調査ではありませんが，わが国における口腔がん罹患者数は1975年では2,100人で，2005年には6,800人を超え，今後もさらに増加するであろうと予測しています．口腔がんは全がんの1〜2％，全頭頸部がんの40％を占め，今後，高齢化がさらに進むと，まだまだ口腔がん患者も増加し続ける可能性があります．また，欧米の主要4カ国（アメリカ，イギリス，フランス，イタリア）と日本の口腔・咽頭がんによる死亡率を比較すると（図），1990年代までは欧米の4カ国のほうが日本の死亡率より高かったのですが，2000年代に入ってからはアメリカやイギリスより日本の死亡率が高くなってしまいました．また欧米4カ国いずれの国でも減少傾向であるのに対し，残念ながらわが国では常に増加傾向を示しています．

　これはアメリカなどでは他部位のがんと同様に口腔がんに対する対策が功を奏しているのではないかと考えられます．今後わが国においても"がん年齢"になった患者に対して，口腔内の治療に携わる機会が最も多い歯科医師の意識の向上をはかり，国民に対する口腔保健教育を充実させる必要があります．そのためには口腔がん検診事業など国をあげた積極的な取り組みが重要と考えられます．

（髙野伸夫）

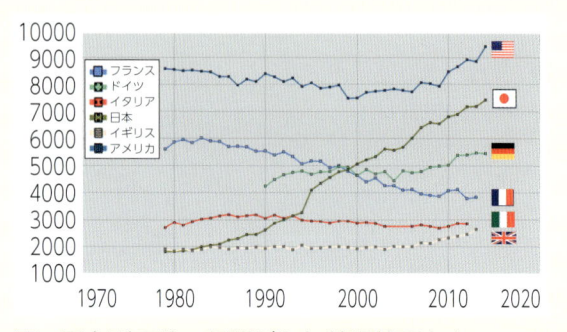

図　男女別口腔・咽頭がん年齢調整死亡率
WHO Mortality Datebase 2017, http://apps.who.int/healthinfo/statistics/mortality/whodpms/ より引用

2 異変に気づくきっかけは

　口腔内はさまざまな臓器の中で唯一，発生した病変に対して直視・直達が可能な部位です．コクラン・レビューによれば口腔がんの視診による感度と特異度はいずれも80％以上となっています．

　したがって口腔がんは主に色，形態，大きさ，病変の数などを視診によって観察すること，機能の異常（舌が動きにくい，口唇が痺れるなど）や疼痛など患者の訴えによってスクリーニングすることができるといえます．これらの所見から歯科医師が口腔がんとして疑わしい病変をスクリーニングして患者に精査を促さなければ，患者は口腔がんの早期発見の機会を失うことになってしまいます．しかし，口腔がんを疑うべき小さな変化は日頃から口腔粘膜の健常な状態を把握していることで鑑別が可能になるのです．そのために日頃の診療から患者の口腔粘膜に注目していることが重要です．

1 口腔内に現れる病変から

1) 色で見分ける

　口腔粘膜に現れる病変の色は大きく分けて赤・白・黒・黄の4色です．口腔粘膜は厚さ0.5mmの重層扁平上皮でその下層は線維，筋肉，脂肪などにより形成される結合組織です．口腔がんはこの重層扁平上皮から発生することがほとんどで，この部分の病理組織学的変化の違いによって病変の色が異なってきます．その中で初期の口腔がんを見分けるためにまず注意すべき色調の変化は赤・白・黒です．

赤色の病変
粘膜に炎症反応が起きると，粘膜直下の結合組織にある毛細血管が拡張し，血管の密度も高くなり血流量が増加します．その結果として粘膜の病変は，赤から鮮紅色を呈することとなります．また，重層扁平上皮の最表層の角化層が剥離した場合も，粘膜下の毛細血管が透過しやすくなることで発赤を呈します（図1-5〜9）．

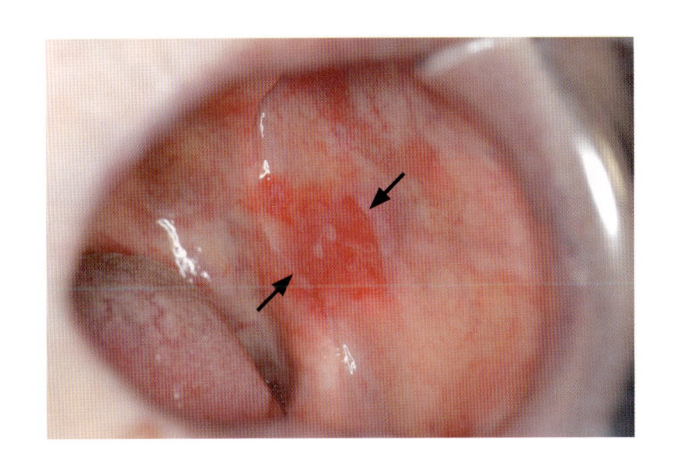

◆ 紅板症（図1-5）

- 鮮紅色のびらんとして認められ，接触痛を伴うことも多い．
- 前がん病変に分類され50〜60％ががん化するが，病理組織学的には異形上皮で，すでに一部ががん化していることもある．
- 経過観察することなく，切除が選択される．

口腔粘膜に現れる病変の色
赤・白・黒・黄の4色
初期の口腔がん識別に注意すべき色調変化は赤・白・黒

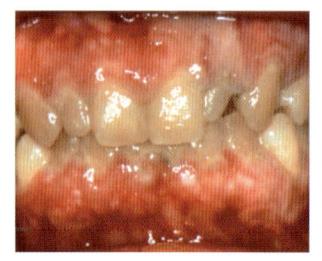

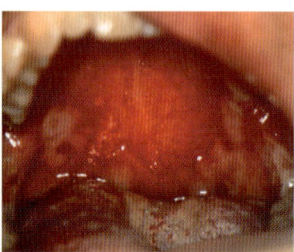

◆ 天疱瘡（図1-6）

- 初発症状は水疱を形成するが自壊してびらんとなり発赤が著明になる．
- 自己抗体（IgG）の関与により，表皮内に水疱を形成する自己免疫疾患で口腔粘膜に好発する．
- エアをかけると表皮が剝離するNikolsky現象がみられる．
- 病理組織検査，血清抗体検査で確定診断を得る．皮膚科と連携して副腎皮質ステロイド薬の全身投与により治療する．
- がん化することはない．

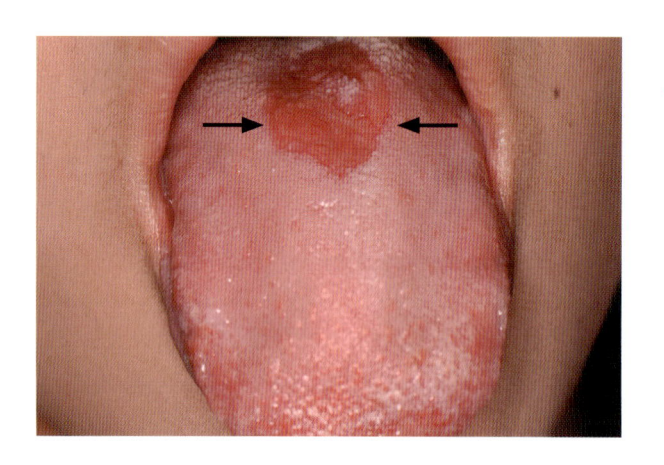

◆ 正中菱形舌炎（図1-7）

- 舌背の正中後方に認められる類円形の舌乳頭の欠損で自覚症状を伴わないことが多い．
- 胎生期の無対結節の残存，カンジダによる慢性真菌症が合併することがある．
- 自覚症状がなければ経過観察するが，疼痛がある場合には真菌検査を行いカンジダ症との鑑別が必要である．
- 奇形の1つでがんではない．

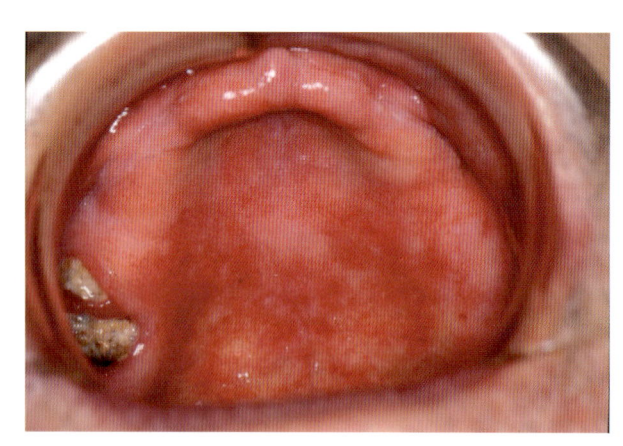

◆ 慢性萎縮性カンジダ症（図1-8）

- 通常は口蓋粘膜の義歯接触面に生じる．
- 多くは無症状であるが，ときに患部の浮腫や疼痛を訴える．
- 真菌検査を行い，カンジダ菌を認めれば抗真菌薬により治療する．
- 感染症であり，がんではない．

> **見落とさないポイント**
>
> **がんを疑う発赤**
> 鮮紅色のびらん
> 接触痛がある
> 白斑などの病変が混在する
> 炎症の原因がない

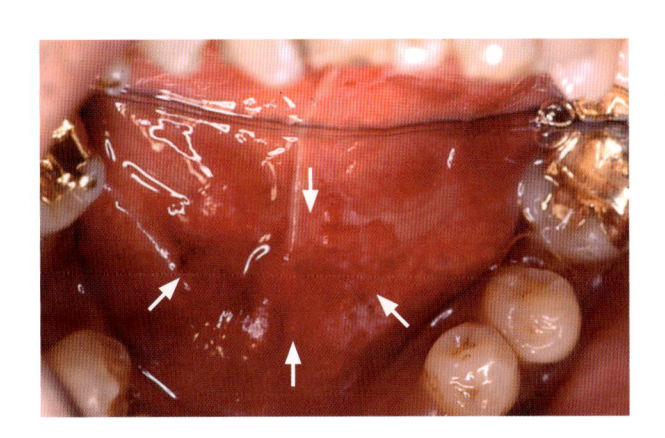

🔶 発赤とびらんを認める口底がん（図1-9）

・口底は舌を持ち上げないと診察しにくい部位なので病変を見落としやすい．
・本症例のように一部に白斑など病変が複合している場合は要注意である．

ここもチェック！ ☑

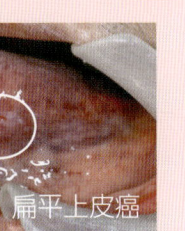

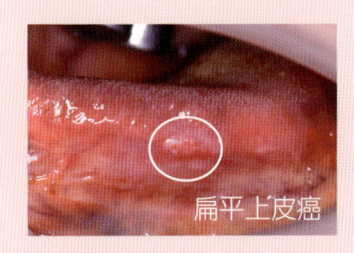

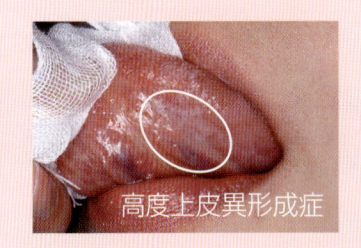

扁平上皮癌　　扁平上皮癌　　高度上皮異形成症

これらはいずれもこの1年間のうちに紹介で来院した患者症例の一部です．
いずれも小さいながら表面が一様でなく，がんや前がん病変を疑って，精査のために紹介されたものです．
皆さんはどのように診断するでしょうか？
診察時にはこれらのいずれについても，一見しただけで確定できるものはありませんでした．
いずれも切除を行い，病理組織検査では写真のような結果でした．

Step1　口腔がんじゃないか？——患者の異変に気づいたとき

白色の病変

重層扁平上皮を構成する角化細胞は基底細胞層から発生し，約14日かけて最表層の角質層に達し，核がなくなり角質となって脱落する周期で代謝しています．この角質が脱落することなく肥厚することで，口腔粘膜は透過性を失った結果として白く見えます．したがって白く見える病変は，正常な重層扁平上皮の代謝機転が失われていることになります．また，慢性的な刺激によっても角質層は肥厚して白く見えます（図1-10～13）．

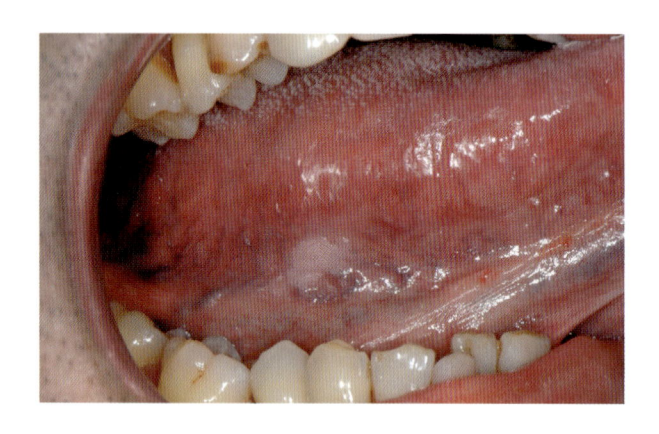

◆ 白板症（図1-10）

- 擦過しても除去できず，原因が特定できない病変を指す．
- 前がん病変に分類され10～15%でがん化する．
- 接触痛などの自覚症状はない．
- 白斑の形態は，均一なものと非均一なものがある．
- 白斑が非均一，不整型，発赤の混在する場合は上皮異形成が進行している場合が多いので切除することが望ましい．

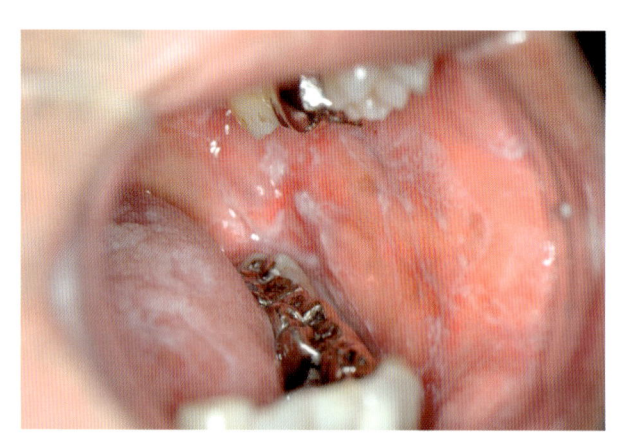

◆ 口腔扁平苔癬（図1-11）

- 感染，薬物，歯科金属アレルギー，ストレスなどが原因と考えられている慢性の炎症性角化病変である
- 頬粘膜を中心に両側性に発症することが多い
- 前がん状態とされ，1～2%でがん化する
- 多くの場合，灼熱感や接触痛を訴える
- 網状，びらん状，萎縮状の病変がある．

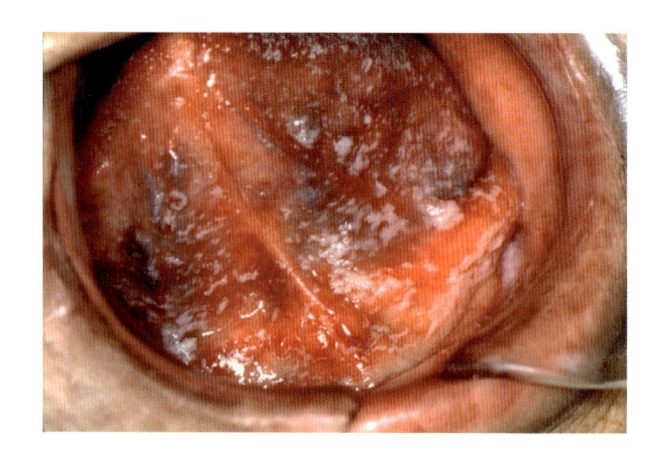

◆ 偽膜性カンジダ症（口腔カンジダ症）（図1-12）

- 口腔に常在する *Candida albicans* の日和見感染によって表面がクリーム状で拭い取ることができる白斑を生じる．
- 抗菌薬の長期投与，副腎皮質ステロイド薬の投与による菌交代現象によっても発生する．
- 炎症症状が軽微であれば接触痛などの自覚症状はない．
- 診断は真菌培養検査により行い，治療は抗真菌薬の投与を行う．

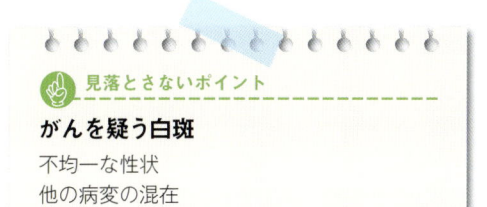

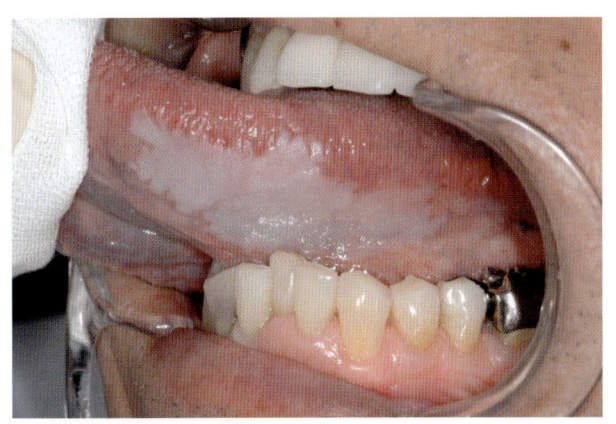

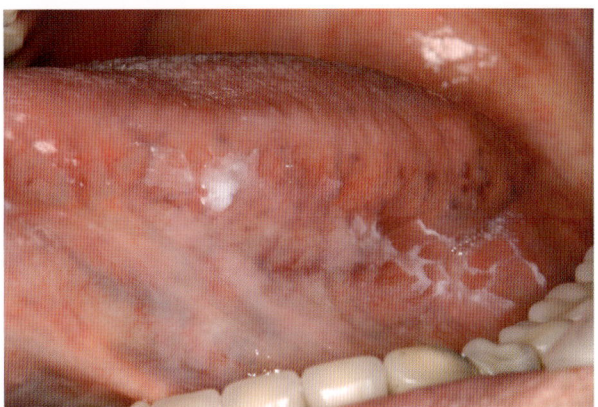

> **見落とさないポイント**
>
> **がんを疑う白斑**
> 不均一な性状
> 他の病変の混在
> 濃く厚みがある

◈ 白斑を呈する舌がん（早期口腔がん）（図1-13）

- 広範囲に及ぶもの，白斑の色調・表面が不均一なもの，厚みのあるものは要精査である．
- 小さくても白斑に潰瘍やびらんを伴うものは口腔がんを疑うべきである．
- 肉眼ではわからないが，白斑の周囲に上皮異形成が拡大していることが多い．

Step1 口腔がんじゃないか？――患者の異変に気づいたとき　17

黒または褐色の病変

口腔粘膜に現れる黒色の病変としては重層扁平上皮の基底細胞層付近に存在するメラニン細胞（内因性色素）や赤血球中のヘモグロビンなど（血清色素）によるものと，切削した金属片などによる外因性色素によるものがあります．また，口腔内の菌交代現象により細菌叢が舌背などに付着して黒色を呈することもあります．黒色の病変の中で最も注意が必要なのは悪性黒色腫です（図1-14〜16）．

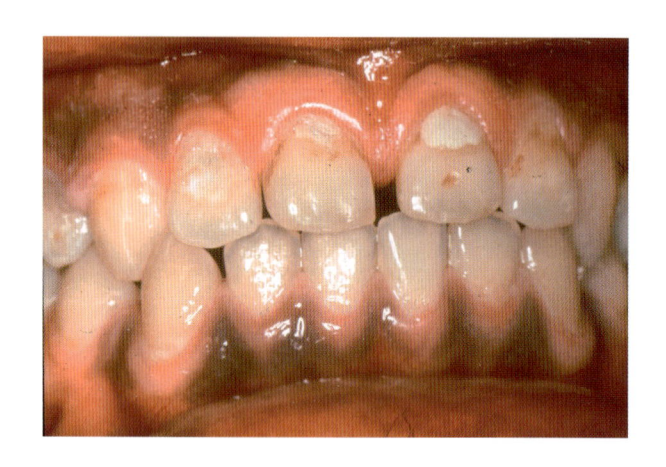

◆ メラニン色素沈着症（図1-14）

- 上皮の基底細胞層にあるメラニン産生細胞でのメラニン色素の過剰産生による．
- 美的障害がある場合には凍結療法，レーザー蒸散，粘膜移植を行う．

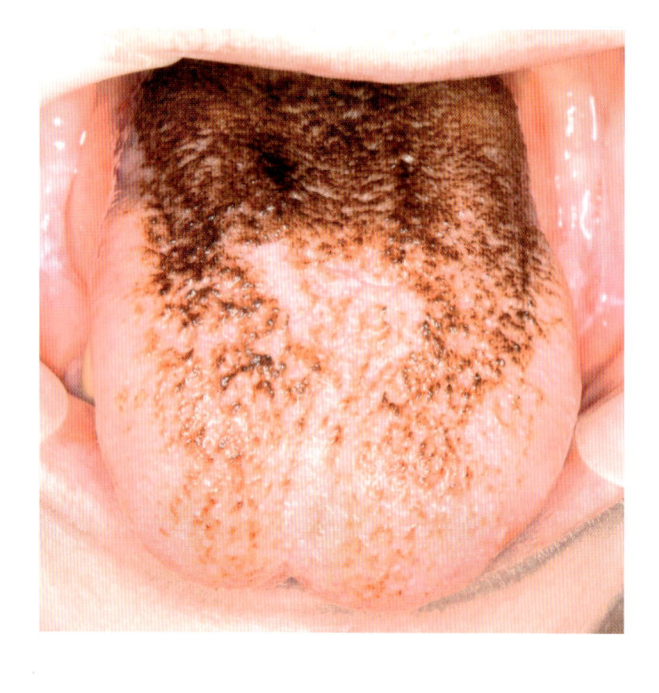

◆ 黒毛舌（図1-15）

- 舌背の糸状乳頭の角化の亢進で肥厚した状態で外来性色素沈着を生じたもの．
- 抗菌薬，副腎皮質ステロイド薬の服用による菌交代現象によって口腔内細菌叢が変化することによって発生する．
- 薬剤の中止により2週間程度で回復する．

> **見落とさないポイント**
>
> **がんを疑う黒色病変**
> 濃い黒褐色・墨色の隆起
> 周囲へのシミ出し
> 多発する病変

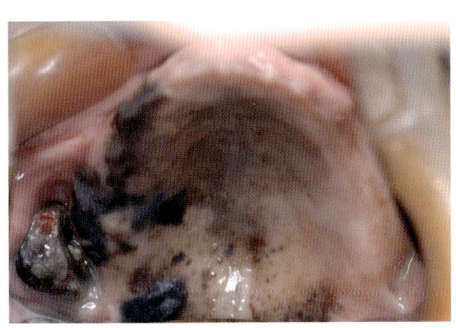

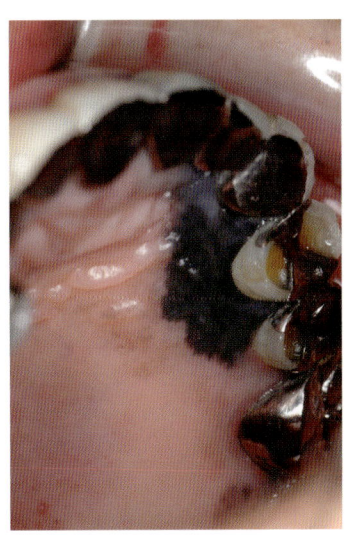

◆ 悪性黒色腫（図1-16）

- メラニン産生細胞に由来する悪性腫瘍で硬口蓋・上下顎歯肉に発生する.
- 腫瘤状，膨隆状，結節状の黒褐色，あるいは墨色の病変で疼痛は伴わない.
- 衛星転移を起こしやすくきわめて予後不良の悪性腫瘍である.
- 絶対に侵襲を加えてはならない.

COLUMN 1 2 3

目視できる口腔になぜ進行がんが多いの？

　口腔は観察が容易で，しかも感覚が敏感なので，がんなどの異常があれば，自分ですぐに気付くと思われますが，初期あるいは早期がんは一般に自覚症状が少なく，あったとしても軽度で気づかないことがあります．たしかに，初期の口腔がんは舌や歯に隠されて見えにくく，食物などの刺激で粘膜に傷がついた程度にしか思わず，放置して進行させてしまうかもしれません．

　一方，StageⅢ以上の進行がんとなってから来院する患者の中には，口腔内にがんが発生するという認識があまりなく，摂食時の機能障害が出現して初めて来院する人がいます．また，病院での診療や治療に対して不安感を強くもち，がんと診断されたらという恐怖感で受診が遅れる人などもいると思われます．

　口腔がん患者は歯科医院から紹介されることが多いのですが，その中にときどき歯科医院に通院しながら進行がんになってしまった患者がいることがあります．がんの臨床所見はさまざまで，臨床視診型としてその表層形態により白斑型，乳頭型，肉芽型，びらん型，潰瘍型などに分類されているぐらいです．また，口腔には全身的あるいは局所的な原因により種々の粘膜疾患が発症します．この粘膜疾患もさまざまで，中にはがんの臨床所見に類似した病変があり，この両者の鑑別がきわめて困難なことがあります．したがって，歯科医師の責務として日常の歯科診療において必ず口腔粘膜全体を検診する必要性があります．

　さらに，私たち歯科医師はがんばかりでなく，この粘膜疾患についてもよく理解し，がんの疑いがある場合には適切な対応をする必要があります．がんを見逃すことにより，患者は通院している歯科診療所に対して強い不信感を抱くことになります．

（髙野　伸夫）

2）形で見分ける

　初期の口腔がんの形態は発赤が著明なびらん型，白板を呈する白斑型，上皮の欠損を認める潰瘍型，粘膜表面は正常で盛り上がった形態の膨隆型，カリフラワー状を呈する乳頭型，表面が粗糙な肉芽型の6型があります（図1-17）．しかし，口腔がんでこれらの典型的形態をとるのはある程度病変が進行してからであり，上皮内に留まる初期の口腔がんをスクリーニングするためにはこれらの形態を十分に目に焼き付けたうえで診察を行うようにします．きわめて小さいびらん，白斑，潰瘍などの変化を見逃してはなりません．

> **初期の口腔がんの形態は6型**
> 発赤が著明なびらん型
> 白板を呈する白斑型
> 上皮の欠損を認める潰瘍型
> 粘膜表面は正常で盛り上がった形態の膨隆型
> カリフラワー状を呈する乳頭型
> 表面が粗糙な肉芽型

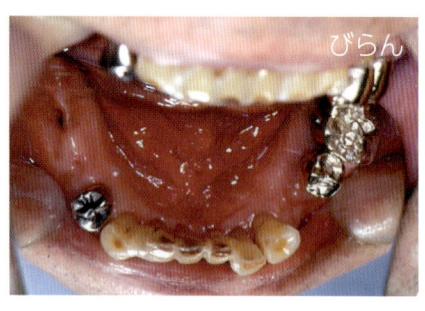

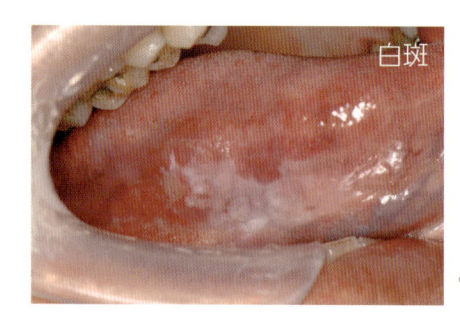

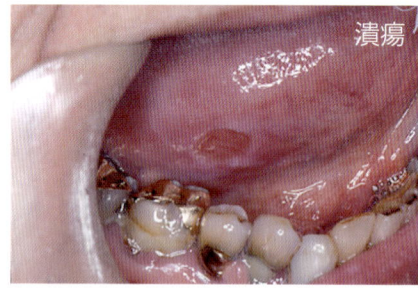

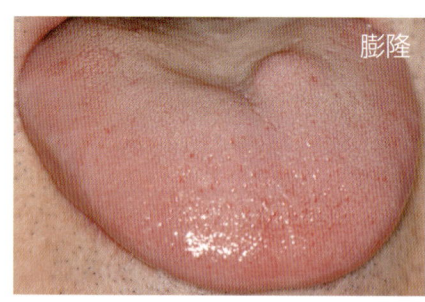

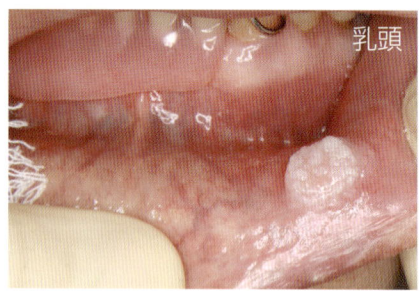

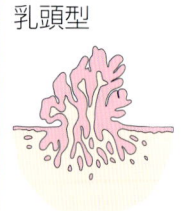

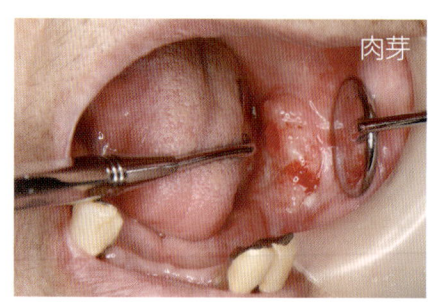

図1-17　初期口腔がんのタイプ

I　口腔がん〜その見つけかたと対応

3) 大きさで見分ける

　一般に上皮性腫瘍では良性のものは緩徐で，悪性のものは早く発育します．口腔がんの場合はその発育速度は週または月単位で拡大することが視認できます．したがって広範囲にわたり病変が広がっているもの，週単位の経過観察で明らかに増大傾向を認める病変は口腔がんを疑うべきであるといえます．また，図1-18に示すように1つの病変であってもその中で上皮異形成の程度が異なっていて，その一部だけがん化していることがあります．したがって広範囲におよぶ病変では一部ががん化しているリスクも高いということになります．注目すべき病変があって経過観察を行う場合は，当初は1週間単位で行い，増大傾向や形態の変化を認めたならば直ちに精査を依頼しましょう（図1-19）．

> **上皮性腫瘍の発育の特徴**
> 良性のものは緩徐で，悪性のものは早い
> 週単位の経過観察で明らかに拡大傾向を認める病変は口腔がんを疑う
> 増大傾向や形態の変化を認めたら，直ちに精査を依頼する

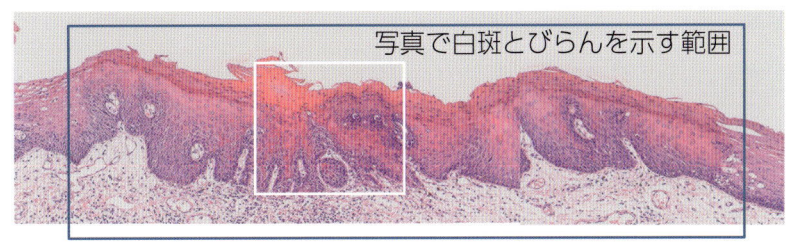

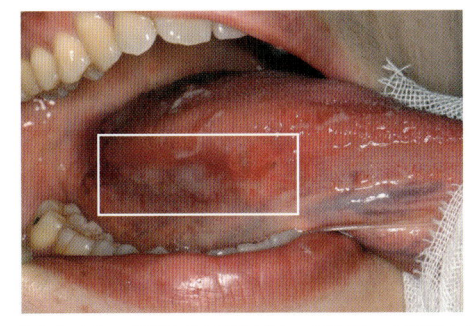

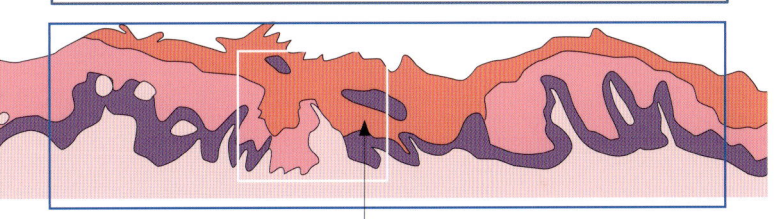

図 1-18　初期の口腔がんでは同一病変内でも異形成の程度が異なる

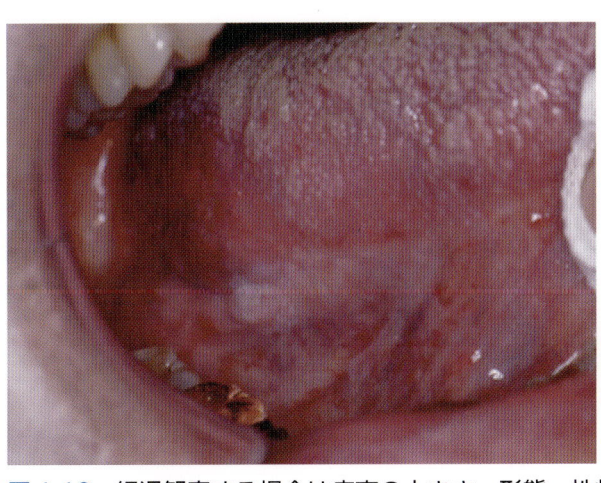

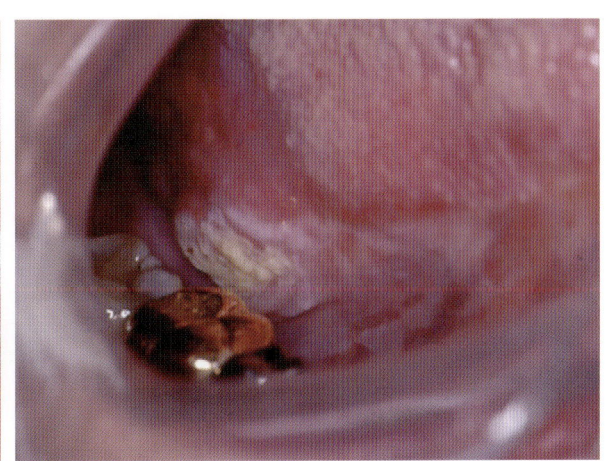

写真で白斑とびらんを示す範囲

全体に上皮異形成を認めるがこの部分はすでにがんになっている

図 1-19　経過観察する場合は病変の大きさ，形態，性状に注意する
1カ月で病変の色調・大きさ・性状が変化した．
このような症例は強く口腔がんを疑うべきである．

Step1　口腔がんじゃないか？――患者の異変に気づいたとき

2 患者の訴えから

初期の口腔がんは疼痛などの自覚症状を欠くことが多く，そのことが患者の申告による早期発見が少ない理由の1つとなっています．かかりつけ歯科医師は自分の患者の歯と歯周組織のみならず口腔粘膜全体を責任をもって管理し，口腔がんの兆候を早期に察知し精査に導く責務があります．

「もしかして口腔がんかも」という気持ちを常にもって診察することが重要です．

また，義歯の不適や義歯による痛みの訴えにも注意を要します．今まで適合性が良かった義歯が短い期間に適合が悪くなった場合に床下粘膜部に外向性の病変を認めることや，また，義歯粘膜面や床縁の不適が原因で歯肉や歯肉頬移行部に形成されたと考えていた褥瘡が，実は腫瘍である場合もあります．義歯の調整を行い2週間以上治癒傾向を認めない場合には，口腔がんを疑って精査を行うべきでしょう（図1-20）．

> **精査に進む判断のポイント**
> 次にあげるような患者の訴えがあった場合には，その病変を確認して，直接的な原因を認めないときには精査を行う．
> ・白い隆起した病変がある
> ・凹凸不正なアフタ様の病変が2週間以上治らない
> ・舌・口底・頬粘膜などにできた褥瘡や傷が2週間以上治らない
> ・舌・口底・頬粘膜などにできたしこりが徐々に大きくなっている
> ・抜歯創が上皮化せず痛みが増す
> ・唇や舌がしびれる

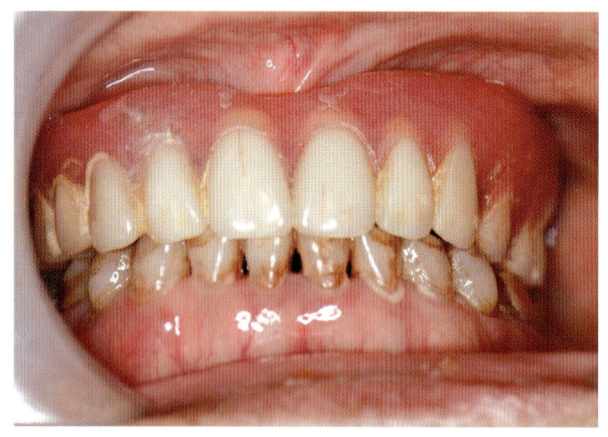

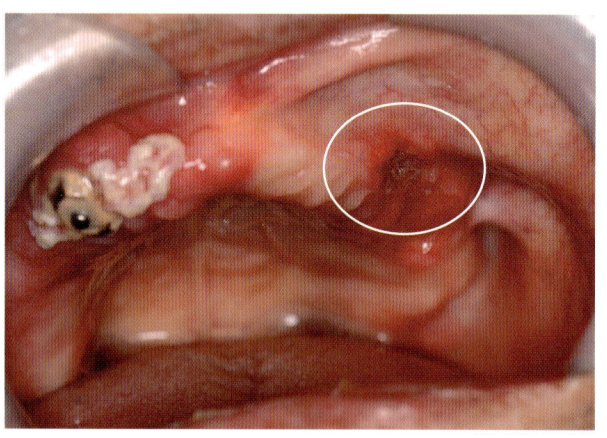

図1-20 義歯の痛みは要注意
74歳男性．上顎に総義歯を装着していて2カ月前から咬合時に歯肉に痛みを自覚した．義歯の粘膜面を調整し7日間経過したが変化がなかったため来院した．潰瘍型の初期の歯肉がんであった．

口腔がん早期発見のために

ポイント1 口腔内は順序立てて見落としがないように観察する

ポイント2 普段とは異なった変化をみつける

ポイント3 あえて診断をつける必要はない

COLUMN 3

光学機器を用いた口腔がんのスクリーニング

　口腔がんは，従来は肉眼観察と触診のみで臨床診断を下し，その後生検を行っていました．しかし実際は，白板症や口腔扁平苔癬，カンジダ症，アフタ性口内炎をはじめとする粘膜病変とその病態の多彩さで，肉眼のみで口腔の早期のがんを一般歯科診療所の歯科医師が鑑別することは困難であるのが現状です．現在，消化管領域では，色素を散布して早期病変を描出したり，拡大内視鏡で毛細血管の走行を確認するなど，早期にがんを発見するための方法が確立しています．これに対し口腔の初期がんは一般歯科診療所で客観的にこれをスクリーニングする方法は日本では確立していません．

　近年，北米を中心として口腔がんのスクリーニング検査に光学的手法が用いられています．このうち最も普及しているのが，カナダ・ブリティッシュコロンビア大学で開発されたVELscope®です（図1）．本機器は青色光を照射し，粘膜下のコラーゲンの量によって波長が変化した反射光を視覚化し，これにより肉眼では判断しづらい病変をスクリーニングすることができるシステムとなっています．

　VELscope®はすでにFDA（アメリカ食品医薬品局）の承認も受け，北米を中心に多くの一般の歯科開業医に普及しており，FDAは「口腔粘膜早期発見の補助」，「病変切除時の領域設定」についての適応を認可しています．VELscope®システムでは，400〜460nmの青色光を粘膜に照射すると健常上皮組織と皮下組織のコラーゲンからは青緑（Apple-Green）色の蛍光が励起します．しかし，上皮異形成組織やがん組織では，コラーゲンが変性・減少しているため蛍光発色が低下し，レンズを通して黒く描出されます．この発色の差を利用して，粘膜疾患を描出するようになっています．舌縁部の正常粘膜（図2）と高度な異形成を示した白板症（図3）の写真をみると，図3では，腫瘍とその周囲に境界がやや不明瞭な発色の低下を示した黒ずんだ像として描出されているのがわかります．上皮異形成を呈する部分では発色の低下が認められ，その境界は健常組織あるいは良性病変と異なり不明瞭となっています．健常粘膜の青緑の発色と異なり，境界が不明瞭な発色の低下を示す病変は上皮異形成を伴う病変として精査を行う必要があると認識することができます．

　残念ながら本機器は日本国内では販売に至っていませんが，国内での普及を目指して研究が進められています．

（片倉　朗）

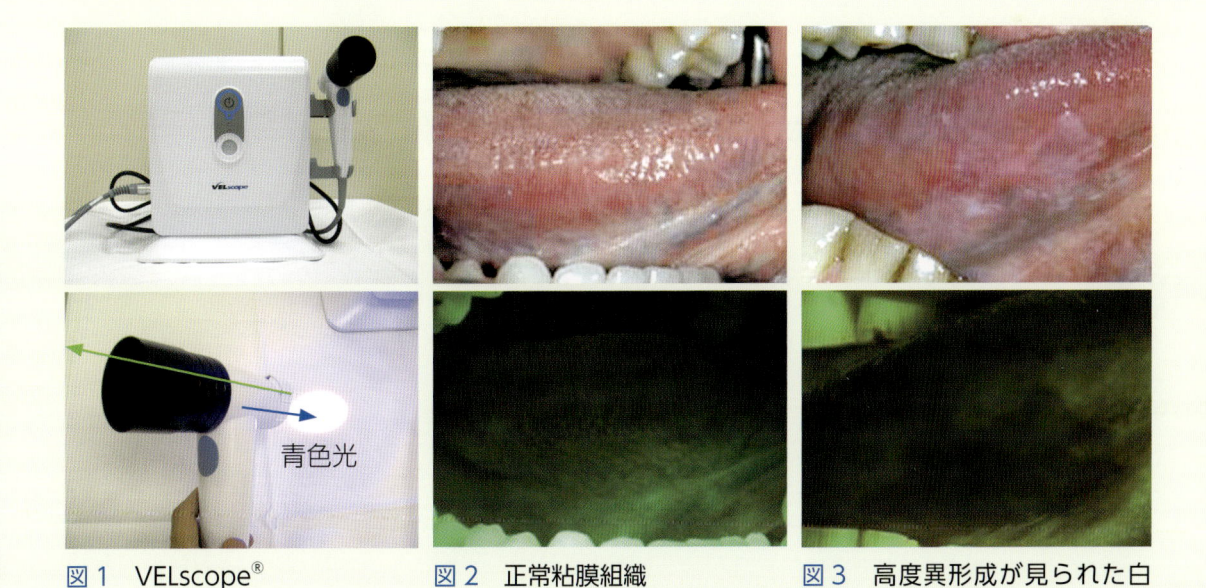

図1　VELscope®

図2　正常粘膜組織

図3　高度異形成が見られた白板症

COLUMN 3

通常歯科治療時の患者教育とセルフチェック指導法

　口腔内に何か気にかかる病変を見つけたら，適切な問診によりその病変のおおよその経過をつかむことが必要です．
　・何時から気づいたか
　・疼痛や発熱を伴っていたか
　・何か思い当たる原因はあるか
　・最初はどのような形状をしていたのか
　・病変は一途に増大してきたのか，あるいは増大と縮小を繰り返したか

　症状経過がきわめて短い場合（時間から日単位）は外傷や感染症が疑われます．これに対して思いあたる原因がなく，ほとんど無症状に増大してきた病変であれば，まず腫瘍を疑うことになります．さらに経過が比較的短ければ（週単位）悪性の疑いが強く，きわめて長ければ（年単位）良性腫瘍と考えられます．ただし，口蓋，頰，口唇粘膜下のゆっくりと増大してきた腫瘤が，ある時期急速に増大しはじめた場合は小唾液腺原発の腺系がんが疑われます．そのほか理由もなく，潰瘍が形成され，知覚麻痺や運動麻痺が生じる場合も悪性の重要な徴候の1つなので見逃さないようにしましょう．

　かかりつけ歯科医と患者は長い付き合いの中で信頼関係が構築されます．だからこそ口腔内検査だけでなく，受診者の心配事を聞き，生活習慣指導をきめ細やかに行うことで，受診者の歯科への理解も得られるのではないでしょうか．タバコ・酒（一日40本以上の喫煙，毎日3合以上の飲酒）による口腔粘膜劣化現象の実態を説明，禁煙指導の必要性，インターネット（19学会　禁煙推進学術ネットワーク※）による最新情報などの提供も大切な患者教育の一環となります．全身疾患の中で貧血，肝疾患，糖尿病などは高頻度に口腔粘膜に特異的な症状を呈するので，医科との病診連携も重要となりチーム医療の一端を担うことも要求されます．口腔の健康が，全身の健康の要となることを理解し，患者を指導することが新たな歯科医師像となって国民に映ることを自覚しましょう．

　患者へのセルフチェック指導：週に一度は自らの口腔内をすみずみ見ること．大きな鏡の前で十分な光源を用意して，上顎右側歯肉から上顎左側歯肉，下顎左側歯肉から下顎右側歯肉，口蓋，舌，口底，両側頰粘膜と順に下記項目をチェックさせること．舌後方，両側下顎臼歯部舌側，口底後方などセルフチェックし難い部位を指摘し，3カ月に一度の歯科医師・歯科衛生士による専門的な定期診査の必要性を説明します．

患者によるセルフチェック
・口内炎が2週間以上治らない
・抜歯した傷が治らない
・嚙んだ傷が治らない
・入れ歯が当たってできた傷が治らない
・歯が浮くような感じがする
・白っぽいできものがある
・赤くただれている
・かたいシコリを触れる
・舌が動かなくなった
・口が開きにくくなった
・下唇や舌がしびれる

（柴原孝彦）

※ http://tobacco-control-research-net.jp/

Step 2
口腔がんが疑われる場合の検診の進め方
―開業医でもここまでできる

1 口腔がん検査を行ったほうがよい？―基準と見きわめ方

1 口腔がん検査に進んだほうがよい場合

　口腔がんの多くは前がん病変の時期を経て発症し，その間長期経過（5〜10年）をたどりながらさまざまな臨床病態に変化します．

　口腔がん病変がいつどの部位からがん化するかは，いまだ予測不可能です．しかし，定期的な観察により臨床的な変化をいち早くとらえることはできますし，病理組織検査により細胞異型の程度，腫瘍マーカーの検索から，がん化の進行度をある程度把握することは可能です．

　一方，良性の口腔粘膜病変の中には口腔がんの臨床病態に類似したものが数多く存在しています．特に炎症性肉芽腫，慢性根尖性歯周病変，慢性肥厚性口腔カンジダ症などは口腔がんとして誤診されやすい傾向があります．一般に長期にわたり存在する粘膜異常が急に変化した場合，具体的には白色病変に紅斑を伴うようになってきたり，病変の一部に腫瘍形成をしてきたり触診で硬結を伴ってきた場合は，口腔がんを疑った検査を行ったほうがよいでしょう．個別検診で口腔がん検査に進んだほうがよい場合について**表2-1**にまとめました．

2 経過観察ないし他の疾患を疑う症例

　口腔粘膜の異常の有無にかかわらず，診察は問診から始まり，現病歴，既往歴，家族歴，生活習慣を聴取して始めて病変の診査に入ることには変わりありません．口腔がんが疑わしい所見を認めたら原因検索に入り，その原因が局所にあるかどうかを検討します．不良補綴物などが疑われる場合は除去を試みた後，軟膏を処方して，多くは通常1週間くらいの経過観察期間をおくことが多く，また，感染症を疑って抗菌薬を投与することもあります．しかし，2週間以上経過しても治らない口内炎については要注意です．逆にいうと開業医で経過観察可能な期間は2週間までと心得たほうがよいでしょう．

　一般に，専門医紹介までに要する期間は，開業医師よりも開業歯科医師のほうが長くなる傾向があります．これは医師の場合，歯科疾患に精通していないため専門機関に躊躇なく紹介するのに対して，歯科では歯性感染などを疑って処置に時間を要することが多くなるためです．欧米では漫然と経過観察を続けて専門機関に紹介が遅れることは，十分訴訟に発展する理由となります．日本でも同様であることを肝に銘じてほしいと思います．

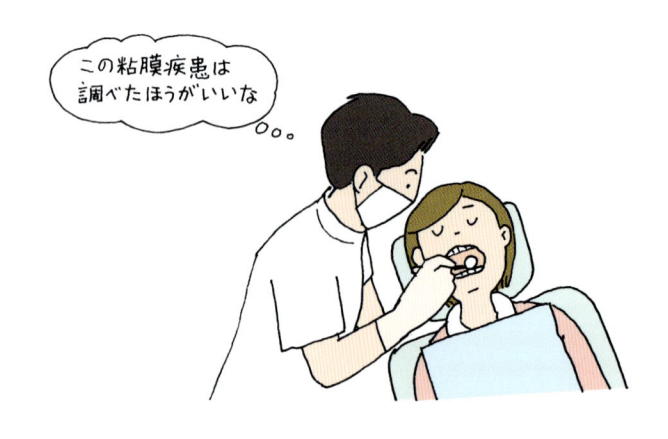

表2-1 診療室でできる口腔がん検診チェックリスト

口腔がんを疑う臨床的変化（□にチェックを入れましょう） / **臨床病態**

初期がん
- ☐ 口内炎が2週間以上治らない　≫　強い痛みを伴わないことが多い
- ☐ 経過観察中の白板症の色や形が変化してきている（赤みが増したり白斑が厚くなる）　≫　前がん病変のがん化の疑い
- ☐ 口内炎の部分から出血がある　≫　血管に富んだ組織で，がんの浸潤の疑い

進行がん
- ☐ 抜歯創が治癒しない　≫　歯肉がんの疑い
- ☐ 歯が動揺する　≫　がん浸潤による歯槽骨破壊の疑い（咬合痛に乏しい）
- ☐ エックス線写真で異常な骨吸収を認める　≫　顎骨へのがん浸潤，骨破壊の疑い
- ☐ 口臭が強くなってきた　≫　組織の壊死による，がん特有の腐敗臭の疑い
- ☐ 口が開きにくくなった　≫　咀嚼筋へのがん浸潤の疑い
- ☐ 嚥下困難　≫　舌悪性腫瘍に特徴的な症状
- ☐ 頸部にしこりがある　≫　頸部リンパ節転移の疑い

👉 **ポイント！** 1つでもチェックが入る場合は口腔がん検査に進んだほうがよい

不良補綴物 … 除去後軟膏を処方 … 1週間で治癒 … 経過観察

除去後軟膏を処方 … 2週間以上経過しても治癒せず … 要検査

👉 **ポイント！** 2週間以上治癒しない口内炎は要注意！→専門機関へ！

Step2 口腔がんが疑われる場合の検査とその進め方—開業医でもここまでできる

3 一見異常と見られる正常組織

疑わしいと判断した所見が正常なのか異常なのかを見きわめるためには，まず正常組織をしっかり理解する必要があります．一概に正常組織といっても病変によってその部位，形態，色調は微妙に異なります．解剖学的形態としては正常に見えるが異常に肥大しているもの，あるいは通常の粘膜の色調とは微妙に異なっている場合は，正常なのか異常なのか判断に困ることがあります．図2-1〜11に，解剖学的に一見異常と見られるが実は正常組織であるという例をまとめました．

> **検診のスキルアップポイント**
> 歯・歯周組織と同様，常に口腔粘膜を観察する習慣をつけることである．特に舌縁，口底は発見が遅れやすく早期にリンパ節転移をきたしやすいため，所属リンパ節の触診もあわせて行うようにする．

一見異常と見られる正常組織—粘膜組織に見られる症状

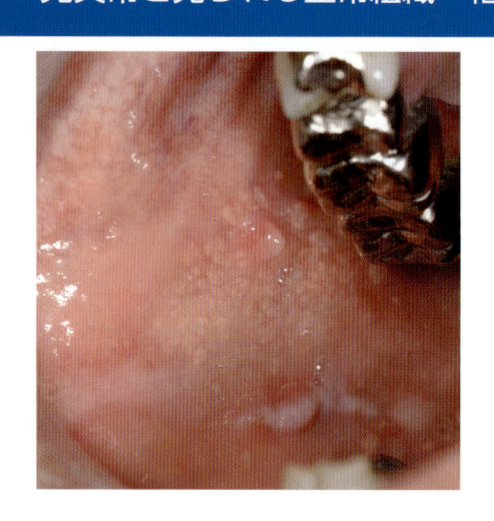

フォダイス斑（図2-1）

・本来粘膜には存在しない異所性の皮脂腺で両側頬粘膜に黄色の斑点状の腫瘤が多数点在し，頬粘膜以外にも口唇，軟口蓋，舌粘膜に見られる．小児には見られず思春期以降に増大するが，治療の必要はない．

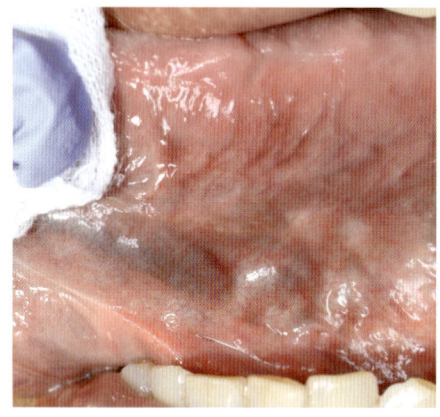

舌下部の静脈瘤（図2-2）

・舌下静脈が怒張して静脈が青紫色に異常に浮き出た状態で，静脈の狭窄ないし閉塞による．また，静脈壁の一部が薄くなりその血管が膨らむことで瘤状を呈する．
・高齢者に多く見られる．

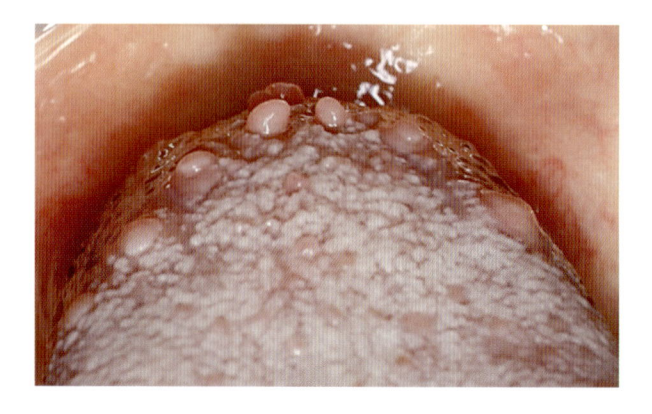

有郭乳頭（図2-3）

・舌後方に横一列に並ぶ大きな乳頭で粘膜には角化は見られない．舌がよく前に出て奥まで観察できる人はがんと間違えて歯科を受診することがある．

> **検診のスキルアップポイント**
> 治療経過についてはカルテに記載して可能な限り画像で記録するとよい．

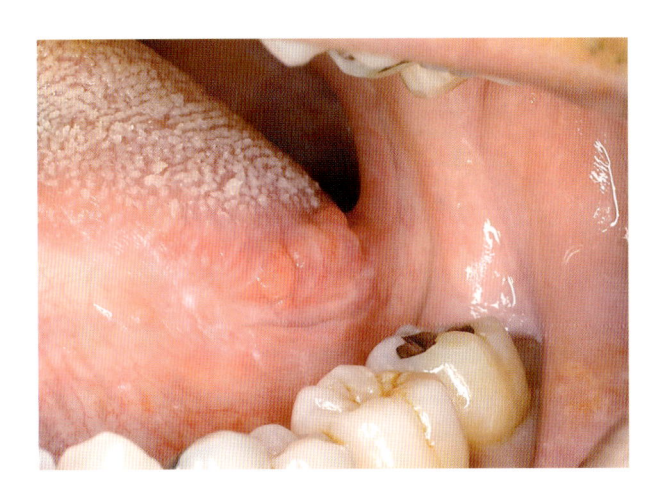

舌扁桃（図2-4）

・扁桃腺から連続する小乳頭で，ときに赤い．これもがんと間違えられやすい．

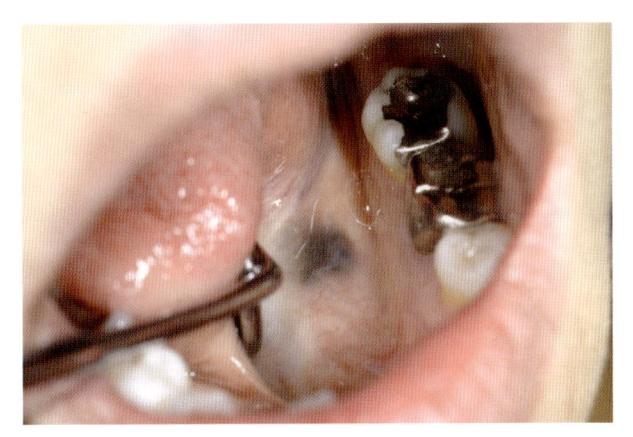

メラニン色素沈着（図2-5）

・褐色の色素沈着で，頬粘膜，口唇，舌縁，口蓋，口底に認められる．

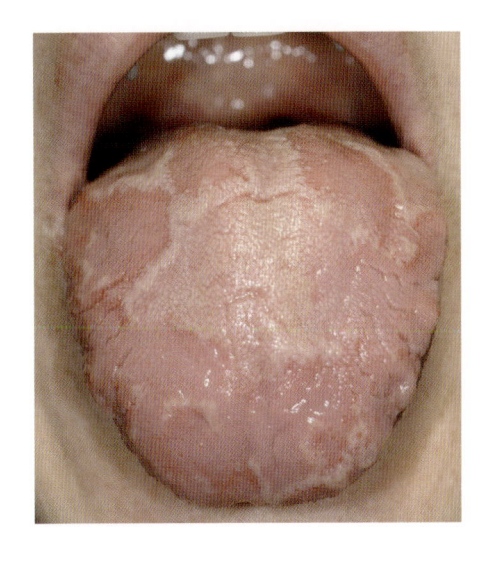

地図状舌（図2-6）

・糸状乳頭が発赤し周辺の上皮が盛り上がって白斑を認める．地図状の模様は日々変化する．

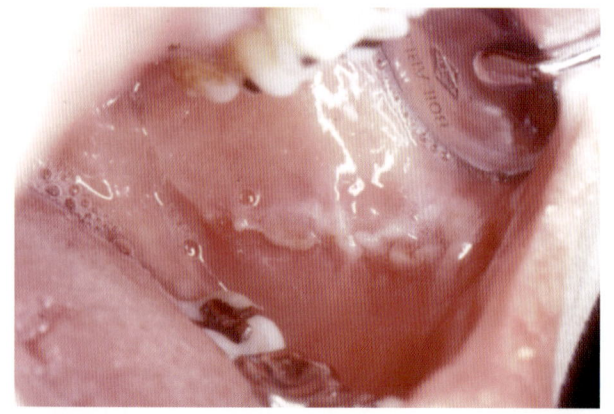

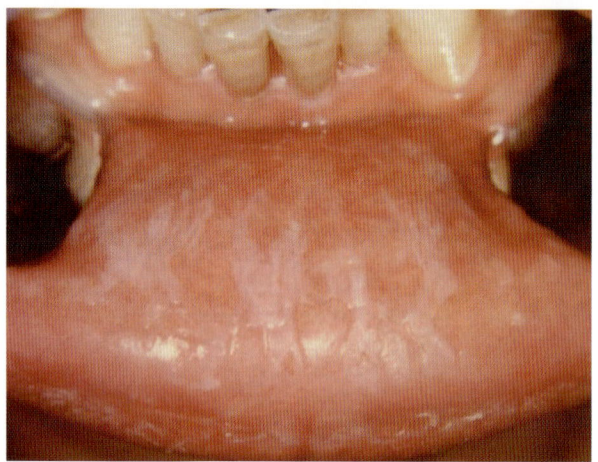

頰粘膜圧痕，口唇咬癖（図 2-7）

・慢性的な擦過刺激により咬合線に沿った頰粘膜が角化することによってできる白色の連続する隆起である．歯列の圧痕を認め，頰咬，頰吸引癖，くいしばりの可能性があり口唇にも見られる（写真上：頰粘膜圧痕，下：口唇咬癖）．

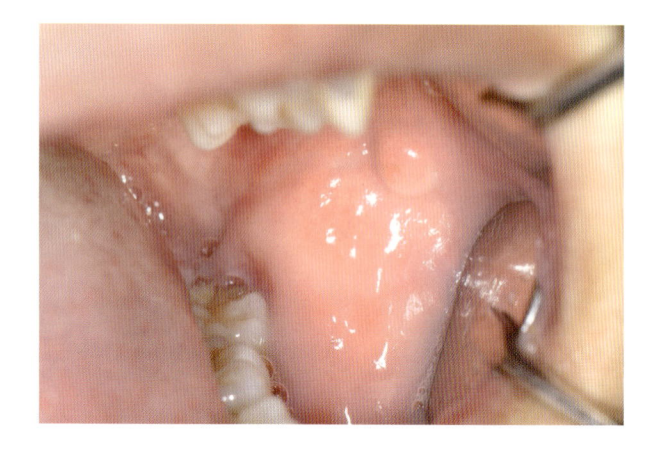

耳下腺乳頭（図 2-8）

・耳下腺管開口部は上顎第一大臼歯部相当の頰粘膜に認め，ときに乳頭が腫瘤状を呈するものがある．

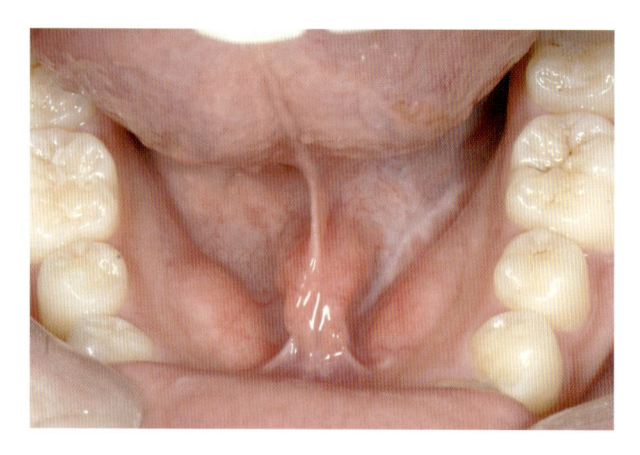

舌下小丘（図 2-9）

・顎下腺管の開口部，舌小帯を挟んで左右対称にある．
・耳下腺開口部と同様，ときに大きいものがある．

一見異常と見られる正常組織─硬組織に見られる症状

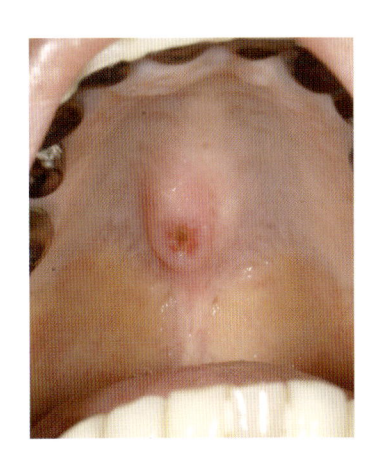

口蓋隆起（図2-10）

- 口蓋正中部の骨の高まりである．硬い食べ物で傷つけたり，やけどした際に気づくことが多い．隆起にはいろいろな形態があり，粘膜に傷がある場合に悪性を疑うような所見を呈することがある．

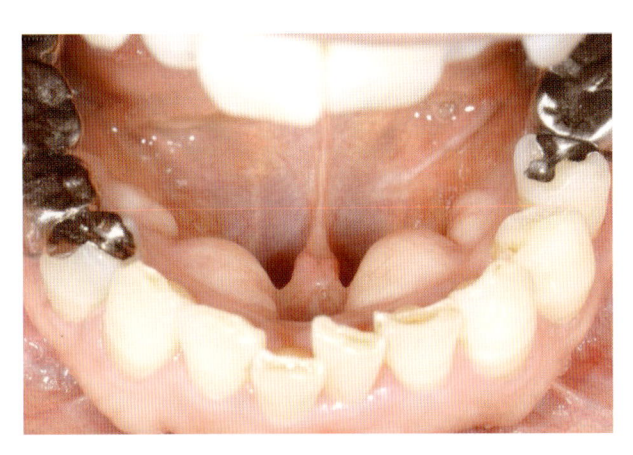

下顎隆起（図2-11）

- 左右下顎舌側小臼歯部の骨の高まりで，口蓋隆起と同様の原因により気づくことが多い．

Step2 口腔がんが疑われる場合の検査とその進め方─開業医でもここまでできる

4 鑑別診断について

　初期の口腔がんの特徴は，その多くが白板症，紅板症といった前がん病変と類似しているので，悪性病変だけでなくこのような病変を早いうちに検出する意義は大きいといえます．一方，口腔前がん病変には類似する疾患が多く存在するため，鑑別すべき病変を理解することが大切になります．

1）口腔前がん病変の臨床的特徴

　口腔前がん病変は，WHOでは「形態学的にみて正常な組織に比べてがんが発生しやすい状態に変化した組織」と定義されています．代表的な病変は口腔白板症，紅板症，両者が混在した紅板白板症，口腔扁平苔癬があります．

（1）口腔白板症

　口腔白板症は，WHOで「主たる病変ががん化リスクを有しない他のいずれの疾患あるいは障害にも位置付けられないがん化の可能性を有する白色の扁平もしくは隆起したかたまり」と定義される角化性病変です．

　臨床型として，平坦，波状，ヒダ状を呈する均一型（図2-12）と，疣状，結節状，斑状，潰瘍状の不均一型（図2-13）があります．がん化傾向が強いのは不均一型で，白色斑に赤色斑が混在して硬結を伴っていればがんを疑ったほうがよいでしょう．

　白板症の臨床診断は除外診断で成り立っているのが重要なポイントです．これは類似する角化病変が多く存在し，臨床的に視診だけでは見分けがつかないためそうなっています．図2-14〜22にその除外すべき白色病変を示します．

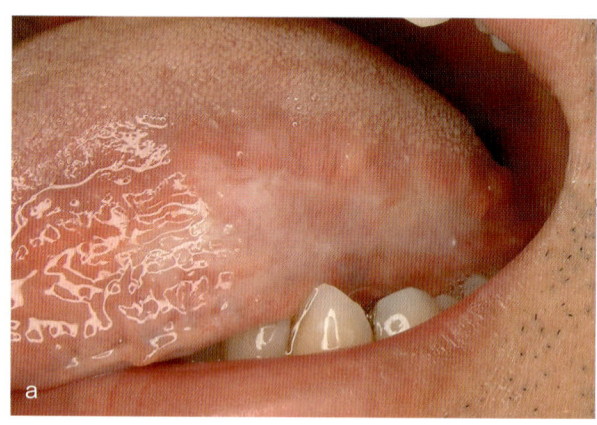

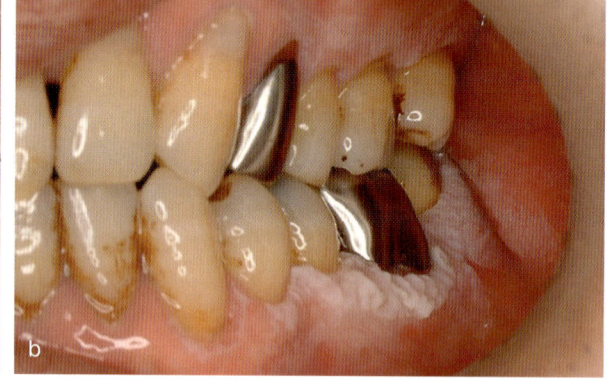

均一型の舌白板症（図2-12）

・薄く赤斑を伴わない白斑（a），浅い皺状を呈する白斑（b）．

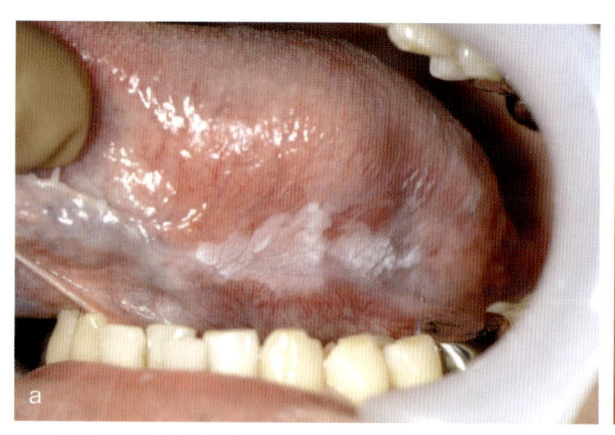

不均一型白板症（図2-13）

（a）白斑の辺縁が不整で紅斑を伴う．
（b）白斑の一部が肥厚した疣状型白板症．

除外すべき白色病変

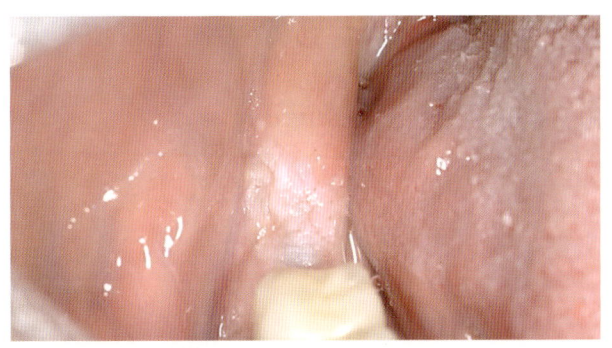

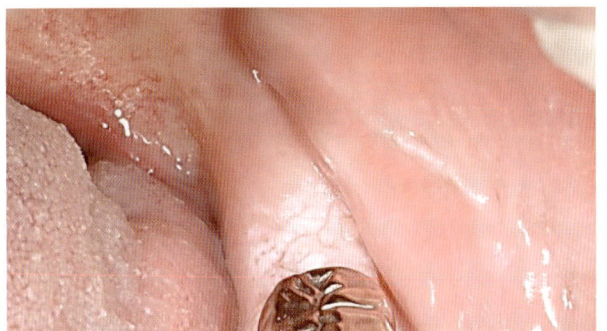

擦過性角化症（図2-14）

・慢性刺激により起こり，原因の除去で改善する．
・両側の臼後部にできた白斑で本患者は歯肉の部分でも強く咀嚼していると考えられる．前がん病変ではない．
＊臨床で遭遇する頻度：高い

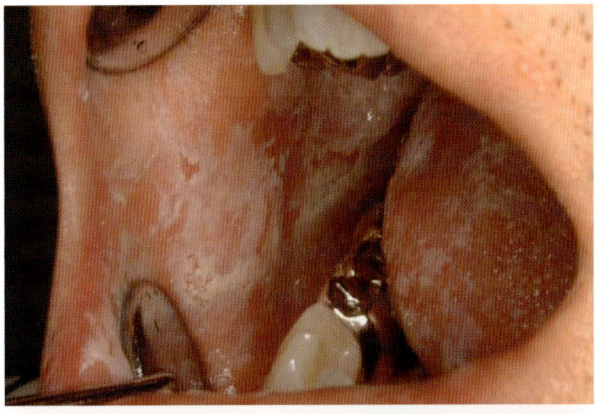

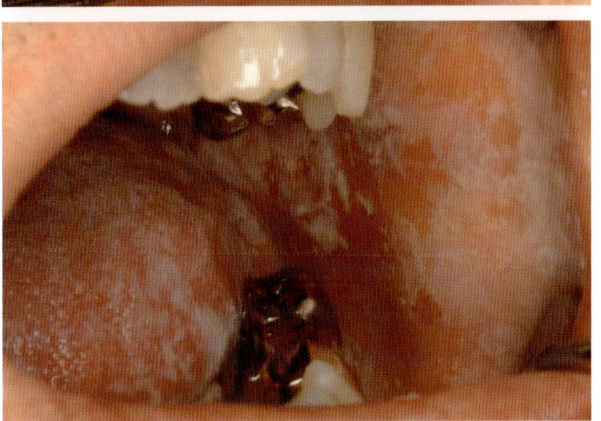

急性偽膜性カンジダ症（図2-15）

・白斑を除去すると紅斑を呈する粘膜が現れる．
・全身的原因として免疫低下，HIV感染，薬剤性（免疫抑制剤，抗がん剤等）があげられ，局所的原因としては，唾液分泌低下，口腔衛生不良，義歯の長時間装着，経口摂取の長期中止などがある．口腔粘膜に多数の白斑を認め，はがすと赤い粘膜が見えてくる．慢性の真菌感染は口角炎を伴っていることが多い．
＊臨床で遭遇する頻度：比較的高い

（》Step1-2 p.16 も参照）

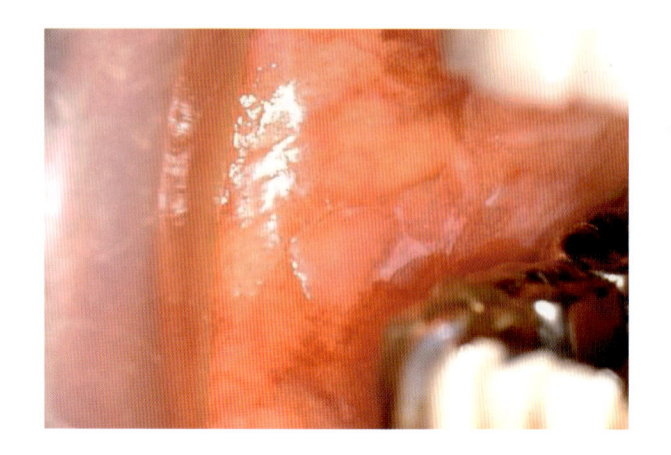

口腔扁平苔癬（苔癬様反応）斑状タイプ（図2-16）

- 網状タイプは鑑別が容易だが斑状（プラーク）タイプは難しい．
- 本症例はパッチテストでパラジウム，コバルト，クロムに強陽性を示した．
- ＊臨床で遭遇する頻度：比較的高い

（》Step1-2 p.16 も参照）

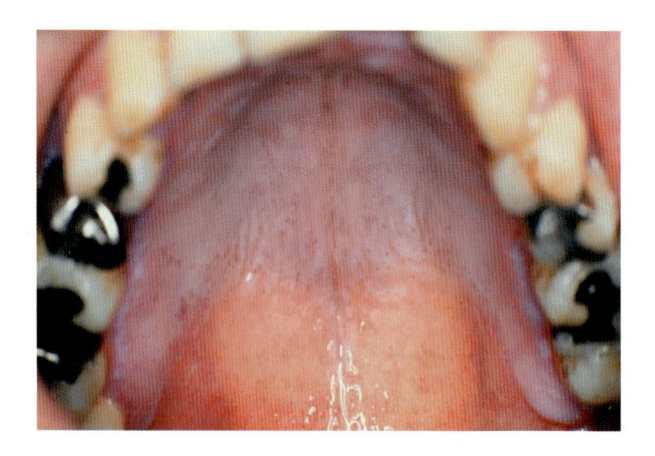

ニコチン性口蓋白色角化症（図2-17）

- 喫煙による口蓋粘膜の白色変化で小唾液腺管部が点状斑に観察されるのが特徴．
- ＊臨床で遭遇する頻度：比較的高い

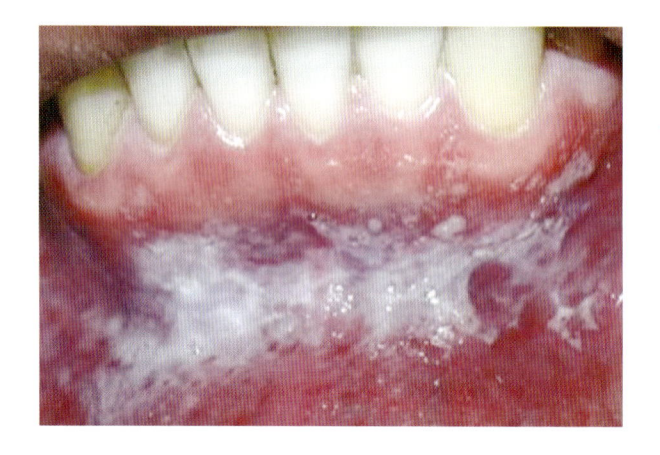

消石灰（水酸化カルシウム）による化学的損傷（図2-18）

- 薬剤，化学物質が直接粘膜に作用して起こり痛みを伴う．原因除去で速やかに改善する．
- ＊臨床で遭遇する頻度：低い

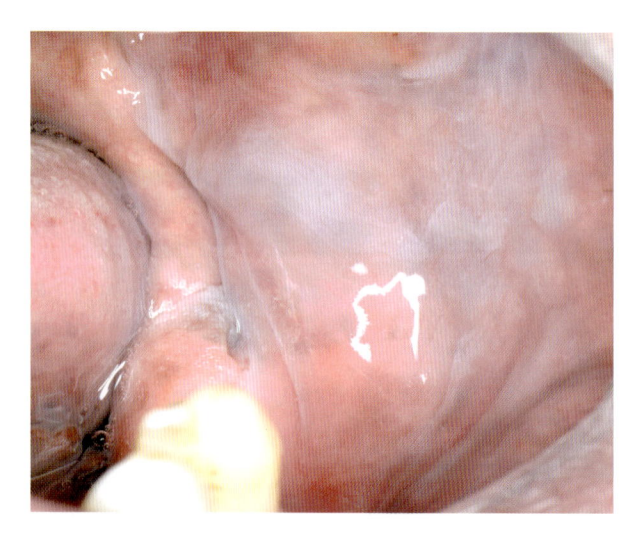

白色浮腫（図2-19）

- 喫煙と関連があり，両側頬粘膜の薄い白斑で粘膜が開口などで引き伸ばされると消失する．
- ＊臨床で遭遇する頻度：低い

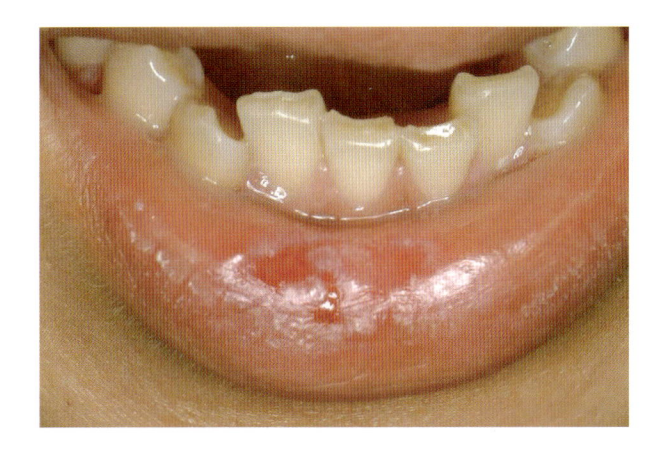

円板状エリテマトーデス（図2-20）

- 放射状の白斑で囲まれた紅斑を呈する．舌口唇に生じやすい．
- ＊臨床で遭遇する頻度：低い

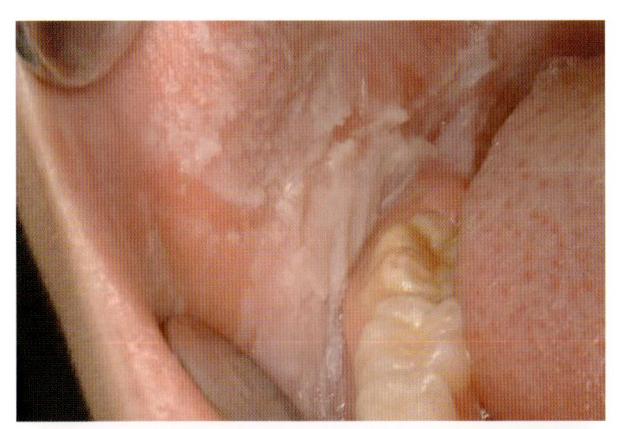

白色海綿状母斑（図2-21）

- 両側頬粘膜，舌縁にスポンジ状の白斑を呈するまれな遺伝性疾患で家族性に現れるケラチンの遺伝子変異が原因とされる．
- ＊臨床で遭遇する頻度：極めて低い

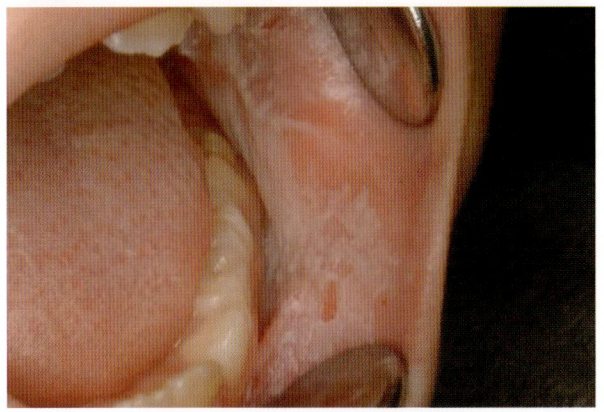

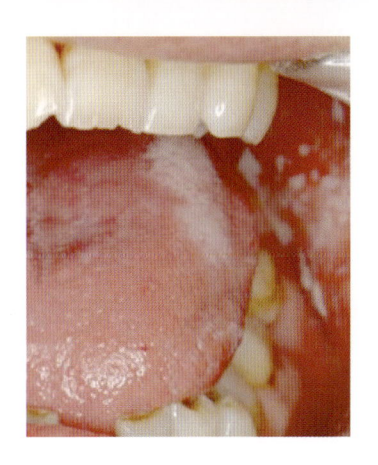

毛状白板症（図2-22）

- HIV感染による両側舌縁の白色の縦じわが特徴である．
- 本症例はHIV感染者でAIDSを発症してカンジダ感染を伴っている．
- ＊臨床で遭遇する頻度：極めて低い

（2）紅板症（紅板白板症）

紅板症は，WHOで「臨床的にも病理学的にも特徴づけられない赤いビロード斑様を示す白板症に類似する病変」と定義され，白板症よりまれな病変です．しかし，悪性傾向はより強く，病理組織学的には中等度〜高度上皮異形を呈し，上皮内がん，微小浸潤がんを認めることもまれではありません．

正常粘膜との境界は明瞭で，無症候性，表面は一部角化を伴い，ときに肉芽様を呈することもあります（図2-23）．疫学的に喫煙習慣のある男性に発生しやすいといわれていますが，リスク因子のない中年以降の女性にも認められる病変です．

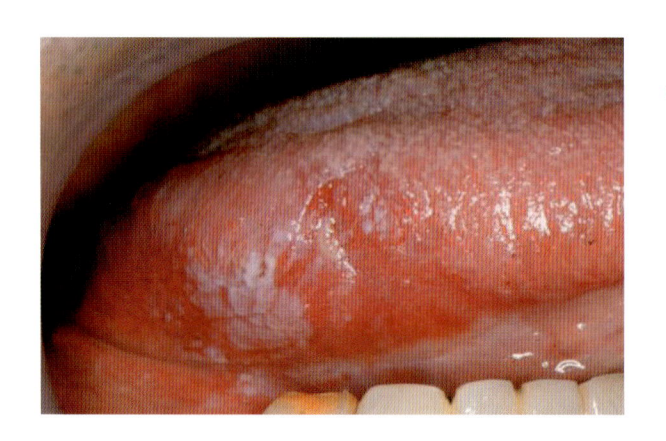

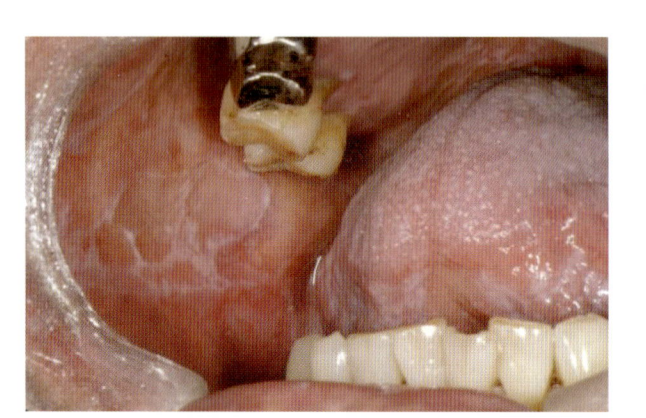

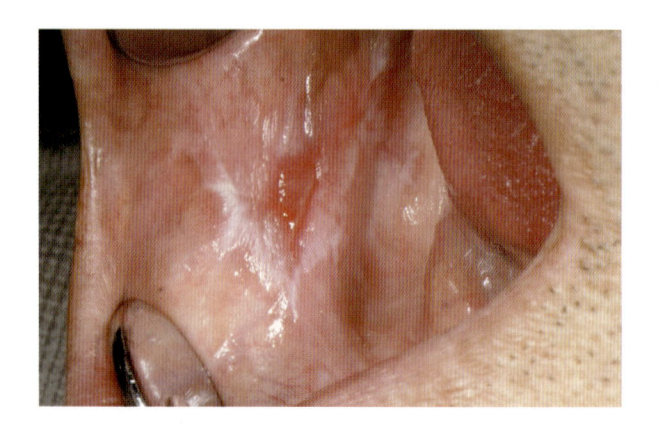

（3）口腔扁平苔癬

口腔扁平苔癬は，皮膚口腔粘膜に現れる慢性炎症性角化病変です．発生頻度は女性が男性の3倍で，左右対称性あるいは多発性に現れる特徴があります．

臨床型は，丘疹型，網状型（図2-24），斑状型，萎縮型，びらん型，水疱型があり，その病態は経時的に変化し，萎縮型，びらん型（図2-25）にがん化傾向が強いといわれています．また，扁平苔癬とは別に苔癬様反応（p.33 図2-16参照）というカテゴリーで苔癬様接触性病変，苔癬様薬疹，移植片対宿主病に分類される病変がありますが，両者の鑑別は臨床的にも病理学的にも困難であるとされています．

紅板症（図2-23）

・白斑を伴うものは紅板白板症という．
・接触痛・自発痛を伴うことが多い．
（≫ Step1-2 p.13 も参照）

網状型口腔扁平苔癬（図2-24）

・両側頬粘膜にできるのが典型的な口腔扁平苔癬である．本症例は舌縁にも認める．斑状，うろこ状に見える．
（≫ Step1-2 p.16 も参照）

びらん型口腔扁平苔癬（図2-25）

・白斑の中央部にびらんを伴う．
・疼痛を伴うことが多い．

2）口腔がんと良性疾患との鑑別診断

（1）歯周病と歯肉がんの違い

歯肉に発生する悪性腫瘍の多くは歯周組織に浸潤し骨破壊をきたすため，歯の動揺が初期症状であることが少なくありません．そのため歯周病と誤診され，腫瘍内の動揺歯の抜歯を受けて，抜歯後の治癒不全として専門機関に紹介されてくることがあります．このような状態でも紹介医は悪性腫瘍を疑っていないのではと推察される症例は，まれではありません．それだけ両者の臨床像は類似しているともいえますが，初期の段階で悪性変化を是非見つけてほしいと思います．歯肉がんと歯性炎症との鑑別はどのような点でしょうか．図2-26〜29に両者の臨床的特徴についてまとめました．

（2）歯肉に発生する腫瘤性病変との鑑別

エプーリスは歯肉に発生する代表的な腫瘤性病変で，慢性炎症性増殖性病変の1つです．臨床的に境界明瞭な無痛性の弾性硬の腫瘤で，その多くは，表面は角化せず正常粘膜色となっています（図2-30, 31）．外向性の増殖を示す歯肉がん症例では，このような炎症性増殖性病変との鑑別が必要となります．

（3）歯肉以外の口腔粘膜に発生する良性病変と口腔がんの鑑別

口腔粘膜に腫瘤を形成する病変は潰瘍，びらんを主徴とするものよりも鑑別が比較的容易な場合が多くみられます．それは良性の腫瘤性病変の粘膜表面が平滑で正常粘膜色を呈することが多いからです．悪性腫瘍の場合は，表面が不整形で硬結を認め，粘膜は角化のため白斑を認めることが多くあります（図2-32〜35）．

歯周組織以外の口腔粘膜，特に舌，頬粘膜，口唇では潰瘍，びらんを伴う良性病変も，口腔がんと同様な病態を呈することがあります（図2-36〜40）．

特に舌がんの場合は，補綴物等による褥瘡性潰瘍との鑑別が必要となります．このような症例では必ず触診して硬結がないかどうか，すなわち周囲組織に浸潤傾向がないかどうか調べる必要があります．また，病変の表面組織が壊死をきたしている場合もみられます（図2-41）．この場合，悪性腫瘍独特の悪臭を放つので，視診，触診だけでなく臭いも重要な臨床上のサインとなります．

視診，触診を主体とした一次診断には限界があり，そのためヨード染色，発色法などの補助診断を併用することは有用となります．陽性病変を正しく陽性と判断する能力，陰性病変を正しく陰性と判断する能力を養うためには，最新の診断基準に従って診断能力を標準化（キャリブレーション）して病変を検出することです．

（4）慎重な病状説明―専門機関への紹介―その後の対応

疑わしい病変があった場合の対応については常に準備しておくのがよいでしょう．特に患者への病状説明は慎重を期する必要があります．確実に精密検査を受けてもらうためには，検査の必要性を充分説明して，なおかつ検査結果について相談を受けた際の対応やその後の展開についても，事前に熟慮しておきましょう．長年治療していた患者で信頼関係が確立していれば，ならなおさらです．ある程度のシナリオを用意して患者の精神的・肉体的苦痛に配慮して対応することが，かかりつけ歯科医として期待されるところです．

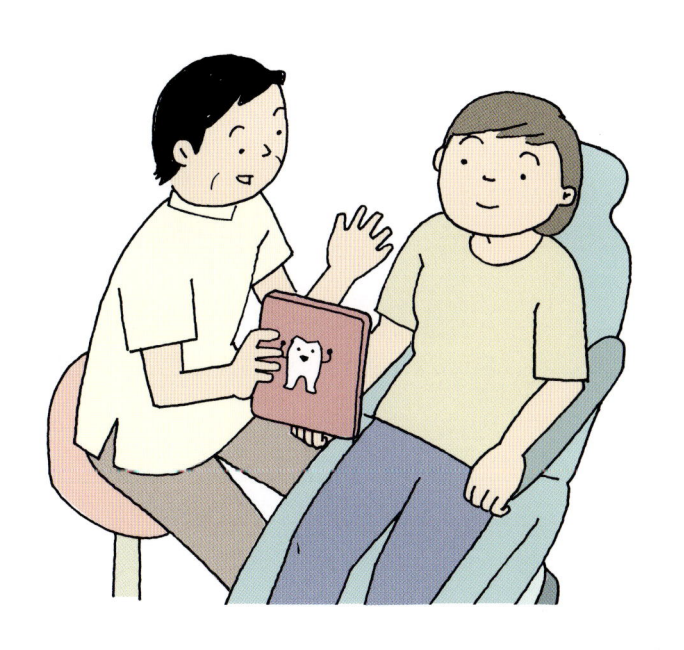

歯肉がんと歯性感染症との鑑別

> **ポイント！** がんの臨床的特徴は増殖速度が良性疾患よりも早いことで，悪性腫瘍を疑ったら1週間以上間隔をあけずに経過観察する必要があります．

特徴

歯性感染症
- ☐ 炎症の5徴候（発赤，腫脹，疼痛，熱感，機能障害）のいずれかを認める
- ☐ 排膿を認める
- ☐ 粘膜の角化傾向を示さない

歯肉がん
- ☐ 炎症の兆候に合致しない所見がある
- ☐ 膿瘍を形成しない
- ☐ 発育速度が速い
- ☐ 自発痛を伴わないことが多い
- ☐ 角化傾向のため白斑を呈する
- ☐ 不整形を呈する
- ☐ 易出血の潰瘍形成を認める

臨床病態

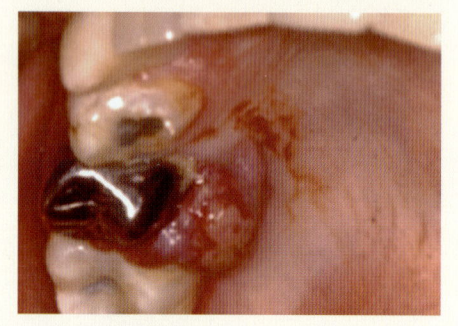

図 2-26　歯肉膿瘍
咬合痛を伴い境界明瞭な腫瘤を呈して排膿を認める．

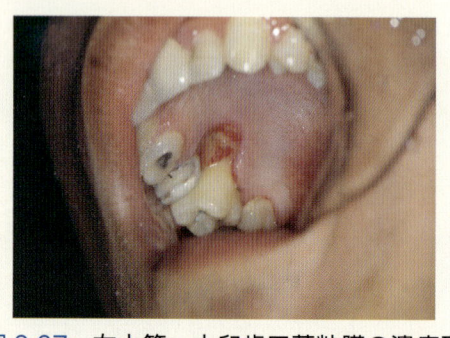

図 2-27　右上第一大臼歯口蓋粘膜の潰瘍形成
辺縁性歯周炎から口蓋側に膿瘍を形成し，それが自潰して粘膜上皮の潰瘍形成を認める．潰瘍面は平坦で角化傾向を認めず辺縁不正に乏しいことが悪性腫瘍との鑑別ポイントである．

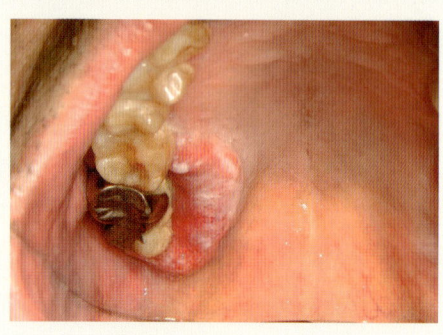

図 2-28　上顎歯肉がん（ミラー像）
歯肉膿瘍と同様に腫瘤を形成しているが，咬合痛はなくよく観察すると粘膜表面に白く角化を伴っている．

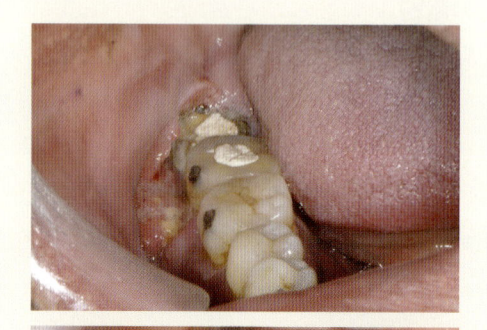

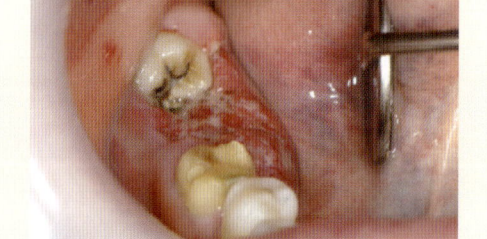

図 2-29　歯肉がん
一見すると歯肉膿瘍のようであるがどちらも悪性病変である．頬側，口底に進展すると触診にて頬粘膜に硬結を認めるようになる．このような病変は必ず触診しなければいけない．

歯肉に発生する腫瘤病変との鑑別

👉 **ポイント！** 外向性の増殖を示す歯肉がん症例は，炎症性増殖性病変との鑑別が重要です．

> **鑑別のポイント**
> 境界明瞭か無痛性か
> 角化せず正常粘膜色か
> 歯の動揺はあるか
> 短期間に増大しているか

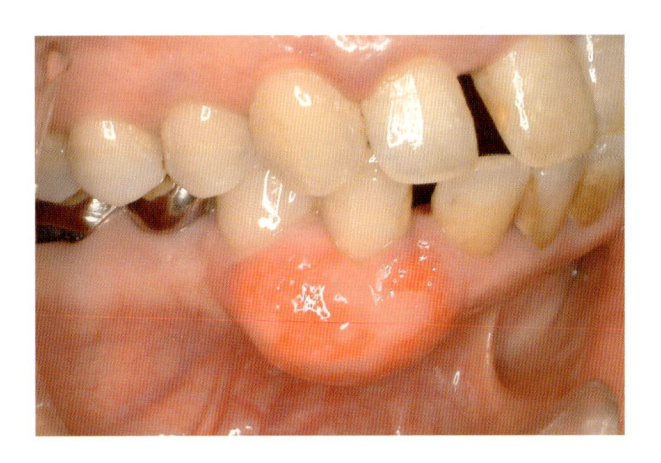

炎症性肉芽種（図2-30）

- 境界明瞭な弾性硬の腫瘤を呈する．
- 原因となる感染源が存在する．
- 歯周病，根端病巣によっても併発する．
- 原因除去と共に切除する．

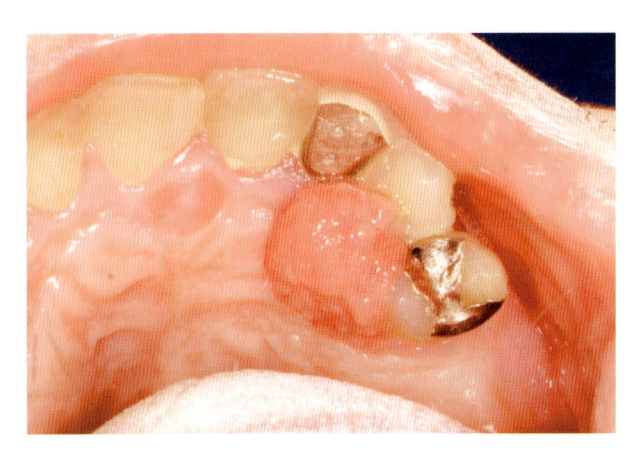

エプーリス（図2-31）

- 良性病変は境界明瞭で外向性である．
- 有茎腫である．茎を歯頸部にもつ．
- 歯根膜も含め切除する．

Step2 口腔がんが疑われる場合の検査とその進め方―開業医でもここまでできる

歯周組織以外の口腔粘膜に発生した口腔がんと良性病変の鑑別

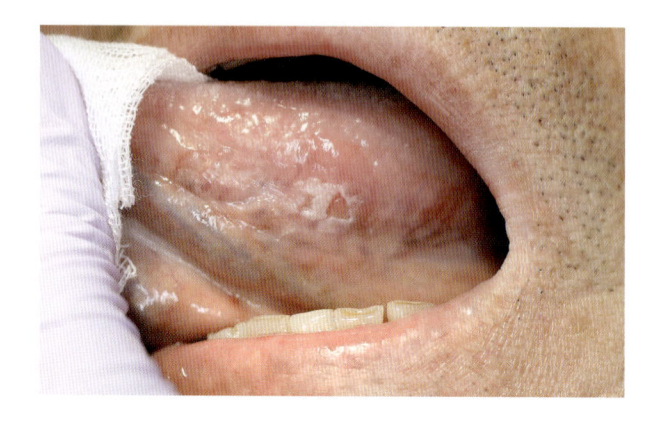

白板症のがん化症例（図2-32）

- 図2-13-Aに類似した白斑の一部に紅斑を認める白板症であるが，病理組織診断で初期がんであった．舌の病変は必ず触診を心がける必要がある．

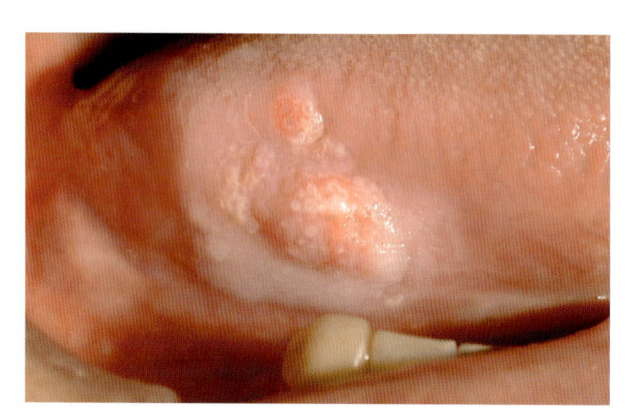

舌白板症のがん化（図2-33）

- 既存の白斑部に不整形腫瘤を認める．

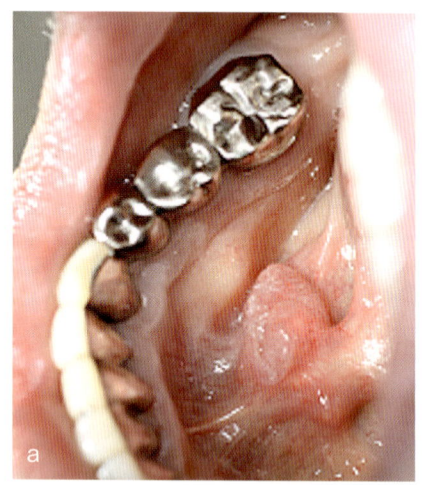

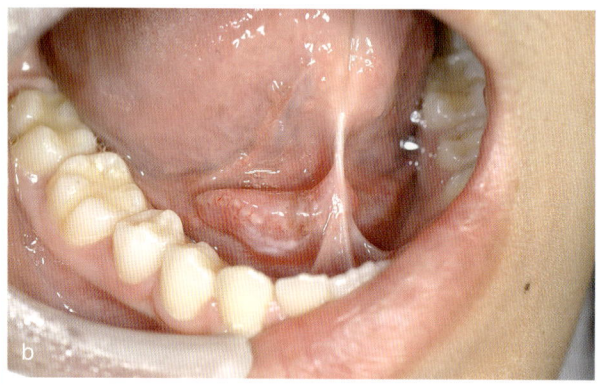

舌下小丘にできた扁平上皮癌（a）と粘液囊胞（b）（図2-34）

- bは粘液囊胞である．見た目はほとんど同じであるがaの扁平上皮癌では周囲粘膜組織に硬結を伴っている．触診が鑑別に重要である．

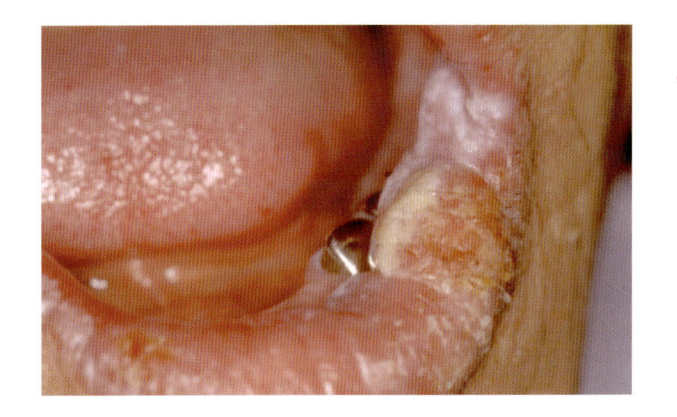

口唇白板症のがん化症例（図2-35）

・根面板の先端部の鋭縁に接する部分から発生している．
・既存の白色病変から，硬結と膨隆をきたした．

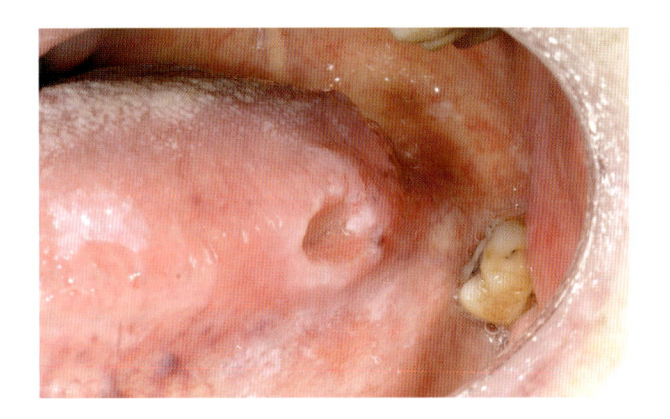

舌側に傾斜した智歯による褥瘡性潰瘍（図2-36）

・潰瘍面，潰瘍辺縁が不整形ではないことと触診にて硬結を伴わないことが悪性を否定する臨床的根拠となる．
・疼痛を伴う．

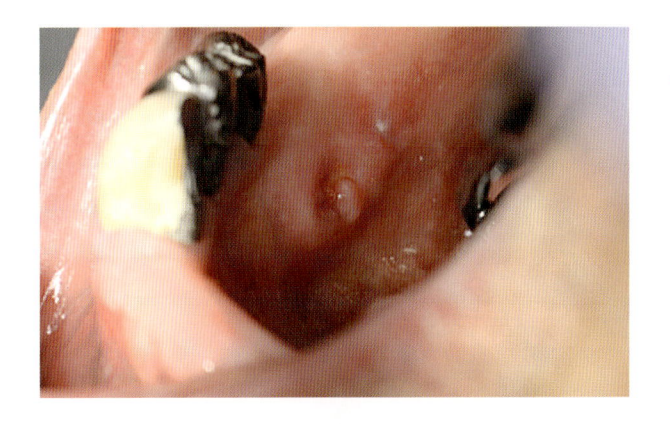

義歯性潰瘍（図2-37）

・義歯の辺縁による潰瘍性病変で，本症例のように直視しにくい部位は注意深く観察する必要がある．
・疼痛を伴う．

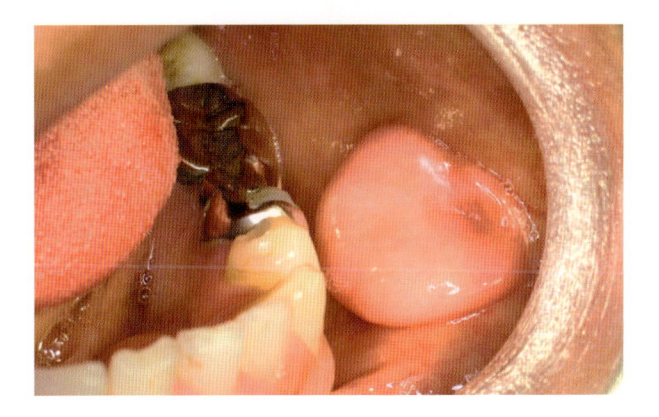

線維性ポリープ（図2-38）

・境界明瞭な弾性軟の腫瘤で表面粘膜は正常粘膜色を呈する．増殖速度は緩慢である．
・有茎性の場合もある．

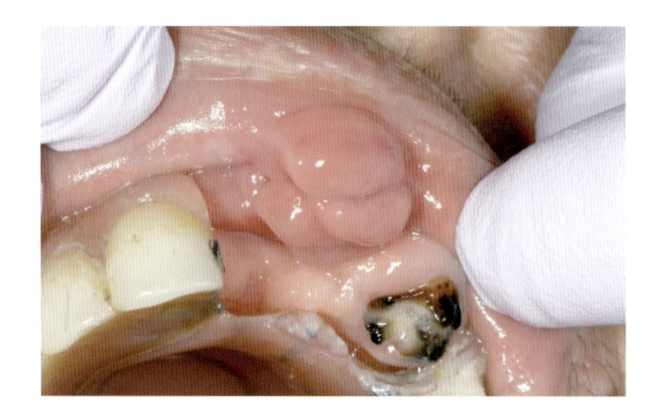

義歯性ポリープ（図2-39）

・義歯が口唇粘膜を長年嚙み込んでいたためにできたと推察される．表面粘膜は正常粘膜色を呈する．
・弾性軟で可動性，無痛性の腫瘤である．

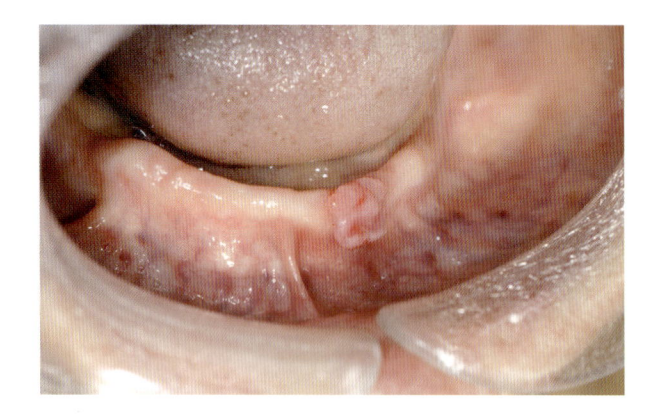

歯肉線維腫（図2-40）

・歯槽頂に発生した有茎性の腫瘤で弾性軟を触れる．
・近遠心に増大してフラビーガムを呈する．

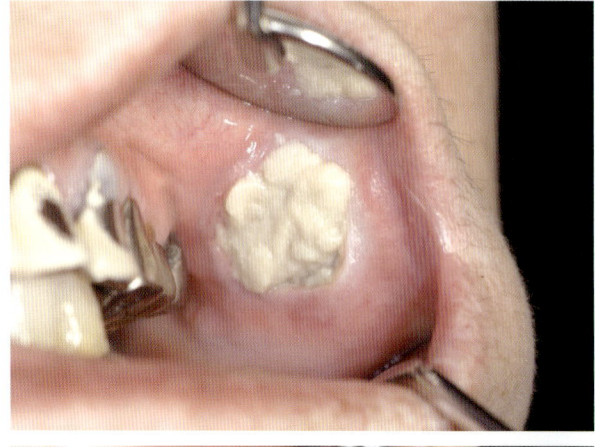

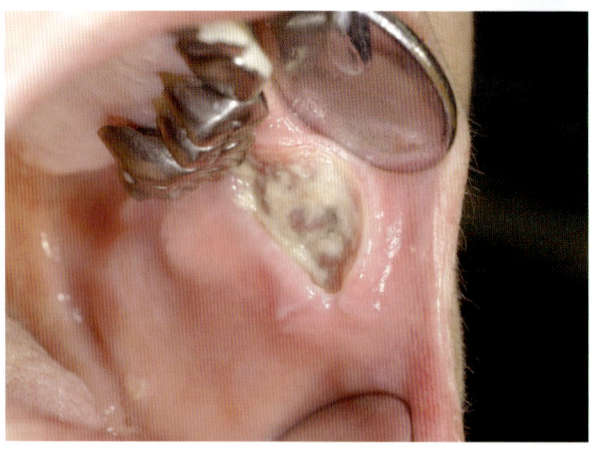

甲状腺がんの転移性腫瘍（図2-41）

・他部位のがんが口腔に転移することはまれではない．本症例は表面に壊死組織を認め硬結を伴う（上）．1週間後には壊死組織が脱落して潰瘍形成が現れた（下）．

> **鑑別のポイント**
> がんの既往のある患者では転移性がん，二次がんを考慮する必要があり，その点でも問診は重要である．

参考文献（I Step2-1）
1) Warnakulasuriya S et al.：Nomenclature and classification of potentially malignant disorders of the oral mucosa. J Oral Pathol Med.；36（10）：575-80, 2007.
2) 長尾　徹：口腔外科 YEAR BOOK 一般臨床家，口腔外科医のための口腔外科ハンドマニュアル'05　口腔粘膜病変と口腔がんの鑑別診断．クイッテッセンス出版，東京，2005, 148-152.

COLUMN 123

診断力を高めるにはどうしたらいい？
―見逃してはいけない初期症状のポイントなど―

　口腔粘膜疾患の診察では，まず色，形，硬さ，機能を鑑別することが重要です．粘膜疾患が色を呈するとすれば，赤系，白系，黄系，黒系しかありません．炎症などで結合織内の血管密度が高まれば赤〜鮮紅色病変となり，上皮層の肥厚と角化亢進が起これば白色病変，脂肪系組織などが多く局在すると黄色病変，メラニン色素の過形成や金属イオン沈着があると青紫〜黒色病変を呈します．特に口腔がんになりやすい病態が示す色は「赤と白」です．白板症などの白色病変は2〜5％，紅板症などの赤色病変は50〜60％の割合でがん化すると報告されているので注意する必要があります．

　形には，水泡や膨隆，潰瘍，肉芽など，さまざまなパターンがありますが，ここでは特に気を付けなければならない視診型を3つ示します．

　上皮を超えて外方へ増殖する外向性，上皮化結合織内へ浸潤する内向性，色のついた（赤と白）表在型に分けられます．

　さらに外向性は乳頭型，肉芽型，内向性は硬結，潰瘍型，表在型は白斑，びらん型にそれぞれ分類されます．

　触診を行いますが，ポイントは病変と周囲健常組織との境界の状態を知ることです．悪性では周囲に土堤状の隆起と硬結があり，健常組織との境界が不明瞭なのが特徴です．注意を要する所見として，白よりも赤，外向よりも内向，そして特に知覚麻痺，周囲の硬結等の症状はそれぞれ注目すべきポイントとしては高いものです．

　次に口腔領域の機能では，咀嚼，嚥下，構音，開口などの運動，そして顔面皮膚の知覚があげられます．これらの神経障害が認められたならば，先ず中枢系障害を否定してから局所の病態を精査することが必要です．「口が開けにくい」→「顎関節症」と決めつけず，まずオルソパントモエックス線写真を撮影し顎骨内病変の有無を確認すべきでしょう．顎骨内中心性癌などがあり，骨内で浸潤増殖し知覚神経麻痺，咀嚼筋群に進展して開口障害を引き起こすことがあるためです．

　そのほか病変が炎症を伴っていたり，補綴物などで刺激されている場合には口腔内を清掃して抗菌薬を投与したり，刺激となっている補綴物を除去して観察することが必要になります．しかし，刺激を除去するためとはいえ，病変の中に植立している歯を抜去するような処置は禁物です．また炎症症状があっても，むやみに切開を加えてはいけません．

　口腔粘膜に疑わしい病変があり，現病歴で1カ月以上も治癒傾向がみられない場合や，機械的刺激を除去して抗菌薬の投与を行なうなどの処置を施したにもかかわらず，1〜2週間以内に治癒傾向がみられない場合は，確定診断と治療のために患者を直ちに高次医療機関へ紹介するようにしましょう．

（柴原孝彦）

2 検査の考え方

1 口腔がんと歯科医療現場の現状

　胃がん・肺がん・大腸がんなどの観察にはファイバースコープ等による検査が必要ですが，口腔がんの多くは直視できる状態にあります．日本や欧米諸国における口腔がんの発生頻度は，全がんのわずかに1～2％（頭頸部がんで約4％）にすぎません．しかし，口腔がん患者の多くは，病状が進展した状態で医療機関へ紹介されます．その結果，日本における口腔がんによる死亡者数（咽頭がんを含む）は，2005年には6,800名を突破しています．われわれ歯科医療従事者は，この事態を深刻に受け止める必要があります．

　では，なぜ口腔がんは発見が遅れるのでしょうか．原因として，国民の口腔がんに対する認識が足りないことや，がん検診をはじめとする口腔がんに対する行政への取り組みが十分でないこと等があげられます．

　しかし，最大の原因は歯科医療従事者側にあって，この問題の早急な解決が必要です．現在，日本の歯科医師人口は約10万人，開業歯科医院数は約7万軒，さらに就業歯科衛生士数は10万人といわれています．少なくとも約20万人の歯科医療従事者が全国7万軒の施設で，毎日患者の口腔内を見ているにもかかわらず，口腔がんが発見されない，あるいは発見が遅れているのです．

　たとえば，歯髄炎による痛みを訴える患者に対して，多くの場合，主訴の部位を中心とした検査・診断・治療がなされていると思います．しかし，その患者の舌下面，あるいは下顎舌側歯肉〜口底部にもがんが潜んでいるかもしれません．基本的なことですが，すべての患者に対して，図2-42に示すような流れに準じて，口腔内外の徹底的な診察を行う必要があります．

2 口腔を構成する細胞の特徴

　口腔粘膜は，咀嚼という機能圧を受け止める歯肉と硬口蓋の咀嚼粘膜，弾性をもち自在に変形しうる頬・口唇・口底・舌の腹側の被覆粘膜，舌の背側と粘膜・表皮移行部に見られる特殊粘膜の3つの粘膜からなっています[1]．咀嚼粘膜では厚い真性正角化，錯角化を伴い，被覆粘膜でも，軟口蓋，舌下面，口底，歯槽粘膜などは薄い非角化重層扁平上皮が主体で，頬や口唇では厚い非角化重層扁平上皮が主体です．特殊粘膜である舌背部は，厚い角化重層扁平上皮で被われ，味蕾のある舌乳頭を含んでいます．（図2-43／p.9，10も参照）．

　口腔は，歯以外の表面がすべて扁平上皮からなる粘膜で被覆されているため，口腔がんの80％以上は病理組織学的に扁平上皮癌です．口腔扁平上皮癌は，健常な粘膜が上皮性異形成へと変化し，さらに経時的にがん化したものが多く，われわれ歯科医療従事者は，「口腔粘膜上皮は，将来がんになる可能性が高い」ことを細胞レベルで認識・熟知したうえで，診察に臨む必要があります．

　一方，口腔内は唾液や細菌叢により常に慢性炎症の状態にあり，正常な口腔粘膜でも，全身状態や食物による温度，機械的刺激により色調等に常に変化が起こっています．

　したがって，日々変化する口腔内において，その変化が"がん"か否かを見極めることは容易ではなく，まずは"疑う目"を養うことが必要になります．

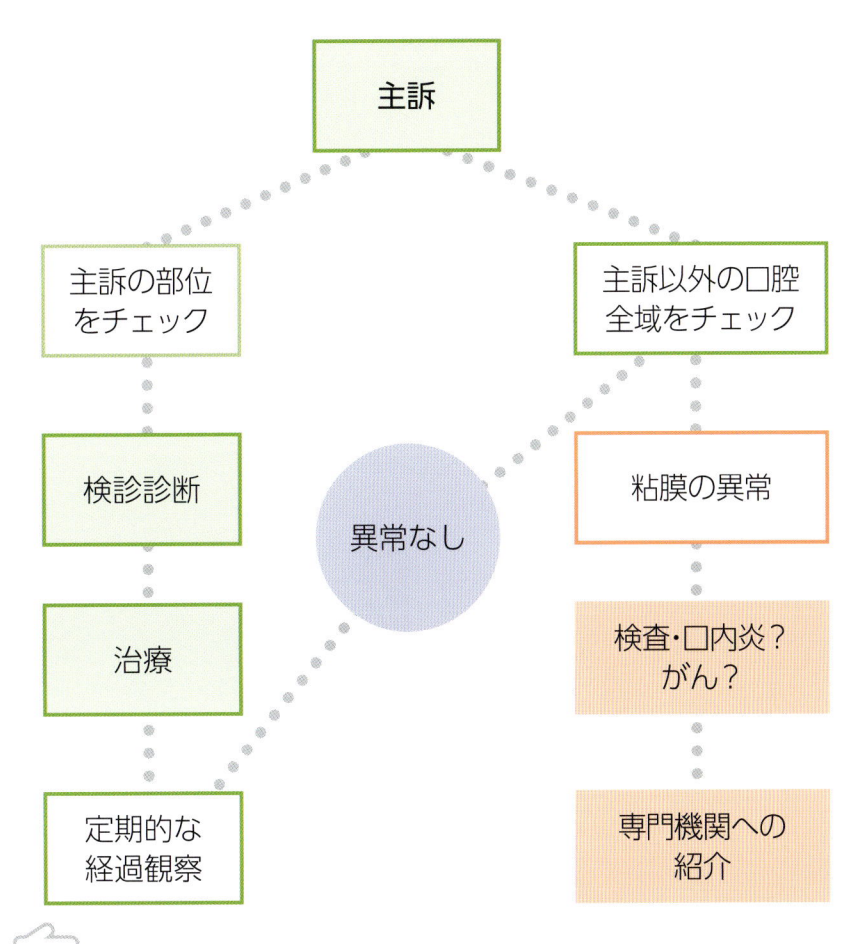

```
                    ┌─────┐
                    │ 主訴 │
                    └──┬──┘
              ┌────────┴────────┐
      ┌───────┴──────┐   ┌──────┴───────┐
      │ 主訴の部位   │   │ 主訴以外の口腔│
      │ をチェック   │   │ 全域をチェック│
      └───────┬──────┘   └──────┬───────┘
              │      ┌─────┐    │
      ┌───────┴──┐   │異常 │  ┌─┴──────┐
      │ 検診診断 │   │なし │  │粘膜の異常│
      └───────┬──┘   └─────┘  └─┬──────┘
              │                  │
      ┌───────┴──┐      ┌────────┴──┐
      │  治療    │      │検査・口内炎?│
      └───────┬──┘      │   がん?    │
              │         └────────┬──┘
      ┌───────┴──┐      ┌────────┴──┐
      │ 定期的な │      │ 専門機関への│
      │ 経過観察 │      │    紹介    │
      └──────────┘      └───────────┘
```

☞ **ポイント！** 主訴以外の口腔全域もくまなく検査することが大切である．

図 2-42　口腔がん検出のフローチャート

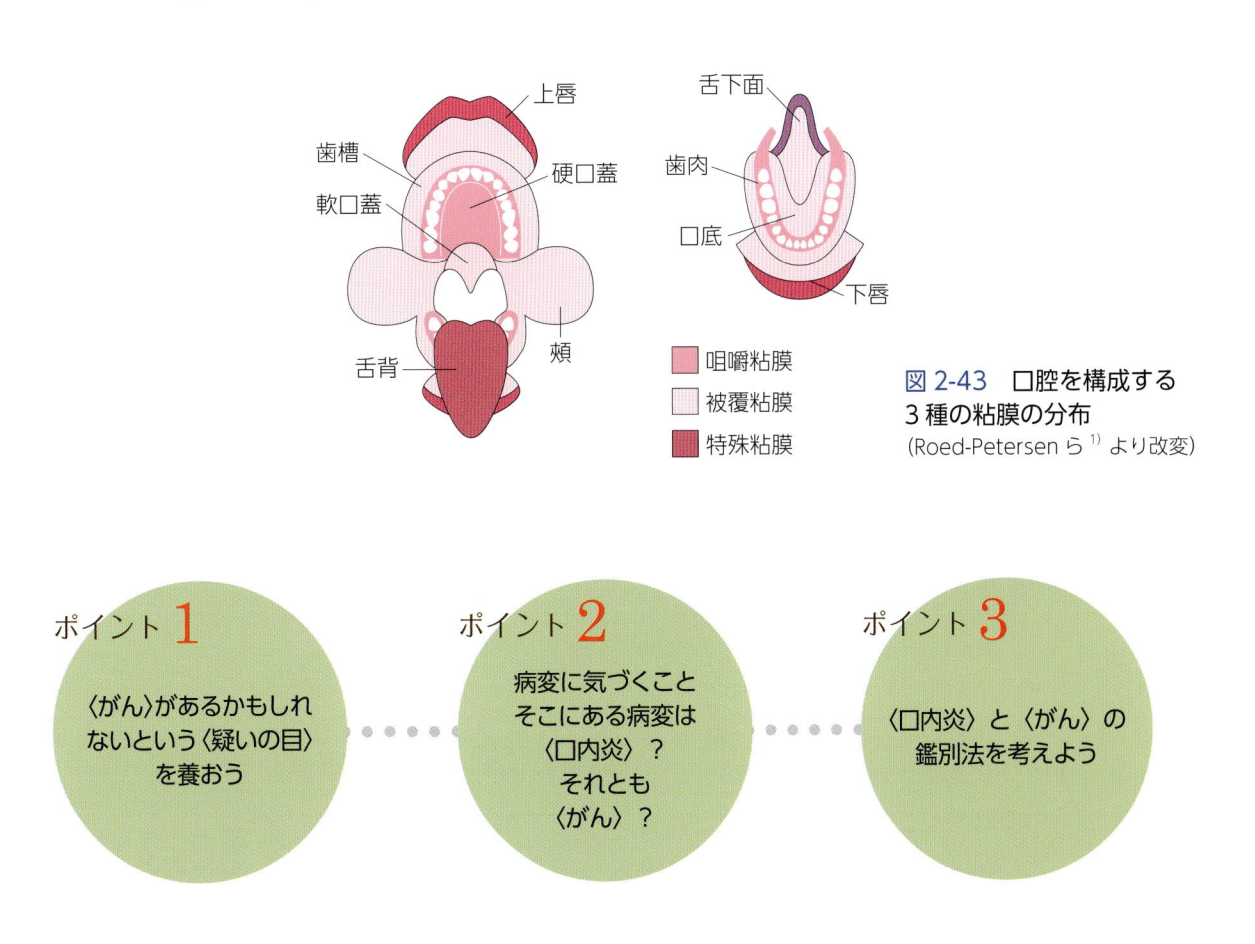

図 2-43　口腔を構成する3種の粘膜の分布
(Roed-Petersen ら[1] より改変)

■ 咀嚼粘膜
■ 被覆粘膜
■ 特殊粘膜

ラベル：上唇、歯槽、軟口蓋、硬口蓋、舌背、頬、舌下面、歯肉、口底、下唇

ポイント 1
〈がん〉があるかもしれないという〈疑いの目〉を養おう

ポイント 2
病変に気づくこと
そこにある病変は〈口内炎〉？
それとも〈がん〉？

ポイント 3
〈口内炎〉と〈がん〉の鑑別法を考えよう

Step2　口腔がんが疑われる場合の検査とその進め方—開業医でもここまでできる

3 検査におけるデンタルスタッフの役割分担

1 歯科衛生士の職務

まず，歯科衛生士の職務について触れてみましょう．歯科衛生士法の記載内容を要約すると，以下の通りです．
(1) 歯科医師の直接の指導の下に歯及び口腔疾患の予防処置として，歯露出面及び正常な歯茎の遊離縁下の付着物及び沈着物を機械的操作によって除去することができる．
(2) 歯及び口腔に対して薬物を塗布することができる．
(3) 歯科診療の補助を行うことができる．
(4) 歯科保健指導を行うことができる．

多くの歯科医院で歯科衛生士が担う業務は，歯石除去やメインテナンスが主体となっていると思われます．これらは歯科衛生士法に準じた正当な行為です．しかし，残念ながら口腔がんをはじめとする口腔粘膜疾患に関する業務としては，前述の業務だけでは不十分です．歯科衛生士法に，口腔粘膜に関する業務について明確な記載がないことは，行政の口腔がんへの認識の現状を示す1つの例といえるでしょう．

一方，歯科衛生士法第13条第2項には歯科医師行為の禁止等が記載されています．ここでは，口腔内を歯科衛生士が"観察"することに関して，"その知識及び技能に応じて，おのずから一定の限界がある"としながらも，絶対的禁止行為としては記載されていません．

したがって，「口腔がんをはじめとする口腔粘膜疾患を十分に学んだ歯科衛生士が患者の口腔内を観察し，何かの異常を見いだした場合，担当歯科医師にそれを報告する」という行為は，決して違法とはいえないし，むしろ義務ともいえるでしょう．

現に，FDI（国際歯科連盟）はすべての口腔保健専門職の果たすべき役割として，「患者教育や効果的な診断技術を通じて，口腔がんの早期発見と高リスク要因の除去等に貢献すべきである」と強調しています．その役割を担うのは歯科医師だけではなく歯科衛生士が含まれることはいうまでもありません．

2 何かおかしいと感じることが大切

実際に，歯科衛生士のみなさんが，普段の診療のなかで"何かおかしい"と，粘膜の変化に気づくことがあると思います．毎日患者と向き合う歯科衛生士が，歯と歯周組織だけではなく，舌・口底・頰・口蓋など口腔のすべてに目を向けることで，それまで見つけられなかった病変を発見できるかもしれません．

まず，歯科衛生士をはじめとするデンタルスタッフに観察してほしい口腔粘膜病変のポイントは，色（白・赤・黒）と形（膨隆と潰瘍）です[2]（図2-44）．

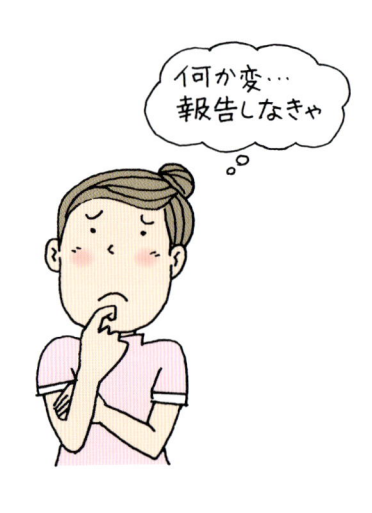

デンタルスタッフに観察してほしい口腔粘膜病変

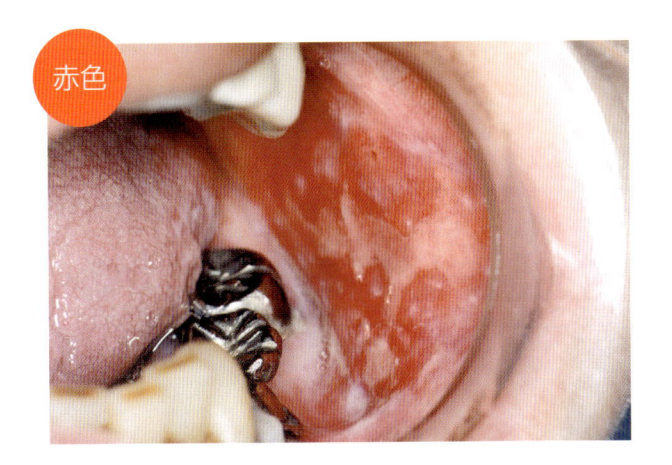

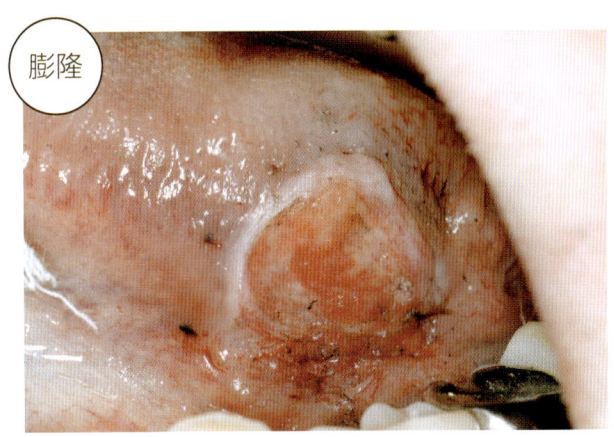

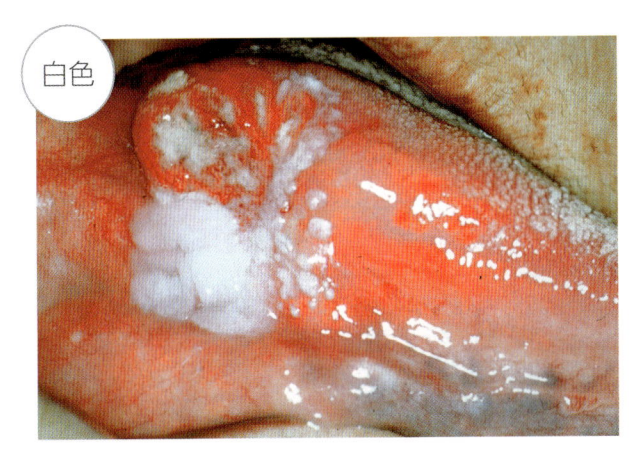

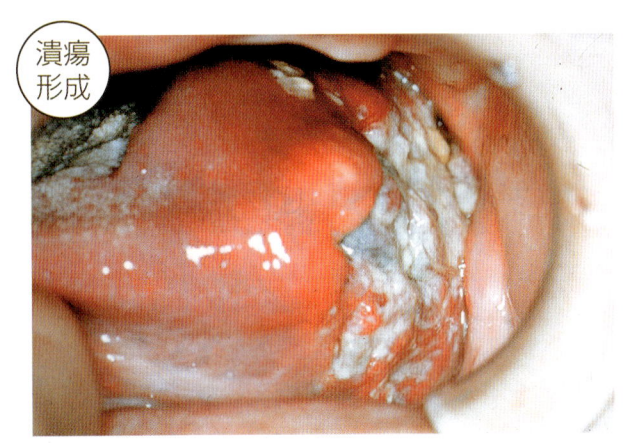

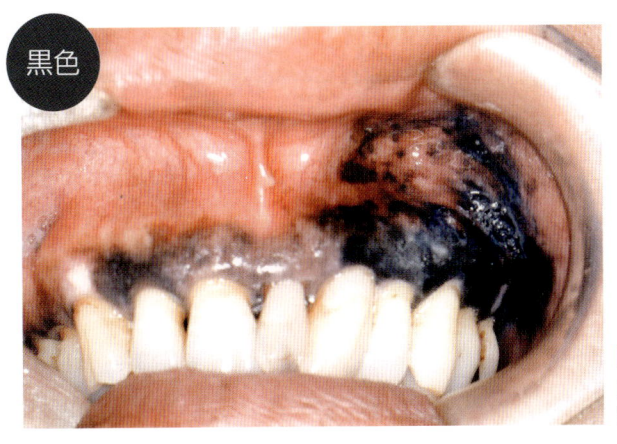

赤色

膨隆

白色

潰瘍形成

黒色

図 2-44 細胞診の対象疾患
口腔病変は，色調（赤・白・黒）と形状（膨隆・潰瘍形成）で判定する（文献 2, 5, 6 より引用）．

（》Step1-2 も参照）

ポイント 1
口腔粘膜の病変を学ぼう！

ポイント 2
すべての口腔粘膜をみよう！

ポイント 3
〈赤・白・黒〉，〈膨隆・潰瘍〉に注目しよう！

4 患者にどのように検査を促すか

1 検査の目的

　一般に種々の検査は、患者に対して行う生体検査と、患者から取り出した材料を用いる検体検査とに分けられます（図2-45）。前者はパノラマエックス線やCT、MRI、超音波検査など、後者は細胞診・病理組織検査、血液検査などです。後者の検査の第一の目的は、その病変が炎症（口内炎）か腫瘍（がん）かを明らかにすることにあります。

　開業歯科医院においても、臨床診断を裏付けるために必要な検査（専門機関への紹介を含めて）を行うにあたっては、患者にインフォームドコンセントを得る必要が生じます。

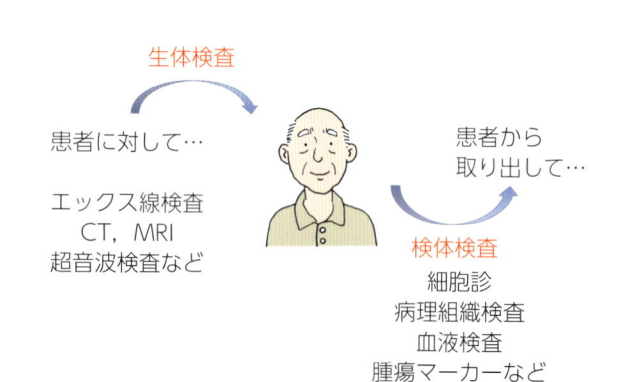

生体検査
患者に対して…
エックス線検査
CT、MRI
超音波検査など

検体検査
患者から取り出して…
細胞診
病理組織検査
血液検査
腫瘍マーカーなど

検査の目的…
口内炎とがんの鑑別！

図2-45　口腔がんの検査法
患者に対して行う生体検査と、患者から取り出した材料を用いる検体検査に分けられる。検査の目的は、口内炎とがんの鑑別である。

2 インフォームドコンセント（説明と同意）

　ここで、インフォームドコンセントという用語について少し触れておきましょう。インフォームドコンセントは、「説明」と「同意」を2大要素としていますが、説明をきちんとやればよいというものではありません。ひとくちにインフォームドコンセントといっても、検査、治療行為、臓器提供など類は同じでも種は異なるため、説明の範囲も随分違ってきます。

　細胞・病理組織検査を行うにあたっては、患者の口腔内が今どういう状態にあるのか？、どういう疾患が疑われるのか？、それを確定診断するためにどんな検査が必要なのか？という流れをわかりやすく、言葉を選んで"理解"していただくことが必要になります。

　われわれは、まず"口内炎"か"できもの（がんを含む）"かどうかを調べる必要があるとき、患者には細胞診をおすすめしています（図2-46）。

　その際、われわれは「細胞診は、病変の表面を綿棒で擦って細胞を採り、顕微鏡で観察する検査です。良性か悪性かを判別することができますので検査しましょう」と説明し、同意を得るようにしています。

　また、細胞診の結果については、細胞診に用いられているPapanicolaouのClass分類（良性から悪性をClass Ⅰ～Ⅴに分類）に準じて、左手の5本の指を示しながら「正常（拇指、Class Ⅰ）から、が

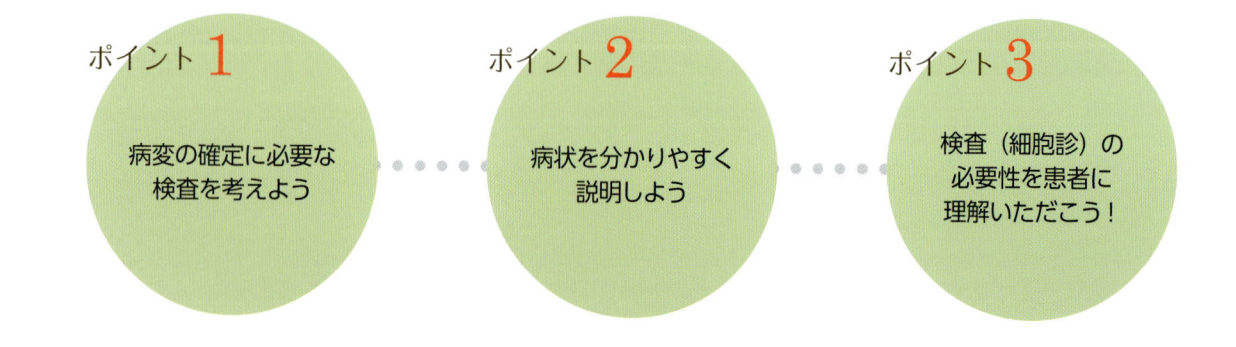

ポイント1 病変の確定に必要な検査を考えよう

ポイント2 病状を分かりやすく説明しよう

ポイント3 検査（細胞診）の必要性を患者に理解いただこう！

んなどの悪性を疑うもの（小指, Class Ⅴ）を5段階にわけた場合, 今ある病変は…」と説明しています（図2-47）.

歯科診療において, 歯科医師や歯科衛生士は, 視線や座る位置によって, 患者に威圧感を与えることが多く, 逆に, 患者は, 歯科医師・歯科衛生士の一挙一動を敏感に感じ取っています.

われわれは, 患者は繊細であることを常に頭におき, 余計な恐怖感を与えないようにしながら, 検査について十分理解してもらえるように対応することが必要です.

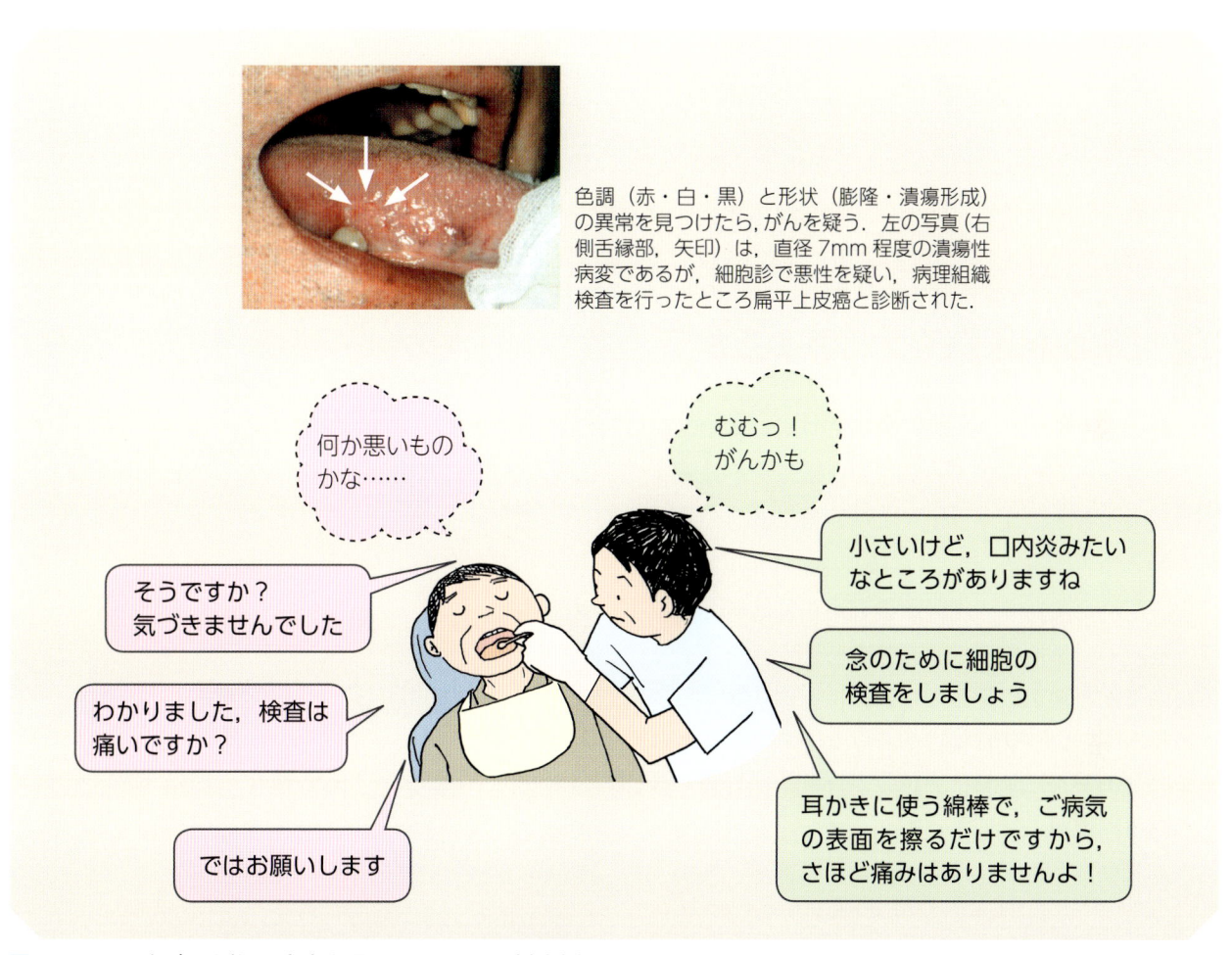

色調（赤・白・黒）と形状（膨隆・潰瘍形成）の異常を見つけたら, がんを疑う. 左の写真（右側舌縁部, 矢印）は, 直径7mm程度の潰瘍性病変であるが, 細胞診で悪性を疑い, 病理組織検査を行ったところ扁平上皮癌と診断された.

何か悪いものかな……

むむっ！がんかも

そうですか？気づきませんでした

小さいけど, 口内炎みたいなところがありますね

わかりました, 検査は痛いですか？

念のために細胞の検査をしましょう

ではお願いします

耳かきに使う綿棒で, ご病気の表面を擦るだけですから, さほど痛みはありませんよ！

図2-46　口腔がんを疑う病変を見つけたときの対応例

境界病変
どちらとも判定できない
Class Ⅲ

良性病変
Class Ⅱ

少しだけ悪性が疑われる
Class Ⅳ

正常な細胞
Class Ⅰ

悪性病変
Class Ⅴ

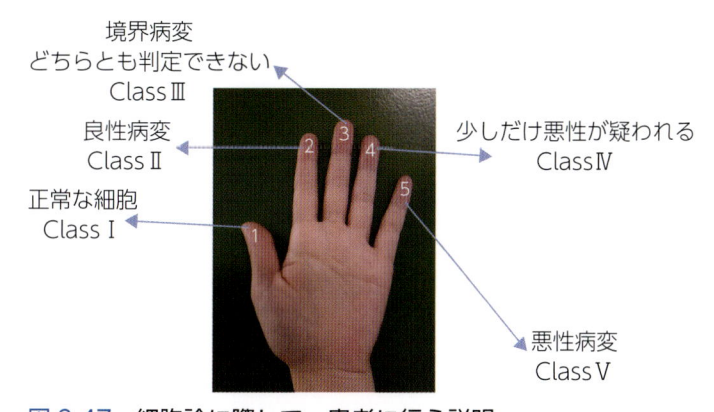

図2-47　細胞診に際して, 患者に行う説明
手指を使って, 拇指から小指までの5段階評価（Papanicolaou Class分類）で, 患者にわかりやすく説明する.

Step2　口腔がんが疑われる場合の検査とその進め方—開業医でもここまでできる

5 検査の種類と特徴

1 専門機関での一般的な検査法

局所所見から口腔がんが疑われる場合，次に必要な検査は，病変の大きさや進行の程度，所属リンパ節や全身への転移の有無の精査と組織型の確定です．組織型の確定には，生検による病理診断を行います．

2 開業歯科医院ではどうするか？

口腔がんが疑われる患者に遭遇したら，まずそれが炎症性疾患（口内炎）かあるいは本当にがんか否かの鑑別が必要になります．大学病院では，がんを強く疑うようであれば，まずは細胞診を行います．歯科医院（自院）での細胞診検査が準備段階であれば，速やかに専門機関へ紹介しましょう．

口内炎との鑑別が困難な場合には，ステロイド軟膏の塗布を行い，数日後にチェックする場合もあります．このとき，病変に変化がなければ細胞診，あるいは専門機関へ速やかに紹介します．専門機関への紹介時期は，患者の予後を左右するため，そのタイミングを見きわめることが大切です．ステロイド軟膏で6カ月以上経過観察を続けたために，再建手術を要した症例も報告されています（図2-48）．

3 病理診断

生検とは，病変の一部をメスで鋭的に切除・採取し，病理組織学的に検査するもので，特にがんの診断には不可欠な検査です．しかし，病変の採取部位によっては確定診断が困難になったり，メスによる侵襲がその後の画像診断に影響を及ぼしたりすることなどがあります[6]．がん治療の経験が少ない開業歯科医院では生検は行わず，速やかに専門機関に紹介してください．開業歯科医院で推定診断を得たい場合には，侵襲の少ない細胞診を行うことをおすすめします．

4 口腔細胞診

細胞診の歴史は，1900年代初頭のPapanicolaouによる子宮頸部細胞診にさかのぼります[3]．その後，婦人科細胞診は診断技術・精度ともにめざましい発

検査のステップ（図2-48）

ステップ1
がんと口内炎の鑑別にステロイド軟膏塗布等を行い，数日間の経過観察も一策です．

ステップ2
変化がなければ細胞診を行おう！生検は控えるべき．

ステップ3
異常があれば速やかに専門機関へ紹介しよう！

展を遂げ，診断ツールの1つとして確固たる地位を得て今日に至っています．

口腔外科臨床における細胞診は，婦人科細胞診から50年の遅れをとりましたが，近年がん検診を含む口腔病変の診断ツールの1つとして，その有用性が改めて評価されるようになりました[4]．

細胞診を行うにあたり準備するものは，綿棒や歯間ブラシ等の細胞採取器具，生理食塩水，スライドガラス，固定用スプレーです[2]．

病理診断に必要な検体は，既述の通り局所麻酔下にメスで切除して採取を行いますが，細胞診検体は，病変表面を綿棒等で擦過して採取します．粘膜下病変では，注射針等を用いて穿刺・吸引して採取する場合もありますが，ほとんどの場合局所麻酔は必要ありません．また，メスを加えないため，CTやMRIなどといった画像診断にもほとんど影響を与えません．したがって，患者にとって優しい検査といえます．

5 細胞診は病理診断とどこが違うのか？

確定診断に用いられる病理組織学的検査は，組織片を採取し，固定・パラフィン包埋・薄切・染色などを経て病理専門医が診断します．細胞診も細胞採取後，固定・染色などを経て細胞診専門医が推定診断することになります．では，それらの違いは何でしょうか？

餡入り葛餅を細胞に例えて説明しましょう．図2-49のaは，丸ごとの葛餅です．この葛餅を細胞に例えると，透けて見える内部の黒い部分が核，周囲の白っぽい部分が細胞質に相当します．bにはちょうど真ん中でカットした葛餅を示します．葛餅を丸ごとそのまま診ているのが細胞診，カットを入れて内部構造を観察するのが病理診断に相当します[5,6]．

6 細胞診の対象疾患

細胞診の対象疾患は図2-44（p.47参照）に示したとおりです．口腔粘膜疾患の診断のポイントは，"色調と形態"です[6]．つまり，白色・赤色・黒色を呈し，かつ膨隆あるいは潰瘍形成を伴う病変を見

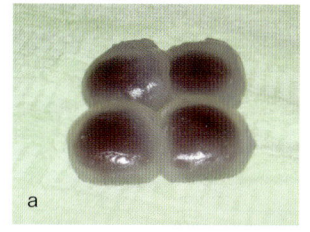

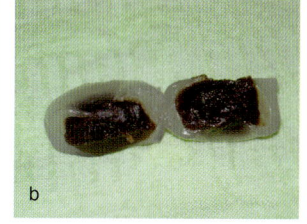

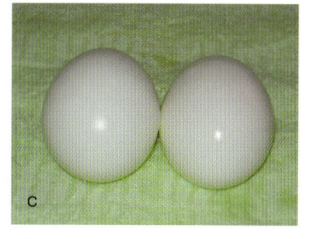

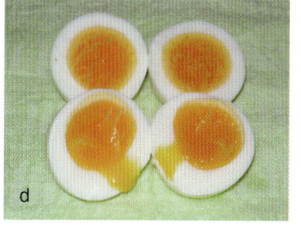

図 2-49 細胞診と組織診標本の違い
上段には，葛餅を示す．丸ごとの葛餅（a）を細胞診標本に例えると，中央でカットされたbは組織診標本に相当する．また，cに示すゆで卵を細胞診標本に例えると，詳細な内部構造（固ゆでか半熟か？）は，切片（組織標本，d）にしないとわからない（文献5より引用）．

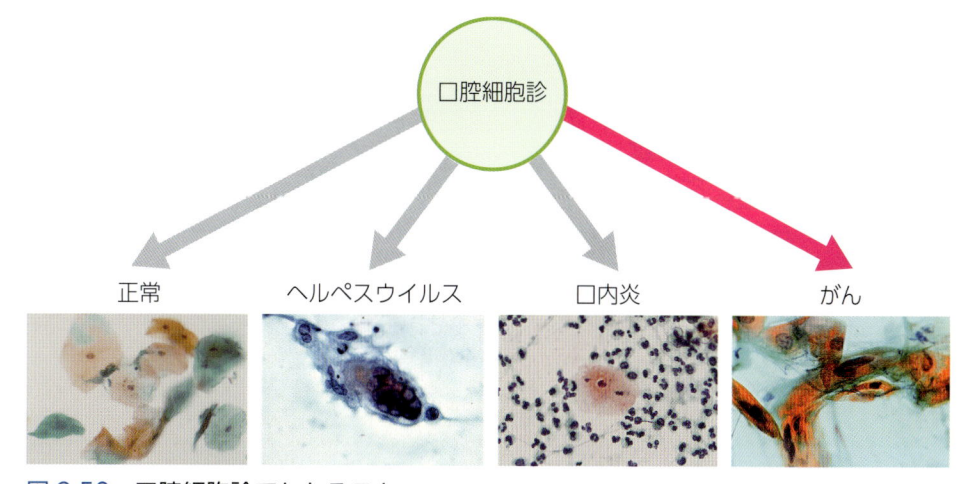

図 2-50 口腔細胞診でわかること
炎症（口内炎）と腫瘍（がん）の鑑別はもちろん，ウイルス感染細胞も推定できる（文献5より引用）．

きわめるのが重要になります．

では，口腔細胞診によって何がわかるのでしょうか．まず，"炎症"と"腫瘍"が鑑別できます．腫瘍性変化が疑われる場合は，細胞像の特徴から，良悪性の質的鑑別も可能です[2]（図2-50）．

7 細胞診，問題点と危険性？

細胞診は，基本的に病変表面から細胞を採取して診断するため，多くの場合重層扁平上皮の表層細胞が主に採取されます．ここで，「表層細胞のみで診断が可能か？」という課題に直面することになります．

初期の口腔がんでは，一部で粘膜下に浸潤していても，表層には比較的分化した細胞が見られることがあり，びらんや潰瘍形成を伴う場合は，細胞診にて深層の異型細胞が採取されるため，診断は容易です．図2-51には，口腔がん発生の模式図と細胞像を示してありますが，角化を伴う扁平上皮では，表層細胞のみで悪性の推定は困難です．すなわち，口腔がんは表層ではなく深層の見えないところで浸潤が始まっているのです[7]．

また，唾液や細菌叢が存在する口腔という特殊環境では，良性細胞が核異型を伴うように変化したり，放射線・化学療法によって核腫大を呈したりすることがあり，判定に難渋することがあります（図2-52）．

図2-53に，島根大学で行っている細胞診断の流れを示します．通常，細胞診は，陰性（良性，Papanicolaou分類のClass ⅠとⅡ）・偽陽性（境界病変，Class Ⅱ～Ⅲ，Ⅲ，Ⅲ～Ⅳ）・陽性（悪性，Class ⅣとⅤ）と判定されますが，ここで問題となるのはClass Ⅱ～Ⅲ，Ⅲ，Ⅲ～Ⅳと推定される境界病変です．私たちの施設で施行した過去1,443例の口腔細胞診症例では，312例（21.6％）が境界病変と診断されており（図2-54），そのうち生検で悪性と診断されたものが60例でした．ここで注目すべきは，表2-1に示すようにクラス分類が高いほど，悪性の比率も高い点です．したがって，境界病変に対しては，専門機関での病理組織検査を推奨します．

なお，細胞診の判定に関しては，今後PapanicolaouのClass分類ではなく，陰性，偽陽性，陽性という判定法が主流になることを付記しておきます．

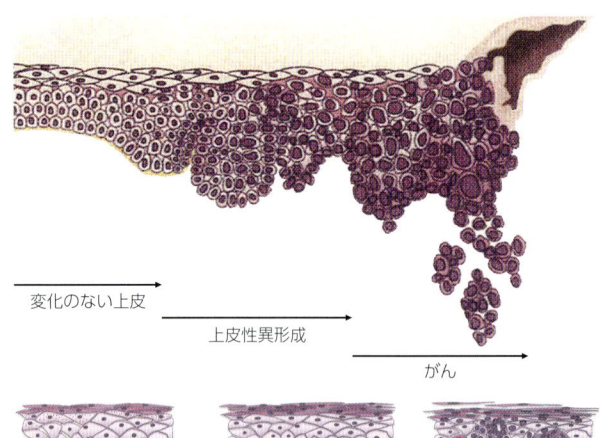

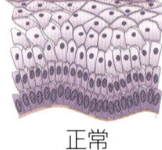

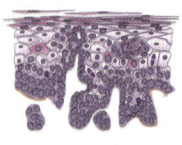

図 2-51　正常上皮からがんへの変化
口腔粘膜の表層では，何ら変化がないように見えても，重層扁平上皮の深層では，図のような変化が起こっている．がんを早期に発見するには，深層細胞の同定が必要である（文献2, 5, 6, 7より引用，一部改変）．

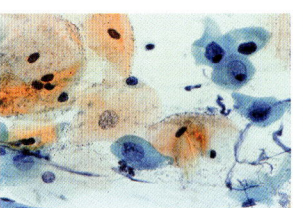

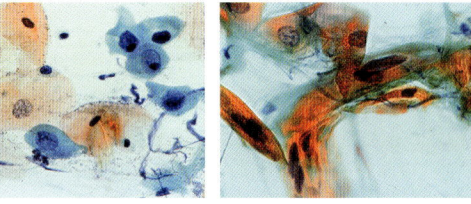

図 2-52　放射線治療後の正常細胞と扁平上皮癌の細胞像
写真左は正常細胞だが，照射による細胞変性と核異型があり，一見すると上皮性異形成症と診断してしまう．しかし，扁平上皮癌（写真右）と比べると，核クロマチン濃度や細胞質の厚み等に顕著な違いがある（文献2, 5, 6より引用，一部改変）．

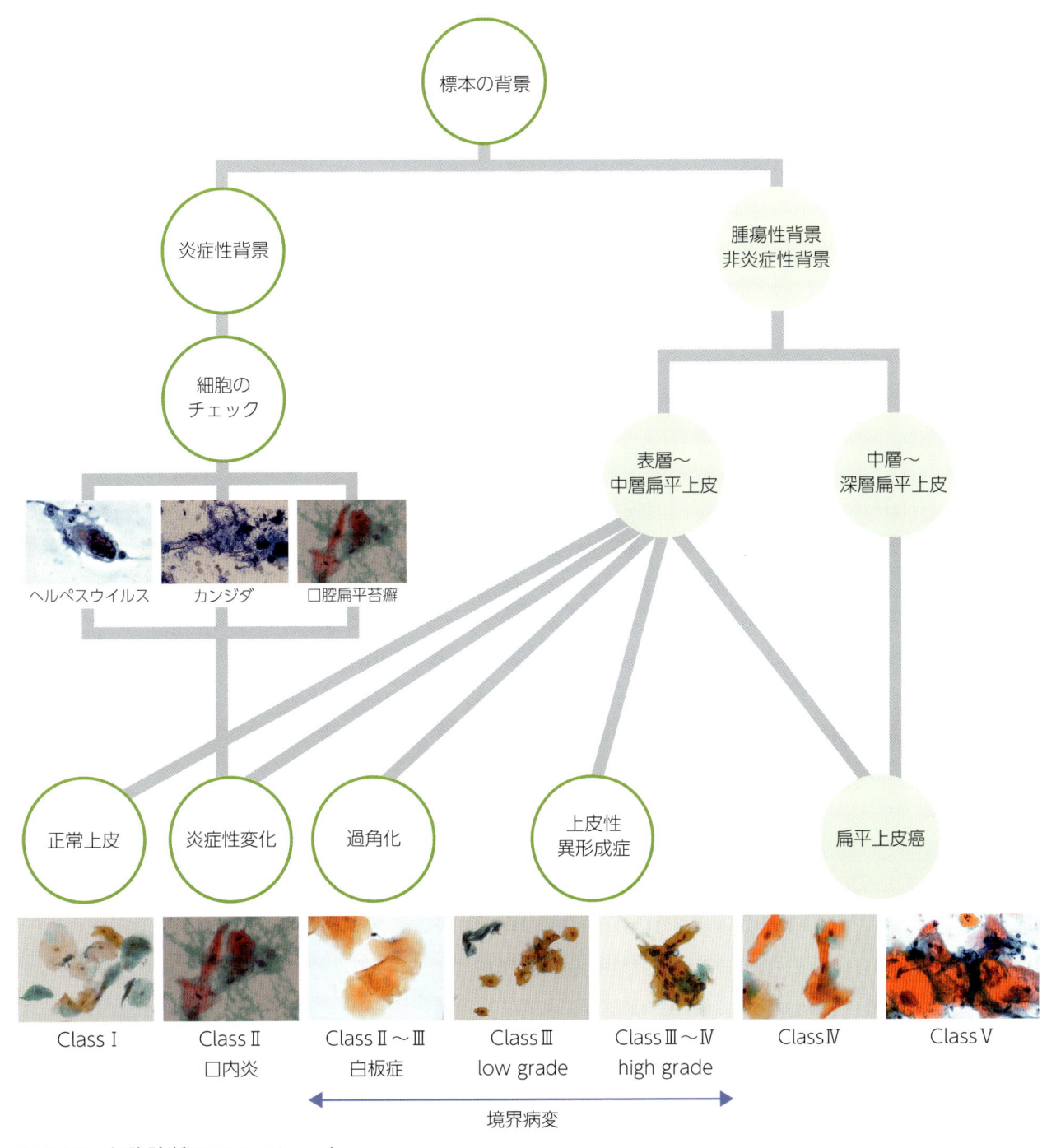

図 2-53　細胞診断のフローチャート
まず，炎症と腫瘍の鑑別を行う．次いで，発現細胞の由来と核をみる．細菌やウイルス感染細胞の有無をチェックする．扁平上皮の表層細胞では，角化と細胞質の厚みをチェックする．境界病変の判定には病歴や臨床所見を加味する．（文献 2，5，6 より引用，一部改変）．

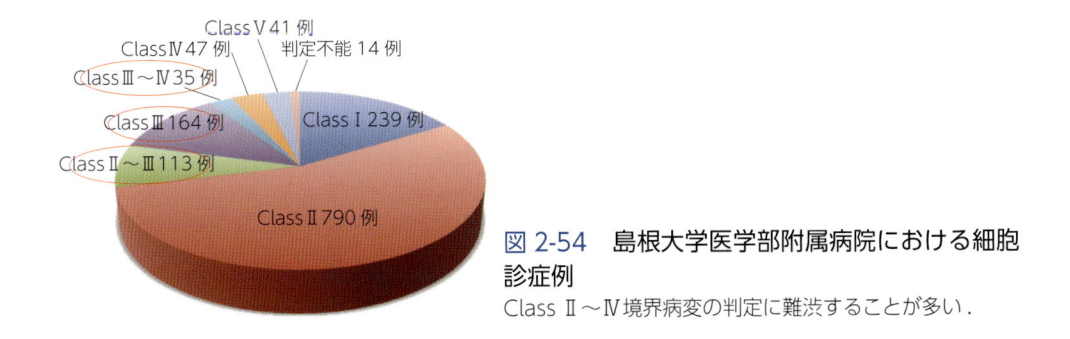

図 2-54　島根大学医学部附属病院における細胞診症例
Class Ⅱ～Ⅳ境界病変の判定に難渋することが多い．

Step2　口腔がんが疑われる場合の検査とその進め方―開業医でもここまでできる

表 2-1　生検等の結果

Class	II〜III	III	III〜IV
全症例数（例）	113	164	35
生検・手術施行症例数（例）	46	54	21
悪性症例数（例）	12	30	18
全症例に対する悪性の比率	10.6%	18.3%	51.4%

ポイント 1
がんを確定するために必要な検査法を理解しよう！

ポイント 2
各種検査のメリットとデメリットを理解しよう！

ポイント 3
歯科医院（自院）でできる検査法を確立しよう！

COLUMN

細胞診専門医（専門歯科医）について

　通常の細胞診断は，日本臨床細胞学会が行う試験に合格した細胞検査士と細胞診専門医によって診断されます．細胞検査士試験は，専門医試験以上に難関で，その合格率は 25％程度です．また，歯科医師への専門医試験の受験は，2000 年にようやく認められ，医師と同様に全身の細胞診試験（総合科目）が課せられていました．

　2011 年までに，歯科医師でこの試験をクリアした細胞診専門医はわずかに 24 名です．しかし，2012 年に日本臨床細胞学会細胞診専門医試験制度が大きく改変され，歯科医師には新たな門戸（細胞診専門歯科医）が開かれました．試験内容を口腔（総論には全身細胞診に関する設問が含まれる）に特化し，受験しやすい環境が整えられたのです．その結果，2012 年度は，開業歯科医師を含む 17 名が合格しました．細胞診専門歯科医試験合格者には，翌年以降細胞診専門医試験の受験資格が与えられることになります．

　細胞診専門医は，このようなハードルを突破したエキスパートであり，口腔がんの早期発見を目標に，今後多くの歯科医師がこの試験に挑戦されることを願っています．

（関根浄治）

6 検査の実際

1 口腔外の視診

　まず，患者の正面に立ち，顔貌の左右対称性を診ましょう．次に患者の後方から顔面を見下ろしてみると，正面からは観察できなかった上唇部や眼窩下部のび慢性腫脹を診ることができます（図2-55）．

顔貌所見の診かた（図2-55）

・正面だけではなく，患者の背後から顔面を見下ろす（破線）と左側上唇の前方への腫脹（矢印）が認められる．

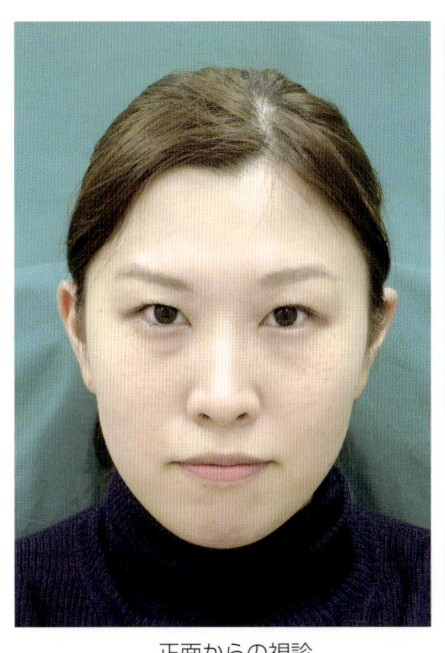

正面からの視診

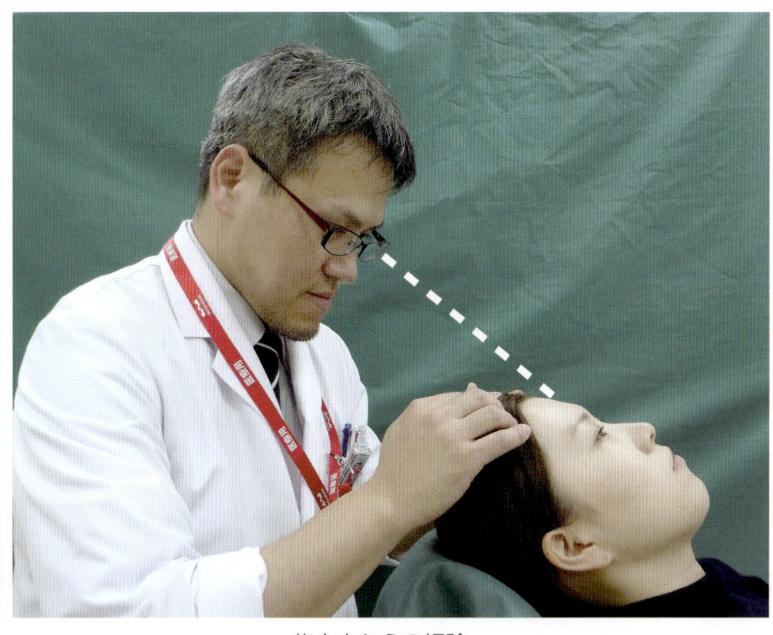

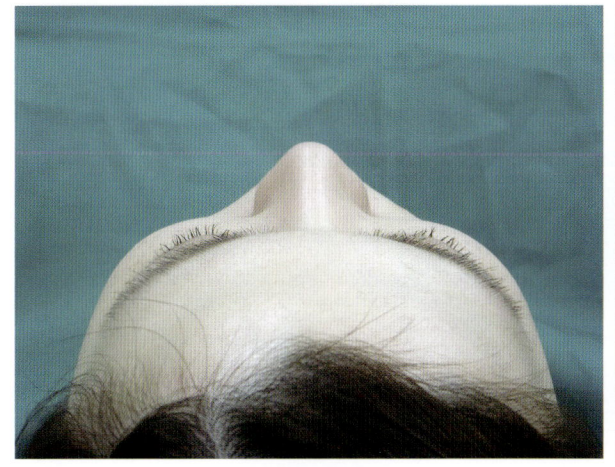

後上方からの視診

左右差は認めない

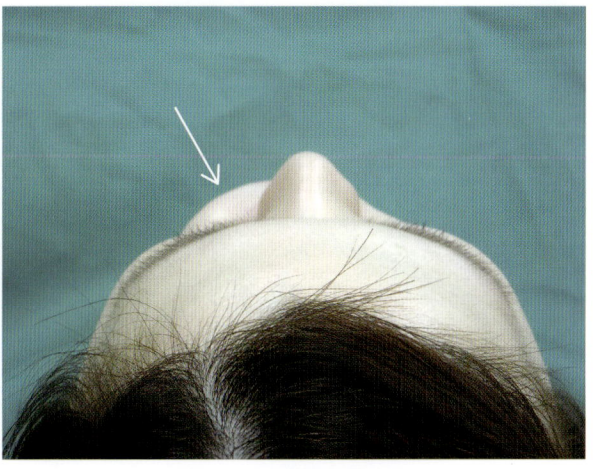

左側上唇に腫脹を認める

Step2 口腔がんが疑われる場合の検査とその進め方―開業医でもここまでできる

2 口腔外の触診

次に，顎下部〜頸部のリンパ節を触知します．顎下部は拇指以外の4本の指で顎下三角内側から下顎骨下縁に向かって，ちょうど熊手で落ち葉を集めるように触知するとよいでしょう（図2-56）．口底部の病変（舌下腺や顎下腺の腫脹など）を見いだすには，口底と顎下部を双手診で探ります．

頸部リンパ節は，胸鎖乳突筋を両手の拇指以外4本の指で前後から包み込むように触知します．鎖骨上窩では，4本の指でリンパ節の腫脹の有無を触知します（図2-57）．

次に，患者に開口してもらいながら，下顎の偏位や顎関節の疼痛の有無等をチェックしていきます．

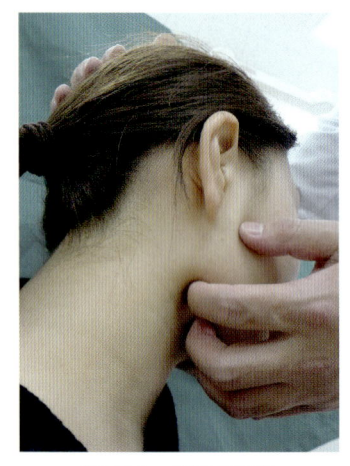

顎下リンパ節の触診

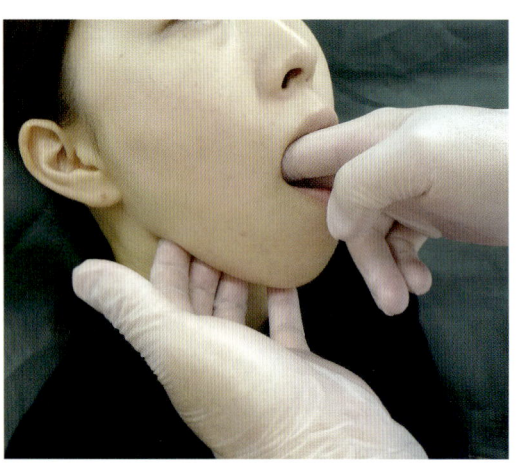

口底側と顎下側からの双手診

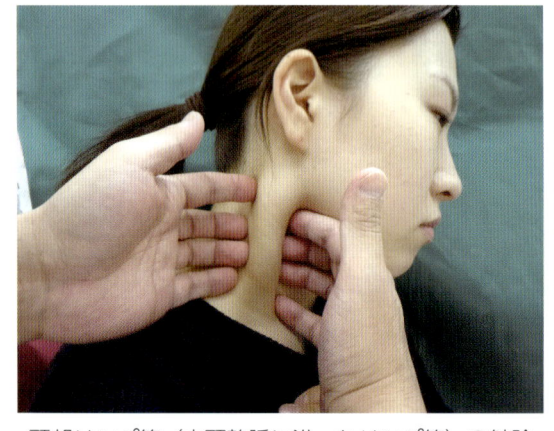

頸部リンパ節（内頸静脈に沿ったリンパ節）の触診

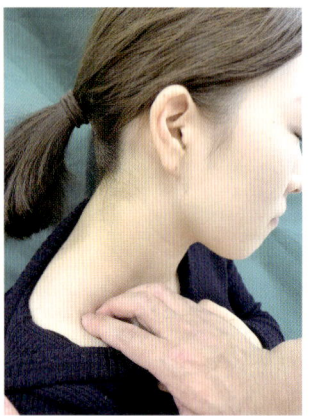

鎖骨上窩リンパ節の触診

顎下リンパ節の診かた（図2-56）

・患者に下を向いてもらい，術者の指で熊手でなぞるように触知する．また，口腔内外からの双手診も併せて行う．

頸部リンパ節の診かた（図2-57）

・内頸静脈周囲のリンパ節を触知するために，胸鎖乳突筋を前後から両手の指で包み込むように触知する．鎖骨上窩も入念に触診する．

3 口腔内の診察

1) 口腔内視診のポイント

口腔粘膜疾患の視診のポイントとなるのは、色調と形態です[2]．図2-44（p.47参照）に示すような赤色・白色・黒色を呈し，膨隆あるいは潰瘍形成を伴う病変には，細胞診をおすすめします．

2) 口腔内触診のポイント

口腔内を診る前に，まず両側顎関節部に指を当て，開口運動をチェックします（図2-58）．次に口腔内の視診と触診を行い，そこで色調と形態の異常を見いだしたら，実際に指で触れてみることが大事です．最大開口した患者の口腔内を覗くだけでは，多くの病変が見逃されてしまいます．

口腔粘膜のすべてを触診しましょう．頰や口底は双手診で触れてみることが大事です（図2-59）．

口腔がんの好発部位である舌は，ガーゼで舌を前方へ牽引し，指でていねいに触診し，硬結や潰瘍の有無をチェックします（図2-60）．指で粘膜を触れることで，視診で見落とした形態変化のダブルチェックができます．

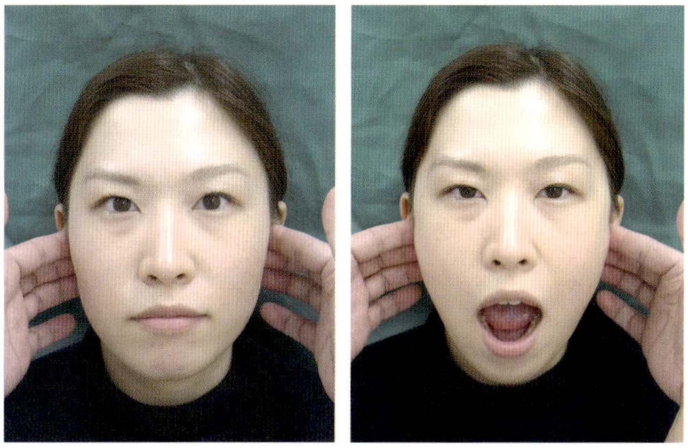

開口度と顎運動のチェック（図2-58）

・両側顎関節部に指を当て，顎運動をチェックする．

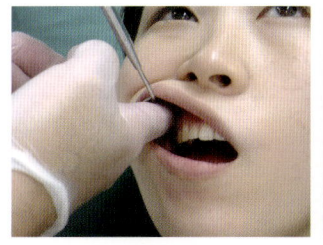

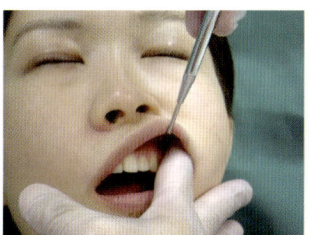

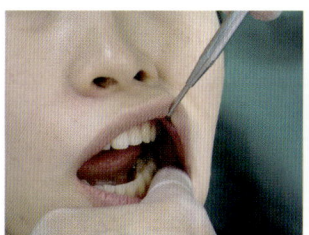

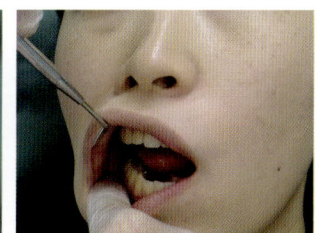

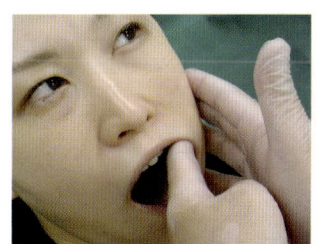

下顎頭に指を添えて，開閉口時の顎の動きをチェック

右上 → 左上 → 左下 → 右下

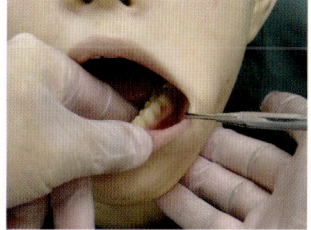

頰粘膜の双手診　　下顎舌側～口底の双手診

口腔粘膜の診かた（図2-59）

・歯科検診のように，右上→左上→左下→右下の順番で両手の指を使って触知する．頰（唇）側・口蓋（舌）側もすべて指で触れてみる．頰粘膜は口腔内外から双手診する．

舌尖をガーゼで把持

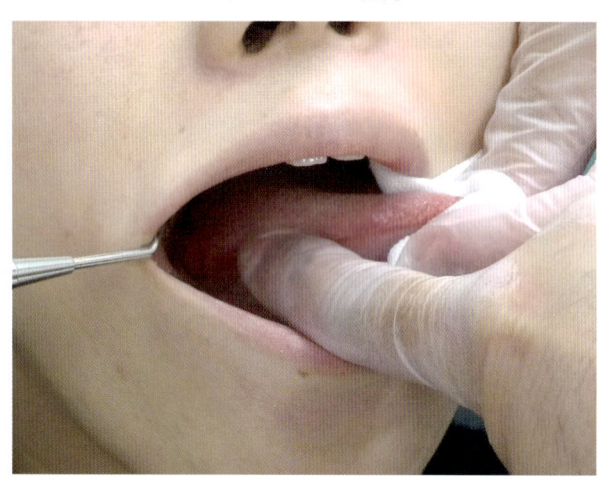

指で舌縁部を触診

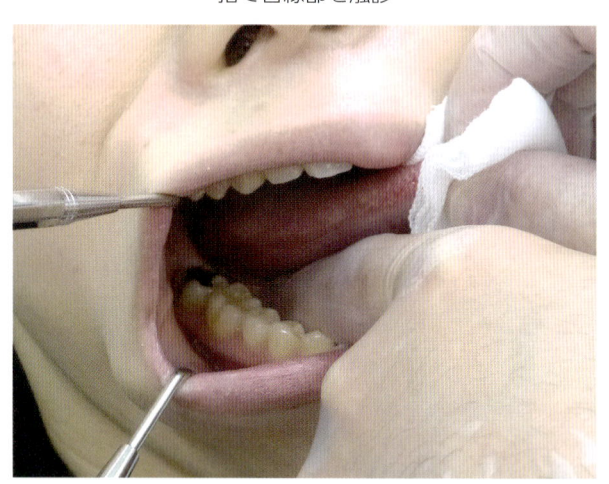

さらに口底に向かって触診

舌の診かた（図2-60）

・口腔がんの好発部位である舌は，舌縁〜舌下面〜口底に至るまで，しっかりと指で触れ，潰瘍や硬結の有無を診る．

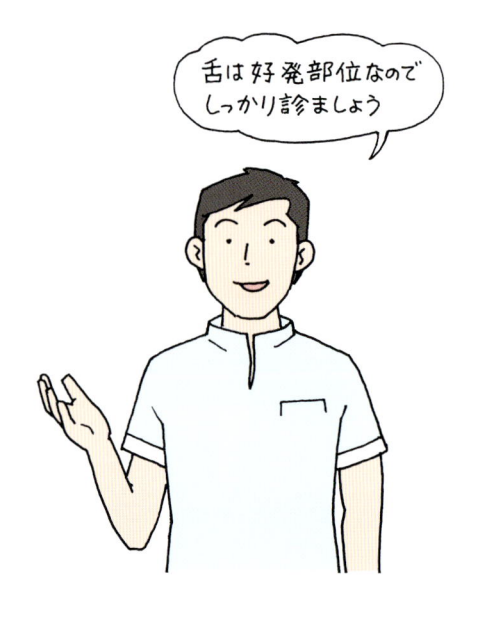

舌は好発部位なので
しっかり診ましょう

58　Ⅰ　口腔がん〜その見つけかたと対応

4 細胞診の実際

綿棒擦過の際，水疱や潰瘍を伴う病変では，軽度の痛みと出血を伴う場合がありますが，局所麻酔は基本的に不要です．綿棒を生理食塩水に浸した後，余剰の水分を除去し擦過しますが，その際同部位から3回擦過することが重要です．これによって表層から深層におよぶ細胞採取が可能となります．既述の通り，がんは扁平上皮の基底層付近の深層で発生するため，できるだけ深部からの細胞採取が望ましいといえます（図2-61）．

採取に用いた綿棒はスライドガラス上に軽く圧接し転がした後，すばやく固定液をスプレーします．このとき，粘液の固定を目的にGiemsa染色用の乾燥標本も併せて作製するとなおよいでしょう．口腔粘膜疾患のほとんどは，綿棒擦過で十分量の細胞採取が可能です[2, 4]（図2-62）．

細胞診検査申し込み用紙には，照射・化学療法の有無等を含めた病歴，採取部位，採取方法（擦過・穿刺吸引など），判定希望事項（悪性所見の有無，炎症との鑑別，細菌の有無）等を明確に記載します．

臨床経過，臨床所見，臨床診断等を病理・細胞診

正常な扁平上皮

扁平上皮癌

表層細胞だけでは
がんの診断は困難

正常な上皮の細胞像

扁平上皮癌の細胞像

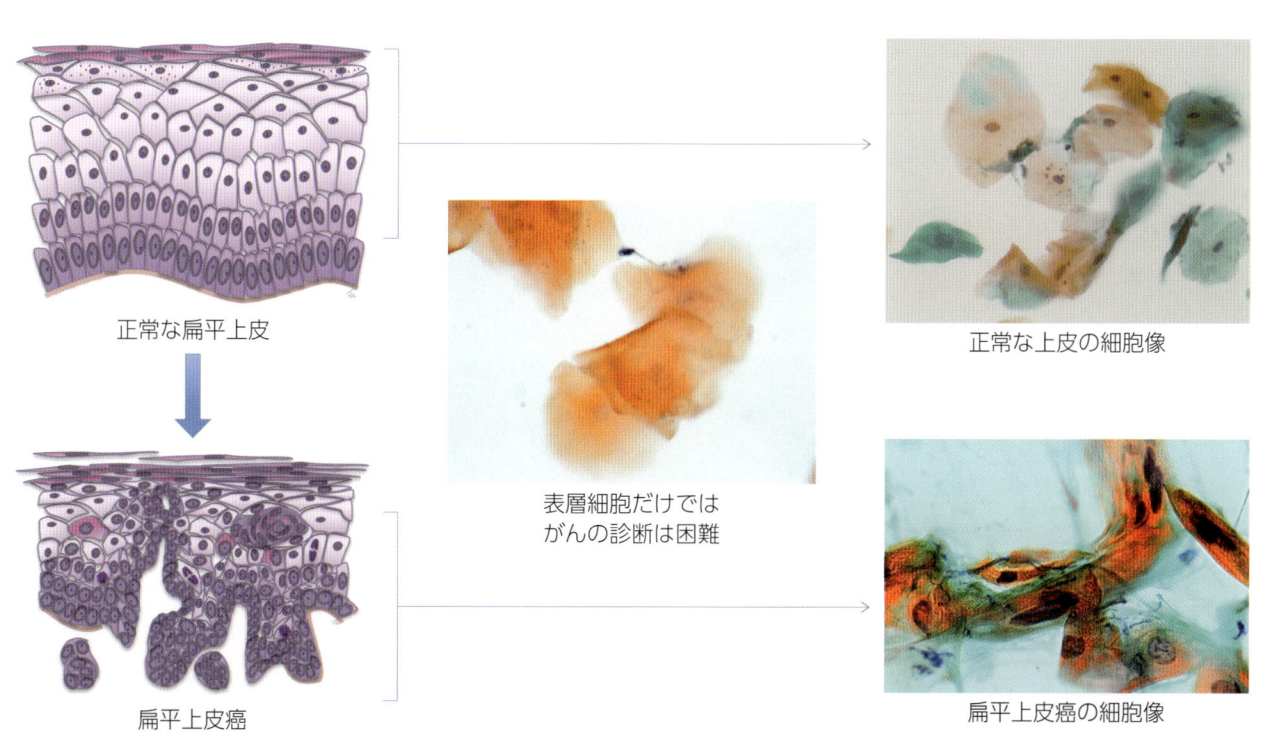

図2-61 口腔がんの発生と細胞診
扁平上皮癌は，上皮の基底層付近から発生する．表層細胞の採取だけでは診断できないことがあるため，できるだけ深層から細胞採取することが大切である（文献2，5，6，7より引用，一部改変）．

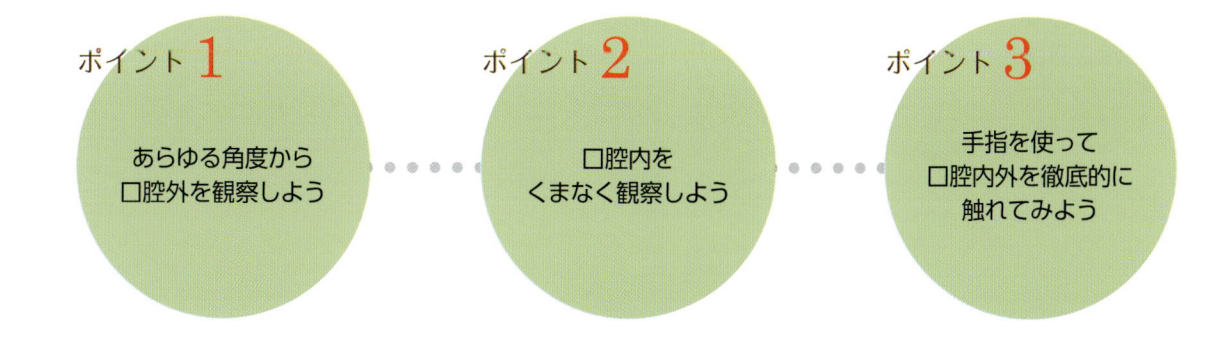

ポイント1
あらゆる角度から
口腔外を観察しよう

ポイント2
口腔内を
くまなく観察しよう

ポイント3
手指を使って
口腔内外を徹底的に
触れてみよう

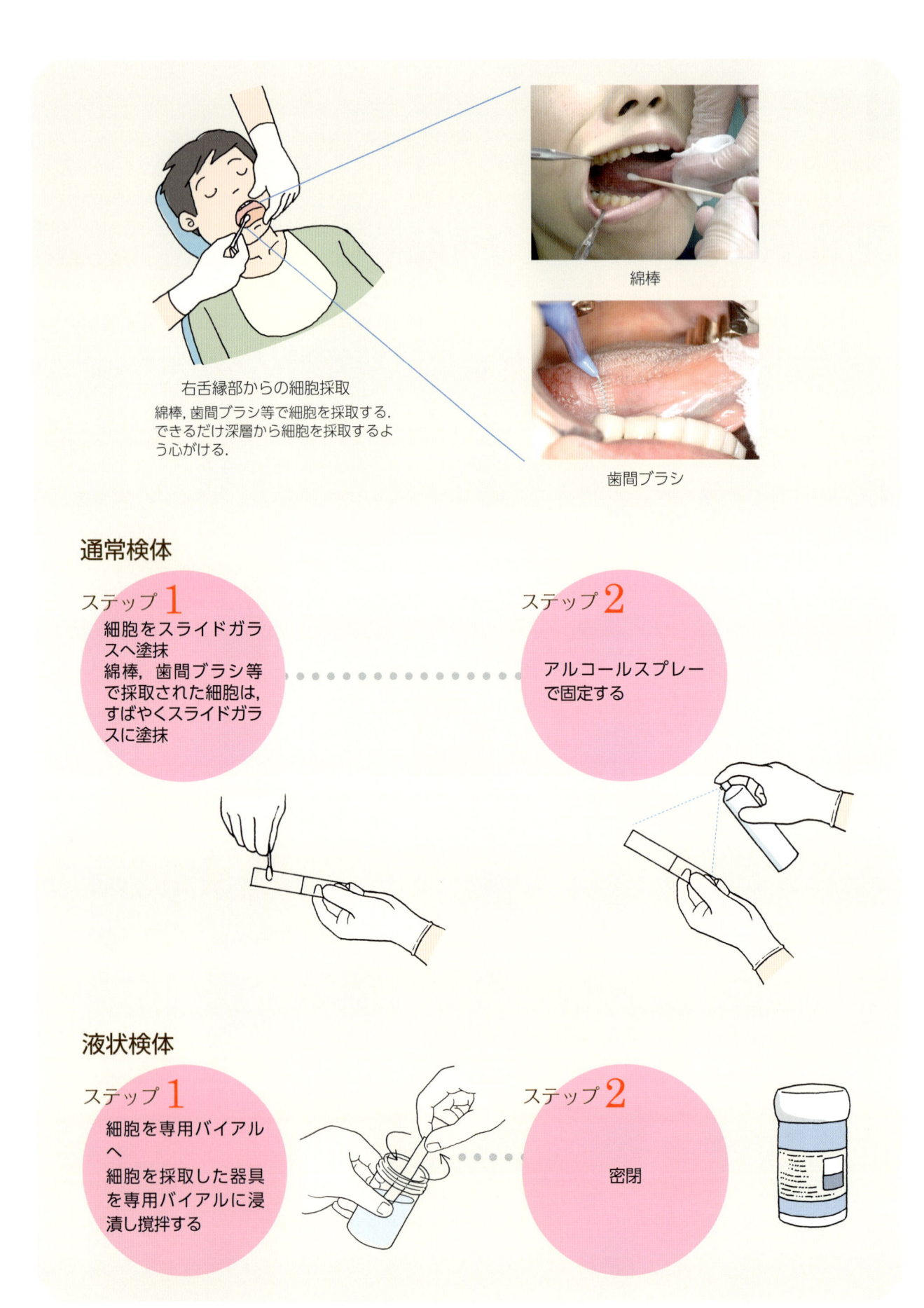

右舌縁部からの細胞採取
綿棒，歯間ブラシ等で細胞を採取する．できるだけ深層から細胞を採取するよう心がける．

綿棒

歯間ブラシ

通常検体

ステップ1
細胞をスライドガラスへ塗抹
綿棒，歯間ブラシ等で採取された細胞は，すばやくスライドガラスに塗抹

ステップ2
アルコールスプレーで固定する

液状検体

ステップ1
細胞を専用バイアルへ
細胞を採取した器具を専用バイアルに浸漬し撹拌する

ステップ2
密閉

図 2-62　細胞採取の実際と採取した細胞の処理
（文献 2，5，6 より引用，一部改変）

専門医へ十分に伝達することが連携のための基本となります（図2-63）.

報告書の例を図2-64に示します．島根大学では，日本口腔外科指導医，日本がん治療認定医（歯科口腔外科）の資格を有する細胞診専門医，専門歯科医が診断するため，臨床に則したアドバイスを提示できる利点があります．

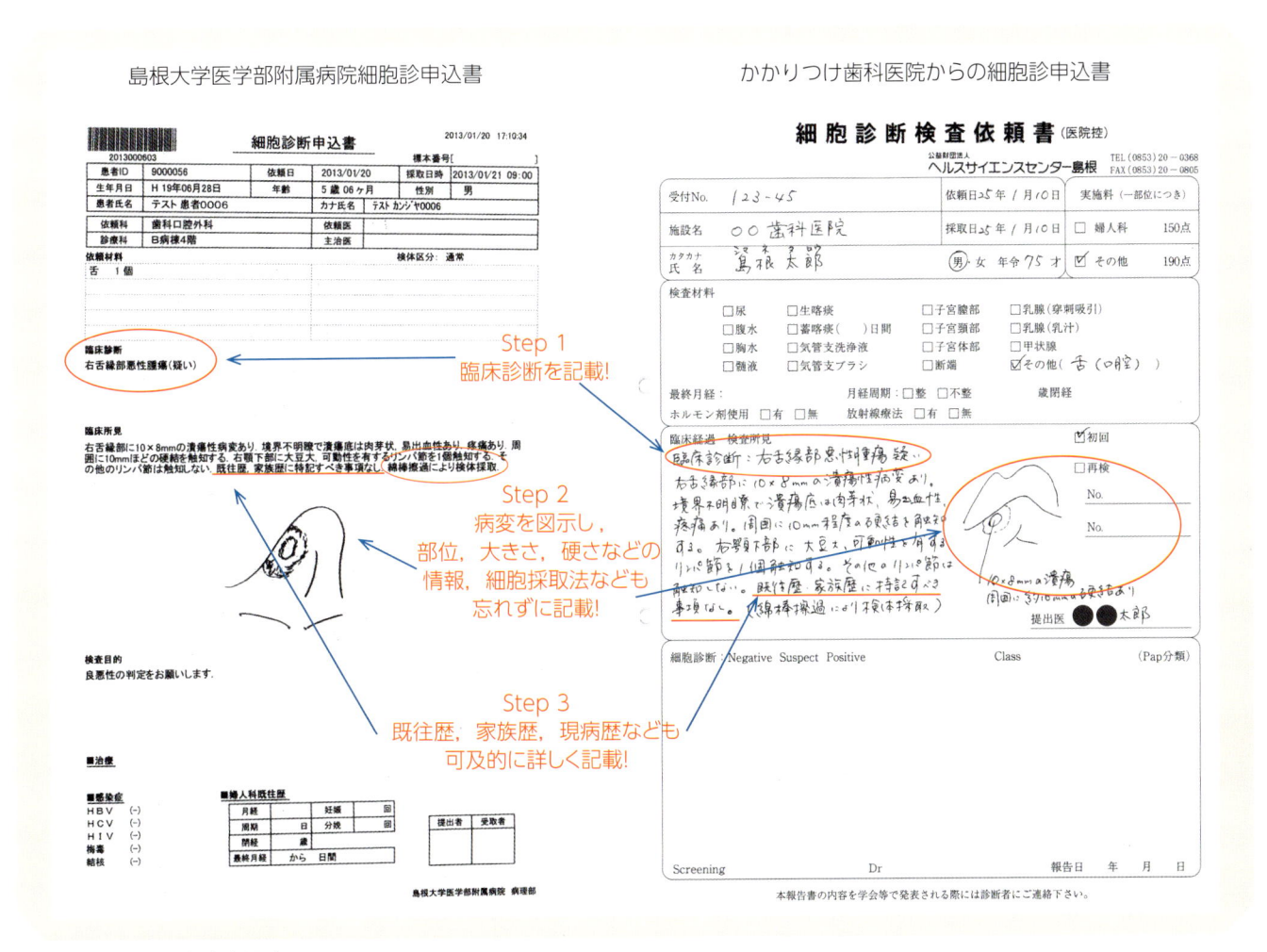

図2-63 細胞診申込書
左は島根大学医学部附属病院細胞診申込書，右は公益社団法人ヘルスセンター島根の外注用細胞診申込書を示す．いずれも臨床診断，病変の部位（図示），大きさ，硬さなどの情報，細胞採取法等を正確に記載する．また，既往疾患，現病歴等についても，できるだけ多くの情報を記載する．検査目的は，「悪性所見の有無精査」あるいは「良悪性の判定精査」と記載する．

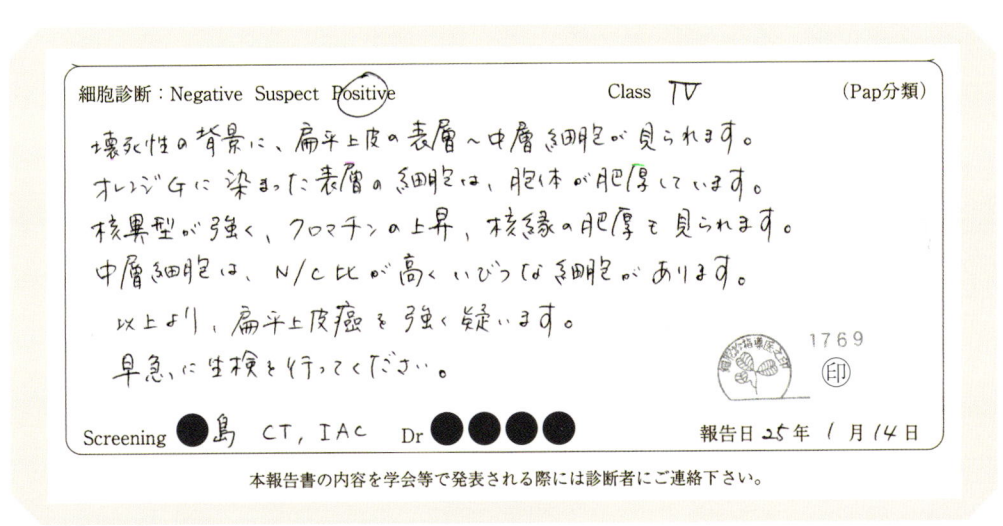

図2-64 細胞診報告書
かかりつけの歯科医院からの細胞診申込に対する診断報告の1例を示す．早急な生検がすすめられている．

Step2 口腔がんが疑われる場合の検査とその進め方—開業医でもここまでできる

参考文献（Ⅰ Step 2-2 〜 6）

1) Roed-Petersen B, Renstrup G：A topographical classification of the oral mucosa suitable for electronic data processing. Its application to 560 leukoplakias. *Acta Odontol Scand*, 27（6）：681-695, 1969.
2) 関根浄治：口腔外科診療のための細胞診．口腔外科医のための口腔外科ハンドマニュアル '13．日本口腔外科学会編．クインテッセンス出版，東京，2013，176-181．
3) Papanicolaou GN, Trout HF：Diagnosis of uterine cancer by the varginal smear. The Common-Wealth Fund. New York, 1943.
4) 柴原孝彦，千葉光行，浅野紀元，長尾 徹，石橋浩晃，関根浄治：口腔がん検診の現状と展望．ザ・クインテッセンス，30（3）：77-96, 2011.
5) 秀島克巳，石橋浩晃，関根浄治：歯科の最新テクノロジー 口腔がん早期発見のための細胞診．デンタルダイヤモンド，38（5）：84-88, 2013.
6) 秀島克巳，石橋浩晃，関根浄治：ご存知ですか？口腔細胞診．DHstyle. 7（6）：76-79, 2013.
7) 田中陽一：細胞診の実際とトピックス 15．歯科口腔領域．病理と臨床，31：294-304, 2013.

Step3
診断後の専門機関との連携の取り方と患者のアフターケア

1 がんの疑いがある場合の患者への説明の仕方

　がんは現在，日本人の死因のトップで，毎年，死亡者総数の3分の1ほどを占めています．したがって，家族の誰かががんになることはめずらしくなく，身近な者ががんの体験者であるほうが多数派であるといえます．

　それだけ一般的な病気であり，早期発見，早期治療をすれば治癒も可能であるにもかかわらず，がんは，相変わらず死に直結する病としてのイメージが強い疾患です．がんの疑いがある場合の患者への説明は，慎重に行われるべきです．告知に不慣れな場合は，専門機関にまかせてもよく，可能な限り早期に専門機関を受診してもらうことを考えることが重要です．

　ここでは最初にかかりつけ歯科医における説明の方法を説明した後に，専門機関におけるがん患者への病名告知の考え方，がん告知に対する患者の精神的反応などを述べたいと思います．

1 かかりつけ歯科医における具体的な説明の方法

　専門治療機関でない開業歯科医の場合，患者の感情や立場を大切にしながら，いかに早期に治療機関を受診してもらうかということを主眼にして説明を行うことが大切です．一般に，患者への治療や病状の説明をする場合は，あくまでも患者の視点で，治療のデメリット面も含めて，ていねいかつ詳細に行うべきであり，患者の納得感を見ながら説明しなくてはなりません．口腔がんの疑いのある患者に専門機関を紹介する際はいっそうの配慮が必要です．

　(1) 説明環境：説明する際は，片てまに行わず十分な時間を取って行いましょう．患者のプライバシーに配慮する意味で，できれば他の患者がいない診療時間後などで行うとよいでしょう．

　(2) 説明の行い方：あくまでも直接本人に伝えることが原則です．電話や立ち話での説明は，患者やその家族に粗雑な扱いをしている印象を与えてしまいます．また，家族に先に知らせることはしませんが，患者の了解が得られれば家族の同席のもとに話をしたほうが，家族の協力も得られ，患者も専門機関を受診しやすくなります．説明には専門用語を使わず平易なことばで行う，字や図で内容を書きながら説明し，かつその書面を残しておくなどの配慮が必要です．

　確定診断の前のことが多いので，「**視診と触診だけの臨床的な診断です**」と前置きして，「この症状（潰瘍・腫脹など）は，良性の腫瘍や感染などによる炎症，義歯や歯が粘膜に繰り返しあたるためにできた「きず」（褥瘡性潰瘍）であることもあります．しかし，悪性のものの可能性もあります」と同様の症状を示す良性腫瘍や炎症，粘膜疾患，慢性外傷である可能性を話すとともに，あくまでも口腔がんの疑いがある旨を説明したほうがよいでしょう．

　基本的に大きな病院にはかかりたくないのが大多数の患者の心理です．口腔がんの可能性を説明して

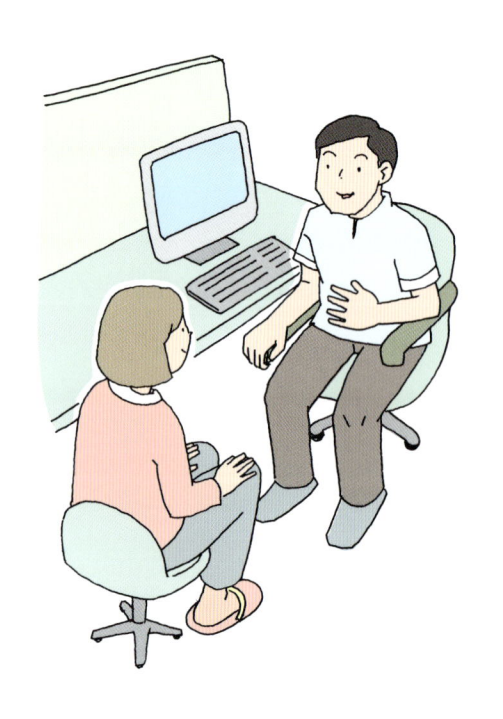

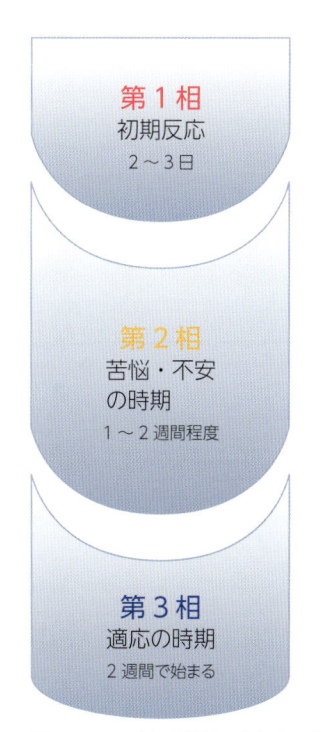

第1相 初期反応 2〜3日	ショック "頭が真っ白になった" 否認 絶望
第2相 苦悩・不安の時期 1〜2週間程度	不安・抑うつ気分 2〜3日 食欲不振・不眠 集中力の低下・日常生活への支障
第3相 適応の時期 2週間で始まる	新しい情報への適応 現実問題への直面 楽観的見方ができるようになる 活動の再開・開始

図 3-1　がん診断に対する通常の心理的反応
(Stiefel FC, Kornblith AB, Holland JC : Changes in the prescription patterns of psychotropic drugs for cancer patients during a 10-year period. Cancer 65 : 1048-1053, 1990 より一部改変)

も，専門機関をすぐに受診しない患者も多くいます．次の項にあるように，患者の心理的反応として，待っていれば，そのうち治ると考えている人も多いといえます．「正確な病名は，病理組織学検査といって，一部病変を採って，それを顕微鏡で観察する検査が必要です．**分からないままで不安でいるよりも，早く正確なことを調べた方が安心できますよね**」と促すのも一法でしょう．

ただし，正確に説明することは必要ではありますが，患者の状態も考慮せず，ただ一方的に事実だけを話し，あとは患者側でうまく対処していくように，といった**姿勢は決してとるべきではありません**[3]．確定診断は病理検査で行うからであり，あくまでも疑いであることを話し，突き放したような表現は避けるべきです．

説明当日の夜に患者の自宅に電話し，励ましながら，確実に専門医療機関の受診を促すように配慮するのも有効です．

2　がん告知に対する患者の精神的反応[2]

がんを告知された後に患者が示す通常の反応として，Holland, JCら（1990）は，次のような段階モデルを提示しています．すなわち，告知後最初の1週間，特に告知後2〜3日は患者の反応は告知された内容を信じようとしないか，一時的に否認することで特徴づけられます．患者は後になってそのときのことを，「頭が真っ白になって，まるで自分自身に起こっていることではないかのようだった」と述べることがあります．また，「やはりそうだったか」という絶望感を経験する者もいます．

次の1〜2週間は苦悩，不安，抑うつ，不眠，食欲不振，集中力の低下などの症状が交互に何度もやってくる時期です．不安が強く集中力が低下しているために，同じことを繰り返し尋ねてくる時期でもあります．

そして告知後2週間を経過する頃になると，患者は現実の問題に直面し，新しい事態に順応するようになってきます．すなわち，自分のがんについての情報をできるだけ得ようとする，どのような治療を選択するのが自分にとって最もよいかを考えるなど病気と前向きに取り組んでいこうという気持ちが生じてくるようになります．このような適応の時期に至るまでの期間は，患者によってさまざまですが，遅くとも3カ月以内には適応できると考えられています（図3-1）．

3 専門機関における告知の考え方

　現在は，インフォームドコンセントの概念の普及に伴い，がん患者に対しての病名告知は一般的になっています．もはや「告げるか，告げないか」という議論は過去のもので，しかも，「ただ機械的に病名を告げる」というのではなく，「いかに事実を伝え，その後どのように患者に対応し援助していくか」という告知の質が問われるようになりました[1]．

　実際，①医療技術の進歩により治癒率は上昇している，②患者自身が内容をよく理解していないと十分な治療を行えない，③QOLの概念から患者自身が種々の治療方法の中から選択できる，④患者が告知を受けずに後で真実に気づいた場合は周囲への不信感が強くなる，⑤ほとんどの口腔がん患者自身も病名告知を希望している[1]，などの理由から，専門機関では，ほぼ100％の患者に病名告知を行っています．例外的に，何らかの理由により患者が疾患について理解できない場合，自殺企図の可能性が高い場合などは告知を避けることがあります．しかしその場合は，複数の家族の者を交えて病状の説明や相談を重ねながら治療を行います．

　特に口腔がんの治療は，切除手術により咀嚼機能の低下や審美的障害が生じます．また，放射線療法や化学療法の副作用で大きな苦痛を受ける可能性があり，患者の肉体的，精神的負担も少なくありません．したがって，十分な治療を行うためには，患者の理解と協力があることが前提条件なのです．また，告知を受けずに治療が進んでも，多くの医療情報があふれている現代において，患者自身が病名に気づかないでいることは少なく，真実を隠し続けて，後で患者が知った場合，今までの説明や検査，治療に対してすべて疑心暗鬼になり，治療が進まなくなることもあります．

　告知患者への病状説明では，治療方法などの基本的な情報をできるだけ詳細に伝え，予後については悲観的な事実をただ述べるのではなく，絶望感を与えないような説明をします．患者や家族の中には「何故もっと早く受診しなかったか」と悔やむ人も多くいます．その場合も，「過去には戻れませんから，患者が元気になるためにこれから先の最善の方法を一緒に考えましょう」と一言添えるとよいでしょう．

　さらに，治癒不能と説明した患者でも，残された時間を有意義に過ごすためにも告知は必要であると考え，患者の精神あるいは身体の状態を考慮しつつ説明を行っています．実際，多くの患者は病状の進行を遅らせることができると考えて，前向きに化学療法や放射線治療を希望します．

参考文献（I Step3-1）
1) 小國昌子，梅田正博，尾島泰公等：口腔癌患者に対する癌告知に関する臨床的検討：特に再発・転移時の不治の告知について．日口診誌，20：275-278，2007.
2) 岡村　仁，内富庸介著：精神科からみたガイドライン．竜崇正，寺本龍生編著，がん告知　患者の尊厳と医師の義務第一版．医学書院，2001，23-28.
3) 国立がん研究センター病院：がん告知マニュアル．http://ganjoho.jp/professional/communication/communication01.html. Accessed January 13, 2013.

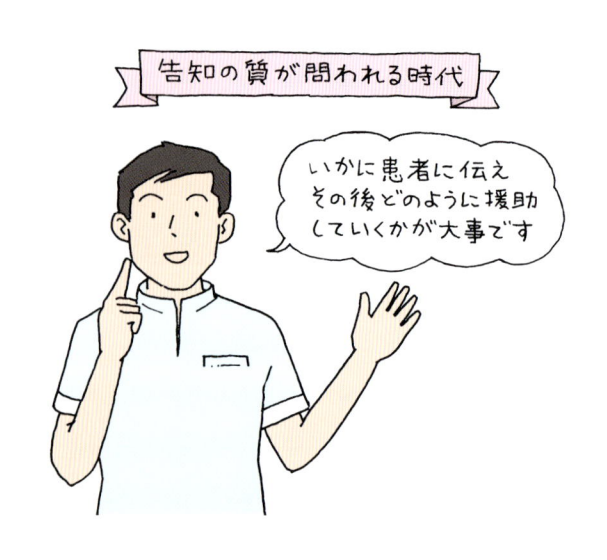

2 専門機関への紹介方法

　口腔がんが疑われる場合は，なるべく早期に専門機関に紹介したほうがよいと思います．診断がつかないまま「様子をみる」として，何カ月も放置されていたがん症例も少なくありません．褥瘡性潰瘍と思われる症例でも，刺激を除去して，長くても1～2週間経過をみて治癒しない場合は，すぐに行動すべきです．また，患者は疾病に関して神経質になっていることも多いので，専門機関へ紹介する際は，患者の肉体的，精神的状態や家庭環境に配慮することが大切です．紹介医を知っている場合は，前もって電話で連絡し，予約するとよいでしょう．専門機関でのMRIやCTなどの画像検査は予約が必要な場合が多いからです．特に遠方に通院する場合は，受診回数を少なくする意味でも予約を取るほうが，患者は円滑に診察を受けることができます．さらに，専門機関への地図や電話番号を手渡して，受診しやすいようにする配慮も大切です．

　紹介方法は，電話やFAX，最近ではE-mailで行われることもありますが，最も一般的なのは診療情報提供書や手紙で紹介する方法です．内容は，

　（1）基本情報（医療機関名，住所，連絡先，歯科医師氏名，利用者の氏名，生年月日，性別，住所，連絡先等）

　（2）患者の病状，経過等（傷病名，紹介目的，既往歴および家族歴，症状経過および検査結果，治療経過，現在の処方等）

を記載します．診療情報提供書の書式については「歯科点数表の解釈」を参考にして下さい[1]．書状の場合，紹介先で担当医が診るとは限らないこと，まれではあるが患者自身が読むことがあるのを念頭に置いて作成してください．

　紹介状の1例を図3-2に示します．

　口腔内を診察するのは，内科でも耳鼻科でも行います．しかし，その機会が最も多いのは歯科医だと思います．したがって，歯科医には口腔がんを発見するチャンスを与えられていると考えるべきで，これが歯科医の社会的意義をより高めることになると思います．この意味でも歯科医師会と専門機関の連携の構築は，今後ますます大切になると思います．

参考文献（I Step3-2）
1) 社会保険研究所：歯科点数表の解釈　平成24年4月版．社会保険研究所，東京，2012．157，384．

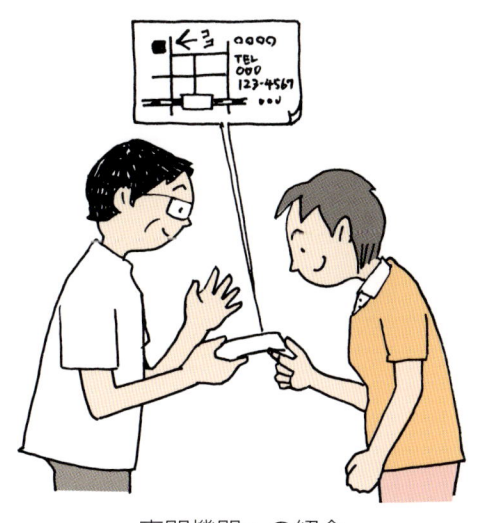

専門機関への紹介

```
(別紙様式11)

○○大学歯学部附属病院

　　担当医　口腔外科　科　○×先生　　　　　殿

　　　　　　　　　　　　　　　　　　　平成　○年　○月　○日

　　　　　　　△△歯科医院　〒144-0000　東京都大田区●●○-○-○

　　　　　　　　電話番号　03-123-4567

　　　　　　　　　　　　　　　　医師氏名　　△△太郎　　印

┌─────────────────────────────────────┐
│患者氏名　◎◎二郎                                                  │
│患者住所　〒144-0000　東京都大田区●●●○-○-○　　性別　(男)・女│
│電話番号　03-234-5678                                              │
│生年月日　明・大・(昭)・平　23年3月25日（64歳）　職業　会社員    │
└─────────────────────────────────────┘
```

① 基本情報

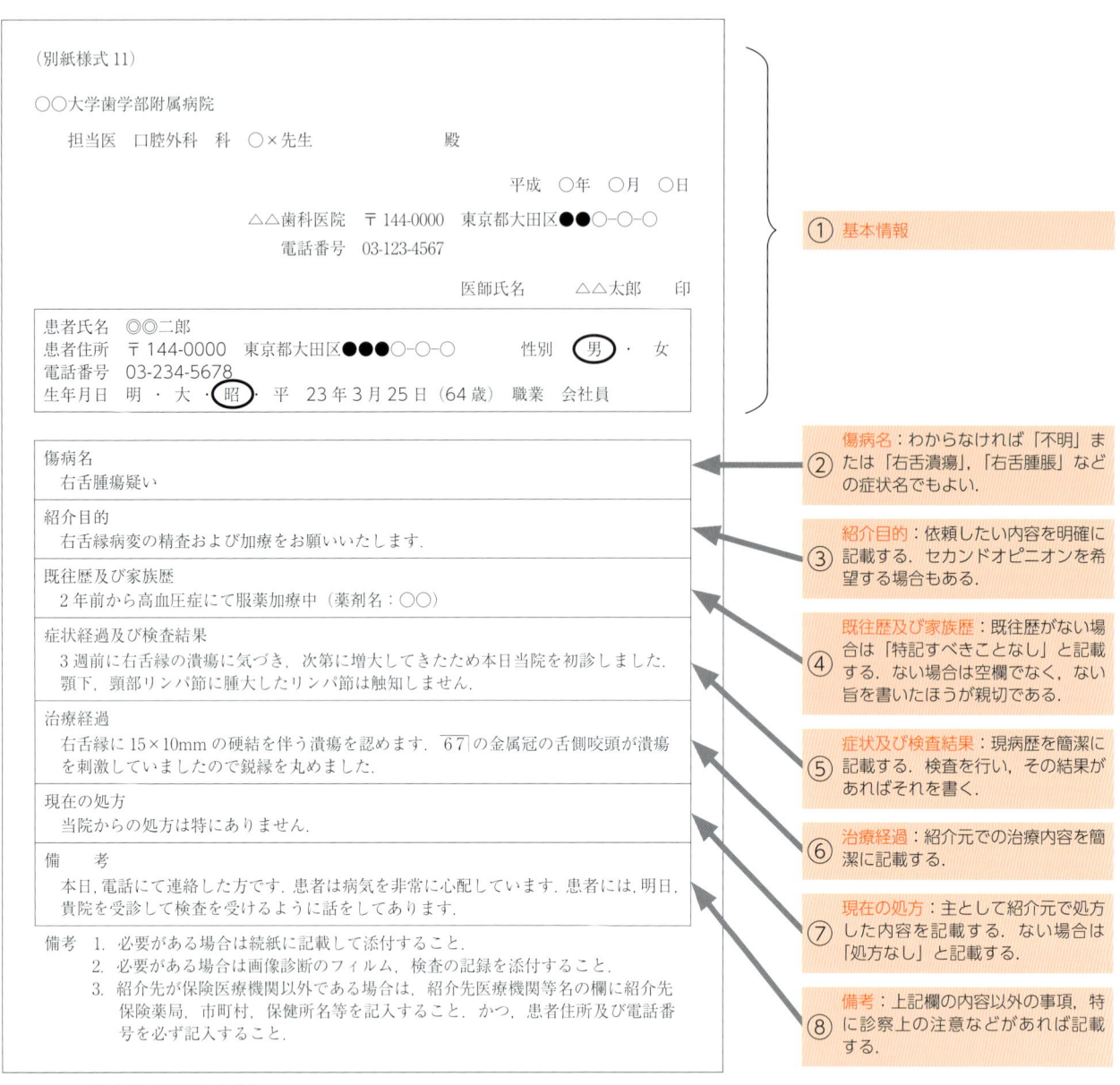

傷病名
右舌腫瘍疑い
紹介目的
右舌縁病変の精査および加療をお願いいたします．
既往歴及び家族歴
2年前から高血圧症にて服薬加療中（薬剤名：○○）
症状経過及び検査結果
3週前に右舌縁の潰瘍に気づき，次第に増大してきたため本日当院を初診しました．顎下，頸部リンパ節に腫大したリンパ節は触知しません．
治療経過
右舌縁に15×10mmの硬結を伴う潰瘍を認めます．$\overline{67}$の金属冠の舌側咬頭が潰瘍を刺激していましたので鋭縁を丸めました．
現在の処方
当院からの処方は特にありません．
備　考
本日，電話にて連絡した方です．患者は病気を非常に心配しています．患者には，明日，貴院を受診して検査を受けるように話をしてあります．

備考　1．必要がある場合は続紙に記載して添付すること．
　　　2．必要がある場合は画像診断のフィルム，検査の記録を添付すること．
　　　3．紹介先が保険医療機関以外である場合は，紹介先医療機関等名の欄に紹介先保険薬局，市町村，保健所名等を記入すること．かつ，患者住所及び電話番号を必ず記入すること．

② **傷病名**：わからなければ「不明」または「右舌潰瘍」，「右舌腫脹」などの症状名でもよい．

③ **紹介目的**：依頼したい内容を明確に記載する．セカンドオピニオンを希望する場合もある．

④ **既往歴及び家族歴**：既往歴がない場合は「特記すべきことなし」と記載する．ない場合は空欄でなく，ない旨を書いたほうが親切である．

⑤ **症状及び検査結果**：現病歴を簡潔に記載する．検査を行い，その結果があればそれを書く．

⑥ **治療経過**：紹介元での治療内容を簡潔に記載する．

⑦ **現在の処方**：主として紹介元で処方した内容を記載する．ない場合は「処方なし」と記載する．

⑧ **備考**：上記欄の内容以外の事項，特に診察上の注意などがあれば記載する．

図 3-2　診療情報提供書例

3　専門機関からの返信の理解とその後の対応の仕方

　紹介状に対する返信の書式には，定型的なものは特になく，施設ごとに決まっています．ほとんどの施設で，初診時に，第一報として患者が来院した旨の簡単な返信をしています．患者は必ずしも，紹介状を受け取ってすぐに専門機関を受診するとは限りません．しばらくしても来院を知らせる返事がこない場合は，医院側から患者に問い合わせることも，口腔がんが疑われる場合には必要です．

　返信の例を図 3-3 に示します．なお，これは第2通目で途中経過を知らせるものです．

　がん患者は，再発や転移の可能性があるために，初回の治療後に厳重なフォローアップが必要です．特に，治療後1年未満は統計的に再発や転移が多いために1カ月に1～2回の外来で経過観察を行います．この経過観察は，来院間隔は施設により異なりますが，3年，5年と続き，現在では治療後10年く

御　報　告

平成 ○ 年 ○ 月 ○ 日

△△歯科医院　　　　△△　太郎　　　　先生侍史

登録番号　　123-456-7890

ふりがな　　マルマル　ジロウ
氏　名　　◎◎　二郎　様

生年月日　　昭和23年3月25日　性別　男性
　　　　　　　　　　　　　　　　　63歳

御依頼頂きました上記患者についてご報告申し上げます．

当科診断・所見その他

　平成○年○月○日に当科を初診しました．①右舌縁に 8×5mm の潰瘍を伴う 15×10mm の硬結がみられます．②右舌がんの臨床診断にて初診時に③US 検査を行いました．同年○月○日に MRI 検査，○月○日に PET 検査を行いました．いずれの検査でも④所属リンパ節転移，遠隔転移はみられず，⑤病期は T1N0M0 で Stage I と思われます．⑥患者本人とご家族の方への治療予定の説明を行い，同意を得ております．

　今後，⑦○月○日に入院し，○月○日に全身麻酔下にて右舌腫瘍切除術を予定しております．また，⑧手術の 10 日前に病理組織検査にて確定診断をつける予定です．

　退院時に，切除物の病理結果を含めた手術の結果と術後経過を報告いたします．

口腔外科　担当医　　　　　○×　印

①初診時の所見．
②所見から疑われる診断で，確定診断ではない．
③がんの範囲，転移の有無を調べるための画像検査．US 検査：超音波検査，MRI 検査：各磁気共鳴検査，PET 検査：陽電子放射断層撮影．
④原発巣の大きさや部位，組織型が同じでも，所属リンパ節転移や遠隔転移の有無により治療法が異なる．
⑤病気分類は検査の結果判明する．詳細は口腔癌診療ガイドライン[1]を参照．
⑥治療に際しては，原則として本人と家族の同意が必要である．
⑦治療は外科療法，放射線療法，化学療法の単独または組み合わせにより行われる．
⑧癌の治療を開始するには病理組織検査による確定診断が必要である．病理検査も外科的侵襲であるために，所見からがんの確度が高い本症例の場合は，外科療法の直前に病理検査を行った．

図 3-3　返信の例

らいは必要と考えられています．

　また，近年，がん患者の口腔ケアに関する病診連携が推進されています．特に平成 24 年 4 月の保険診療点数改正で算定されることになった周術期口腔機能管理計画書は，専門機関で作成し，退院後にかかりつけ歯科医を受診した場合，専門機関をかかりつけ歯科医の継続性のある患者管理情報として活用できます（詳細は p.85 参照）．

　また，かかりつけ歯科医と専門機関の連携は，口腔ケアだけでなく，治療後の患者の腫瘍の経過観察でも重要です．患者に再発や転移などの異常所見がみられた場合，患者がすぐに頼れるのは身近なかかりつけ歯科医です．専門医と密な連携を取りながら，一体となって患者のフォローアップを行っていくべきだと思います．

参考文献（I Step3-3）
1) 日本口腔腫瘍学会口腔癌治療ガイドライン作成ワーキング・グループ，日本口腔外科学会口腔癌診療ガイドライン策定委員会合同委員会編：診断 口腔癌診療ガイドライン 2009 年度版．金原出版，東京，2009，22．

Step3 診断後の専門機関との連携の取り方と患者のアフターケア

4 専門機関での治療の流れ

1 治療の流れの要点

患者が来院すると，①問診（主訴，現病歴，既往歴，家族歴），②現症の把握（視診，触診による），③検査，④診断，⑤治療の順に行われます（p.71）．

治療の前には必ず診断があります．ここでいう診断とは，単なる疾患の種類の決定という狭義の意味の診断ではなく，疾患の程度，範囲の把握を含めたものをいいます．がん患者の治療は，同じ部位，組織型でも大きさや転移の有無により治療方法が大きく異なります．また，患者の性格や社会的背景，家族背景なども考慮しなければなりません．「がん」という病名から性急な治療を希望する患者もいますが，逆に，この意味での診断ができない限り治療に移るべきではありません（なお，治療の詳細に関しては専門書を参照してください）．

2 治療の種類

口腔がんの治療は，旧来より外科療法，放射線療法，化学療法が主体で行われています．その他に免疫療法，温熱療法などがあります．単独で用いる場合は，外科療法と放射線療法は局所療法として，がん組織が原発巣に限局している患者に用いられています．一方，化学療法は全身療法といわれ，遠隔転移のある患者に用いられています．しかし最近は，これらのいくつかの治療法を組み合わせ，それぞれの限界を補い合って治療しようとする集学的治療が行われています（図 3-4）．口腔がんの治療は口腔機能や審美的な側面から，形態の温存が強く要望される治療です．そこで放射線療法と同時に化学療法を併用する化学放射線療法が行われています．

一方，頸部リンパ節への転移巣に対しては頸部郭清術や放射線療法が行われます．さらにがんのように，生命を脅かす疾患による問題に直面している患者およびその家族の QOL を改善するための緩和医療があります[3]．がんの治療では，いかなる時点においても緩和医療を必要とします．特に終末期では，疼痛，出血，呼吸障害，栄養障害，心理的障害などへの多くのアプローチがなされています．

口腔がんの治療は発症部位や組織型，臨床病期が

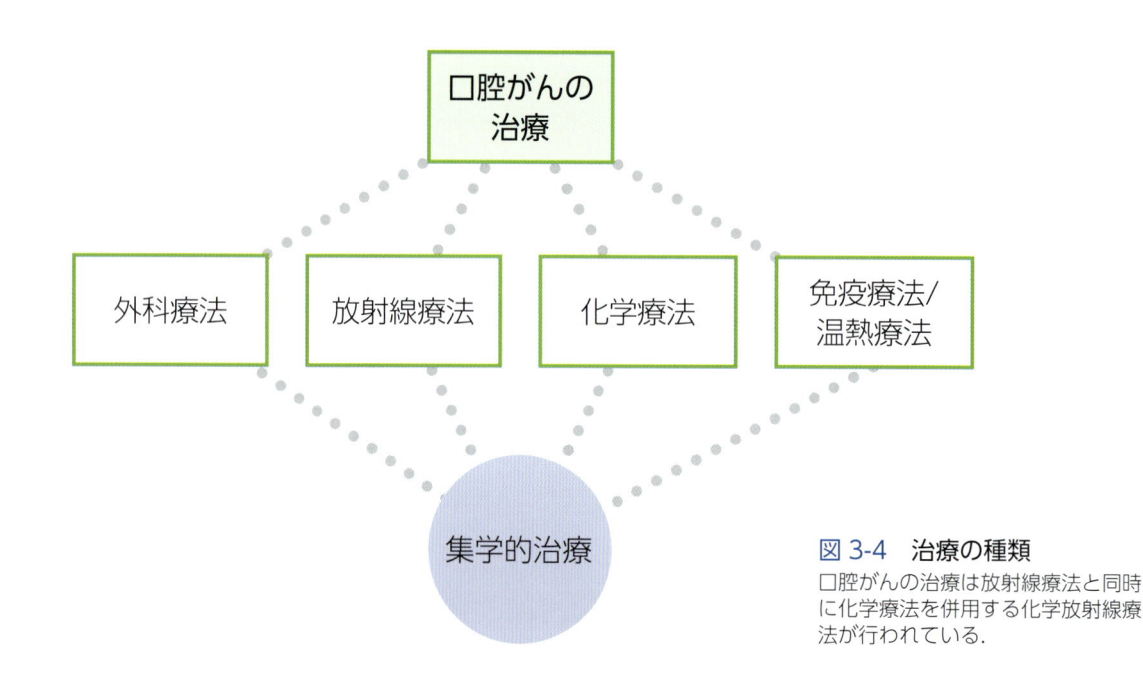

図 3-4 治療の種類
口腔がんの治療は放射線療法と同時に化学療法を併用する化学放射線療法が行われている．

治療の流れ

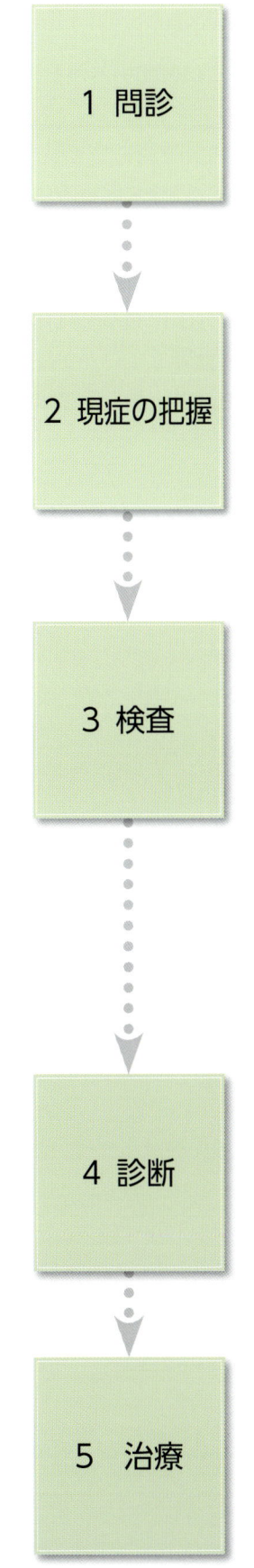

1 問診

- 他の疾患と同じく主訴，現病歴，既往歴，家族歴の順で行う．
  家族歴は，これを聞くことで家族構成も把握することができるので，必ず確認しておく．
- 症状の時間経過に注目する．
  口腔がんは症状の変化が週または月単位のものが多く，腫脹や潰瘍などが急速に増大し，それが時間が経っても，刺激を除去しても改善しないのが特徴（例外は有）．
- 神経症状に注意する．
  症状のうち，知覚麻痺などの神経症状は意外に重要．外傷などの典型的な神経損傷の既往のない場合は，口腔がんを考慮に入れるべき．

2 現症の把握

- 視診（粘膜疾患や皮膚疾患は色と形で分類）
  潰瘍・びらん型，肉芽型，腫瘤型，白板型，乳頭腫型の臨床視診型に分類される（Step1 ② p.47 参照）．
  ＜共通項＞色：白色と赤色の混在／形：境界が不明瞭で粗糙感のある病変．視診上で癌組織の色調や三次元的な形態に不均一性が現れる傾向がある．
- 触診
  がん組織独特の"硬結"といわれる触診所見はがんの大切な臨床上の診断根拠
  特に口腔がんは，特別な器具や患者の苦痛なしに視診と触診を行うことが可能である．熟達した専門医だと，この2つの所見から，大多数の口腔がんを発見することが可能である．

3 検査

- 一般的な採血による血液学，生化学検査
- 腫瘍マーカー（AFPやCEA，SCCなど）
- 画像検査（単純エックス線写真，CT，MRI，超音波検査，PET[※]など）
  原発巣の大きさだけでなく，頸部リンパ節や肺などの遠隔臓器への転移の有無を調べるのに使用．治療指針の決定に大きな役割を担う．
  （※ PETとは：核医学イメージングの1つ．陽電子放射性薬剤を患者に投与して，体内で薬剤が集まる部分を立体的にみるもの．この投与薬剤として代表的なものに，グルコースの1つの炭素（C）をフッ素（^{18}F）で置き換えた ^{18}FDG がある．がん組織は糖代謝が活発なので，投与した ^{18}FDG が集積し，画像としてとらえることができる．現在は，単にPETといえば通常はFDG-PETのことである）．
- 病理組織学検査（細胞診，生検，手術標本の検査，術中迅速病理診断）
  病変の組織型とともに，悪性度も判断される．
  生検は確定診断として行われる．病変部組織と周囲の非病変部組織を含めて紡錘状に切除し，通常，これを口腔病理専門医または病理専門医が診断する．

4 診断

問診，現症の把握，検査により腫瘍の組織型，広がりの範囲，悪性度などを含めて，診断をくだす．

5 治療

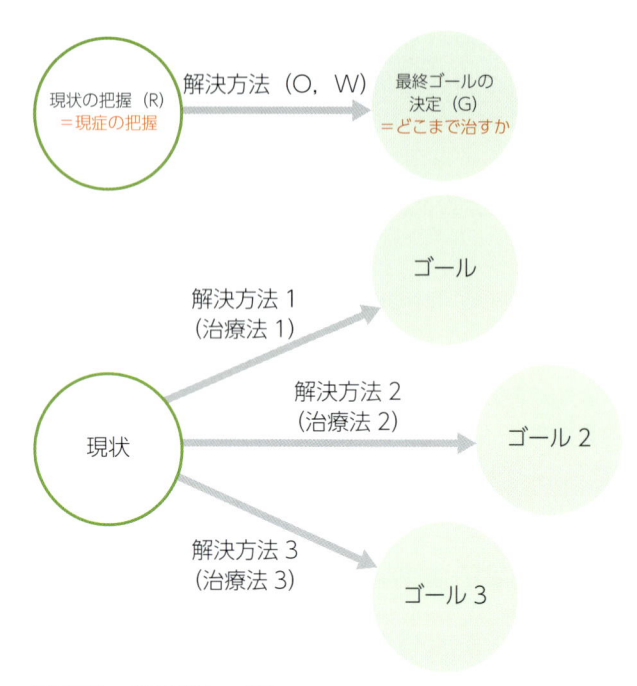

図 3-5　GROW モデル

同じでも，専門機関によって，少しずつ考え方が異なり，多くの組み合わせが存在します．治療方針の決定には，さらに患者の希望を中心に，社会的環境，体調，年齢，家族の希望などの要素を考慮しなければなりません．

数ある治療の選択を理解するために，問題解決のモデルとしてコーチングなどで利用される GROW モデル（図 3-5）[4] を紹介します．このモデルは

GOAL（目標：何を目標とするか）
REALITY（現状：現在どんな状況か）
OPTIONS（解決方法：どのような方法で改善・実行するか）
WILL（着手：いつから実行に移すか）

の頭文字をとって命名されたものです．上述の診断は現症の把握の結果（REALITY）で，そして，患者の状況に合わせて完治をめざすのか，対処療法を中心とするか，敢えて積極的な治療は行わないかなどの最終ゴール（GOAL）をどこに設定するかを，現症の把握とほぼ同時に患者および家族とともに明確にしていきます．その後，治療方針を決めますが，治療方針は現症と治療ゴールを結びつける解決方法（OPTIONS）に相当することになります．

口腔がんの治療は種々のマイクロサージェリーによる遊離組織移植による再建や，分子標的薬をはじめとする化学療法など日進月歩の分野です．かかりつけ歯科医は口腔がんに関する最新の情報を常に求めておくことも大切です．

参考文献（I Step3-4）

1) 日本口腔腫瘍学会口腔癌治療ガイドライン作成ワーキング・グループ，日本口腔外科学会口腔癌診療ガイドライン策定委員会合同委員会編：診断 口腔癌診療ガイドライン 2009 年度版．金原出版，東京，2009, 22.
2) 日本口腔腫瘍学会「口腔がん取扱い指針」ワーキング・グループ：舌癌取扱い指針．口腔腫瘍，17：13-85, 2005.
3) 日本口腔腫瘍学会口腔癌治療ガイドライン作成ワーキング・グループ，日本口腔外科学会口腔癌診療ガイドライン策定委員会合同委員会編：緩和医療口腔癌診療ガイドライン 2009 年度版．金原出版，東京，2009, 143.
4) コーチングの GROW モデルについて．http://www2.ocn.ne.jp/~honeybee/communication/coaching/CoachingGrow-Model.html. Accessed January 13, 2013.

COLUMN 3

見落としたらどうしよう（誤診の不安）

　かかりつけ歯科医の口腔がん検診では，常に「がんの見落とし」が話題になります．口腔がんを見慣れない歯科医師が口腔がん検診に参加することに不安を感じるのは当然です．

　口腔がん以外の一般的ながんの見落としが起こる機会としては，(1) 職場などでの集団健康診断，(2) 人間ドック検診，(3) 通常の個々での診療中があげられます．集団健康診断でがんの見落としがあった場合，短時間に多数の者に対して診断が行われるという健康診断の性質上の限界をあげる判例が多いようです．一方，人間ドックは健康管理に高い関心をもつ者が自発的に受診するもので，診断が確定できない場合には精密検査あるいは再検査を受けて診断を確定するよう促すといった，より高度な注意義務を伴うと考えられています．これに対し通常の個々の診療中の見落としは，診療ががん以外の特定の疾患の検査や治療のために行われているため，医師の意識が基本的にがんを発見することに向けられていないといった特徴があります．

　がんの見落としが訴訟の争点となるのは，①そもそも医師は病変に気付いてしかるべきだったか（注意義務を怠ったか），②注意義務を怠ったことと現実に生じた結果との間に因果関係があるかということになります[1]．この注意義務の基準となるべきものは，診療当時のいわゆる臨床医学の実践における医療水準で，医療機関の性格，地域，医療環境により異なり，一律ではないと考えられています[2〜4]．

　では，口腔がん検診の場合はどうでしょう．検診を行う歯科医師の技量，検診の環境により，状況は大きく異なりますが，異常を疑わせる兆候があれば，これを被験者に通知し，診断が確定できない場合には精密検査あるいは再検査を受けて診断を確定するよう促すなどが望ましいと思われます．さらに，一般歯科診療中の場合の口腔がんの見落としはどうでしょう．やはり，一般歯科診療といっても患者の状態や診察環境などは種々の状況が考えられます．開口障害があれば詳細な口腔内の観察は行いにくいでしょうし，在宅での診療は診察室での診療とは大きく条件が異なるでしょう．また，がん病変自体も部位や大きさにより，診療条件がよくても診断が困難な場合もあります．初期の小さな口腔がんは，専門に診ているものでも臨床診断が難しく，病理組織検査に頼ることも多いのです．しかし，その一方で，大学病院を受診する口腔がん患者の中には，もう少し早く紹介されていたらと思う症例もあります．

　すでに現在は，口腔がん検診でがんの見落としを恐れるよりも，歯科医は口腔がんを発見できる立場にあると考え，積極的に口腔がん発見のための研鑽を行うべき時代ではないでしょうか．

（杉山芳樹）

1) 森脇江津子，武市尚子，岡住慎一：不作為の因果関係について—肝がん見落とし事件．病院，65：908-913，2006.
2) 稲葉一人：実践的判例よみこなし術 注意義務の基準となる医療水準（解説）．ナーシングビジネス，2：258-259，2008.
3) 菅野耕毅：医療事故の法．医事法学概論 第二版．医歯薬出版，東京，2004，201-226.
4) 山口光哉：医療における注意義務．Biomedical Perspectives，10 (1)：69-72，2001.

5 入院前後の患者に対して歯科医院で行うケア（歯科衛生士が行う口腔ケア）

1 入院前―かかりつけ歯科医院で行う口腔ケア

1）手 術

（1）歯科医院で行う手術前の口腔ケア

口腔がんの手術前の口腔ケアといっても，実際に行う内容は歯科医院での一般的な歯石除去，専門的機械的歯面清掃（PMTC）と大きな違いはありません（図3-6）．ただ，口腔がんという病気の特徴を理解し，処置や口腔衛生指導を行っていくということが必要となります．

（2）違いは，そこに「がん」があるということ

口腔がんの場合，口腔内自体に「がん」があり，歯ブラシが腫瘍に接触すると痛みを生じるため，セルフケアが困難になります．また，腫瘍の特性上，出血しやすいため，ケア時に腫瘍を刺激すると出血してしまうこともあるので，注意が必要です（図3-7）．

口腔がん手術は，口腔内細菌が多いという環境下で行われるため，創部感染のリスクが非常に高いですが，逆にいえば，肉眼的に唯一清掃が可能な領域でもあります．術前・術後は，腫瘍を刺激しない，かつ清潔に保つケアを心がける必要があります（図3-8）．腫瘍に含まれる歯はスケーリングは行わず，軟毛の歯ブラシや綿球などで愛護的に清掃しましょう．

また，口腔がんは，腫瘍切除に伴う口腔の重度機

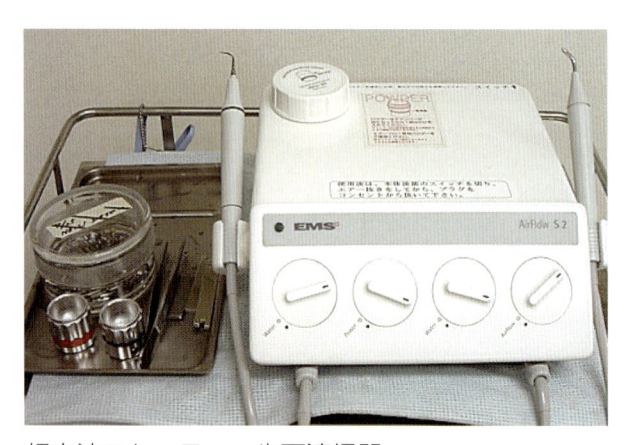

超音波スケーラー・歯面清掃器
図3-6 器具

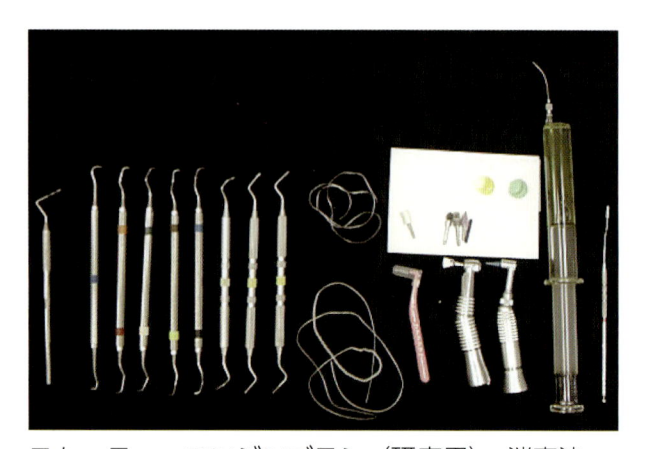

スケーラー・エンジンブラシ（研磨用）・消毒液

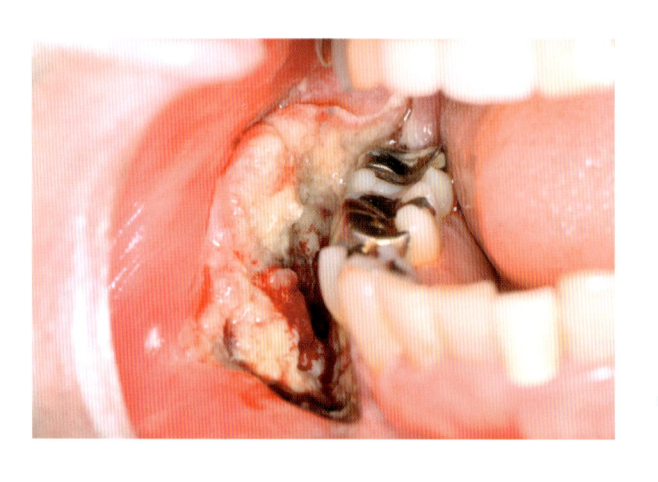

> 出血しやすい・刺激しない・でもキレイに・できる歯科治療は今のうちに

下顎右側歯肉がん（扁平上皮癌）（図3-7）
肉芽型 T4aN0M0（59歳女性）

・歯槽骨吸収を認めた歯肉がんからの出血

能障害を伴い，食事・会話が困難となるケースが多い疾患です．舌や口底などの部位を広範囲にわたり切除した術後では，食事や会話に支障をきたすだけでなく，歯科治療を行うこと自体も困難となる場合があります．術後の形態変化による咽頭閉鎖不全のため（図3-9a），歯科治療で使用するエアタービンやスケーリングで使用する超音波スケーラーなどの水を口腔内に保持しておくことができず，術後の歯科処置では，工夫を要します（図3-9b）．それらを考慮し，術前に歯科治療が必要な箇所がある場合は，可能な限り歯科治療を行っておくことが理想です．

（3）術後の形態・機能の変化を考慮した口腔衛生指導

口腔がん術後は，口腔諸器官の運動障害，感覚障害，嚥下障害をはじめさまざまな機能的損失があります．また，腫瘍切除のために起こる形態変化によっては，自浄作用の低下を招くため，術前から，それらに対する具体的な説明を行い，セルフケアの重要性を指導することも必要となります．

特に，術後創部に近接する歯は，疼痛，創部に対する不安などから，患者自身による清掃状態が悪化するため，ヘッドの小さいワンタフトブラシの併用

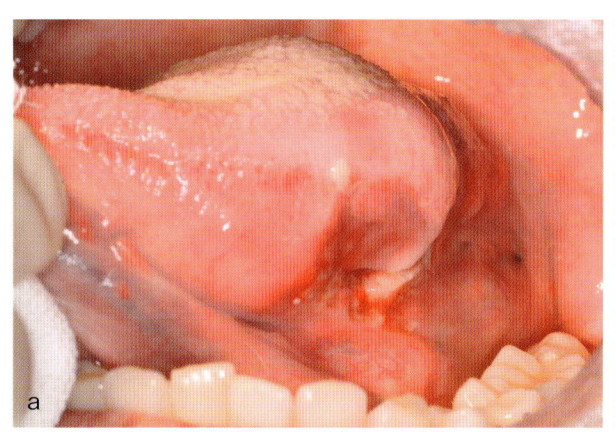

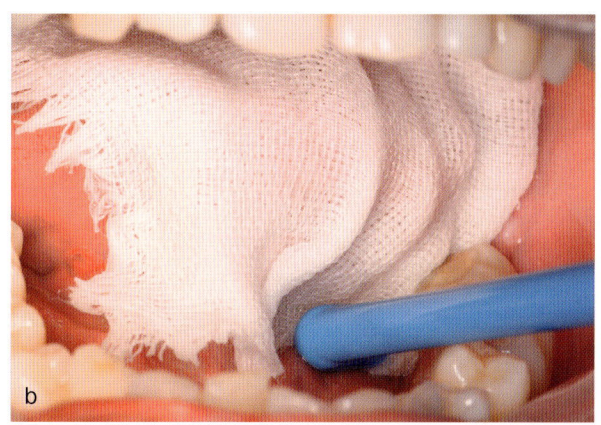

左側舌がん（扁平上皮癌）（図3-8）
潰瘍型 T4aN0M0（30歳男性）

・ガーゼで腫瘍を保護しながらブラッシングする（b）．

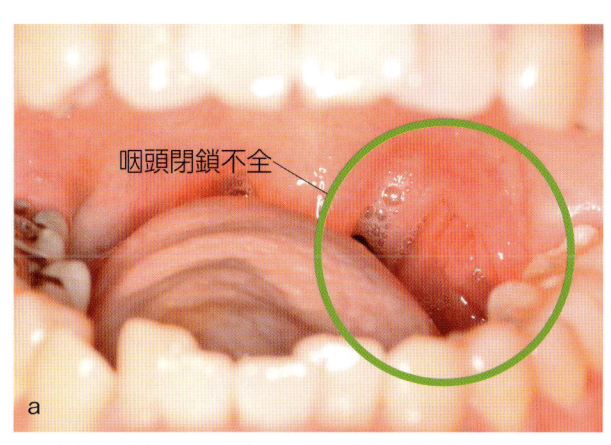

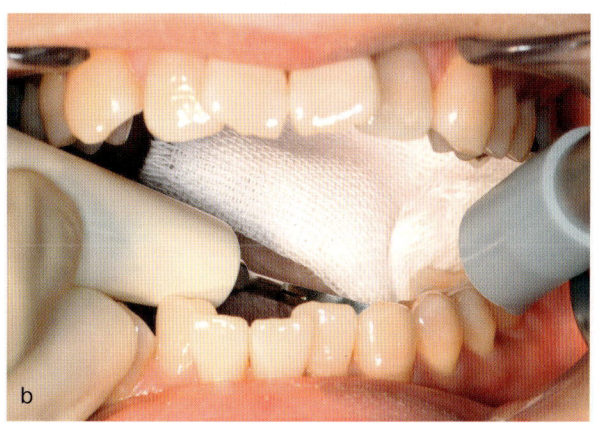

左側舌がん（扁平上皮癌）術後の口腔内所見（図3-9）
（41歳女性）

・腫瘍切除および前腕皮弁にて再建術後，残存歯の舌挙上不全により，水分の口腔内保持が困難（術後9カ月）（a）．ガーゼや排唾管にて水分の垂れこみを防ぎながら，超音波スケーラにてスケーリングを行う（b）．

や術後の個々の口腔内形態の変化にあわせた器具の提示，清掃指導を適宜行っていくことも必要です．

また，患者は，口腔がん術後に対し，今後の見通しがつかない，がんは治るのか，食事はどうなるのか，言葉は話せるのかといった多くの不安を抱えています．「がん」という告知から手術を受けるに至るあいだの，精神的・身体的負担は多大であるため，歯科衛生士は，口腔ケアの時間を最大限に利用し，患者の心に寄り添い，心理面への配慮も含め支援をしていくことが重要です．

2）化学・放射線治療に向けての口腔ケア

抗がん薬と放射線治療を併用する治療では，口腔粘膜炎をはじめさまざまな口腔内の有害事象が発生します．口腔に関しては，治療開始前までに，歯科医院で予防的に口腔内の感染源は除去し，歯石除去，専門的機械的歯面清掃（PMTC）を行い，セルフケアの必要性を指導し，口腔内を清潔に保つことが得策です．

2 入院中―病院歯科で行う口腔ケア

1）手　術

（1）術直後の創部と口腔ケア

術直後は，創部を安静に保つための会話制限や再建皮弁を行った場合（図3-10），頸部可動範囲の制限やベッド上安静などさまざまな行動制限が生じます．まず患者の全身状態を把握し，口腔ケアが可能かどうかを確認しておきます．術直後の口腔ケアは，創部が脆弱であるため，薬液を浸した綿球などで痂皮，血餅，粘稠痰などの汚れを愛護的に拭掃します（図3-11a）．術後1週間から10日で縫合部の抜糸を行うため，その間は，創部の感染予防のため口腔内を清潔に保つことを目的としたケアを行っていくことになります．

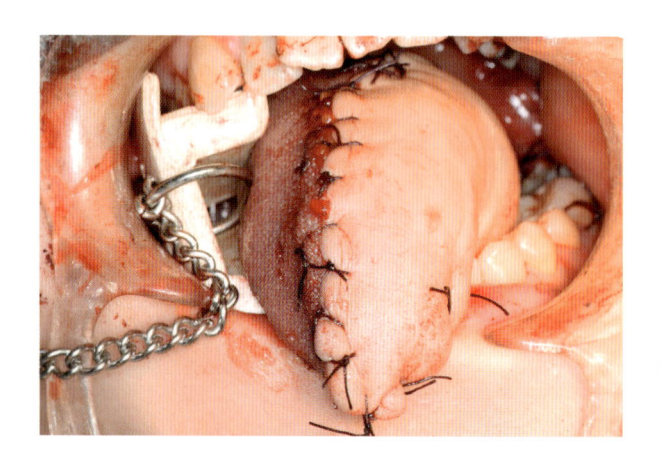

セルフケアは，含嗽が行えるようになったら開始します．腫瘍切除に伴う形態変化や経口摂取を行っていないため，自浄作用が低下し，舌苔が多量に付着してくる場合は，舌ブラシの併用を指導します（図3-11b）．創部周囲は，スポンジブラシやヘッドの小さいワンタフトブラシを使用し清掃します（図3-11c）．

（2）機能訓練

抜糸後より経口摂取が可能となるため，嚥下内視鏡検査（VE）や嚥下造影検査（VF）を行い，誤嚥の有無を検査します．特に，口腔がん術後は，摂食・嚥下機能障害や構音障害といった機能障害が発生します．その場合は，言語聴覚士と連携し，術前から積極的な機能訓練を開始し，継続的に行っていくことが重要です．

2）化学・放射線治療の口腔ケア

いずれの治療でも治療開始2週頃より，口腔粘膜炎が出現してきます（図3-12a）．疼痛により，食事，会話，ブラッシングが困難となるため，局所麻酔薬入り含嗽剤を使用し，疼痛の緩和に努めるようにするとよいでしょう．セルフケアは，濡れガーゼにて粘膜を保護しながらのブラッシング方法やワンタフトブラシ（図3-12b），軟毛歯ブラシ，スポンジブラシ等を使用するよう指導します．特に，口腔内を清潔に保ち，粘膜を傷つけないよう，含嗽および保湿剤による保湿をこまめに行っていくことが重要です．

左側舌がん（扁平上皮癌）（図3-10）
T4aN0M0（40歳女性）

・術中写真：腫瘍切除術，左側機能的頸部郭清術，遊離前腕皮弁移植術．

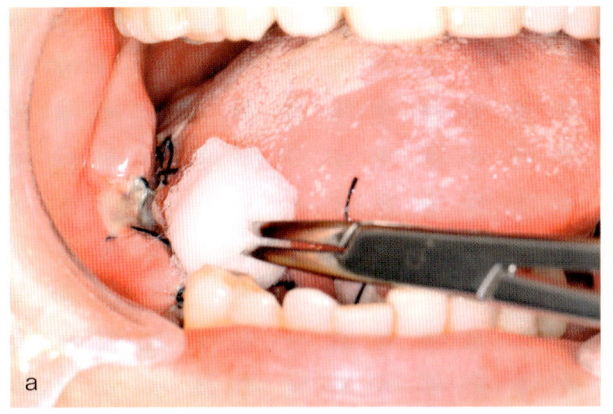

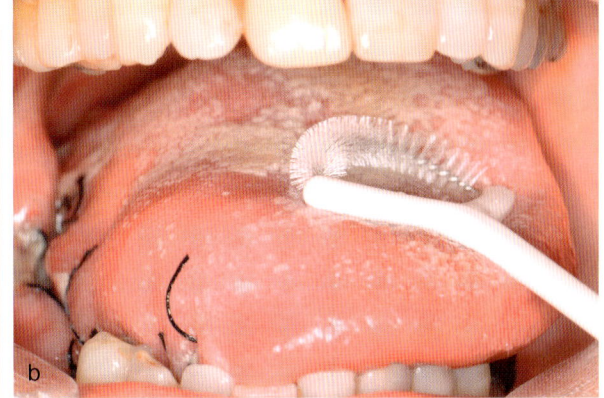

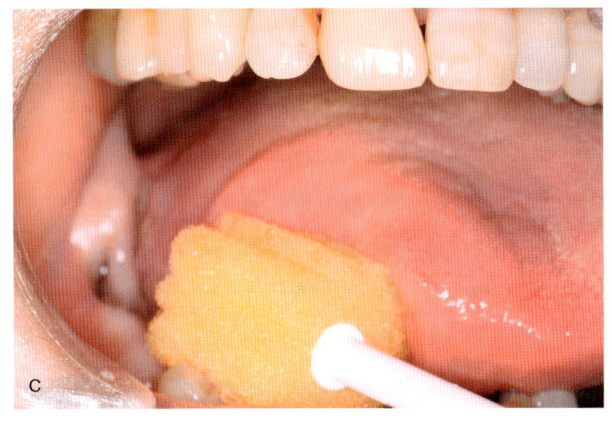

右側舌がん（扁平上皮癌）（図3-11）
T2N0M0 術後（72歳女性）

- 術式：右側舌部分切除術．縫縮後．
- a, b 術後4日，c 術後11日．
- 術直後の創部は，綿球などで愛護的に拭掃（a）．自浄作用低下による舌苔付着は，舌ブラシにて清掃（b）．創部周囲は，スポンジブラシにてセルフケアを行う（c）．

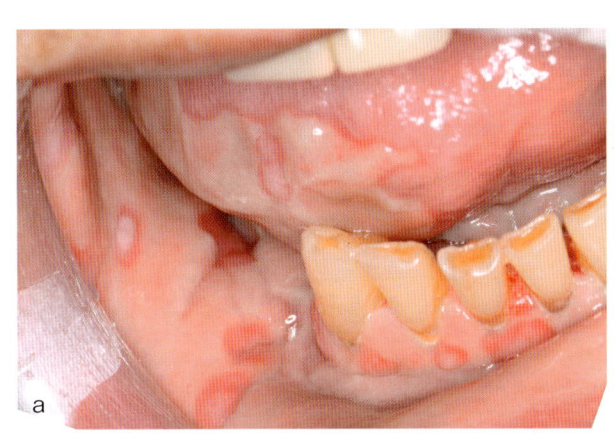

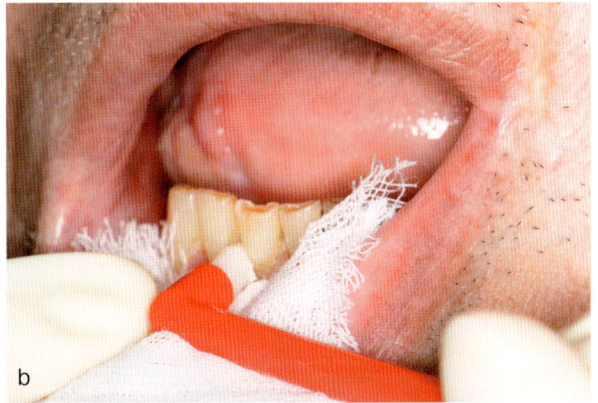

下顎右側歯肉がん（扁平上皮癌）術後再発に対して，化学放射線治療を施行した症例（図3-12）（77歳男性）

- 治療開始2週頃より，粘膜炎症状が出現（a）．疼痛が強い場合は，濡れガーゼにて粘膜を保護．ヘッドの小さい軟らかい歯ブラシで清掃する（b）．含嗽および保湿剤による保湿をこまめに行う．

3 退院後—かかりつけ歯科医院で行う口腔ケア

　口腔がんの治療後には口腔内にさまざまな変化が生じます．口腔は，発語，咀嚼，嚥下に深く関連しており，口腔がんの手術によってそれらの機能に障害が生じることも少なくありません．特に，皮弁で再建した口腔内など，形態に変化が生じた口腔内は，構造が複雑になり清掃困難となりやすくなるため，口腔内の変化に対応しながらケアを行うことが大切になります．

1) 皮弁による再建手術を行った症例

皮弁は血流の確保はされていますが，神経は移植していないため感覚がありません（図3-13a）．そのため，食後，口腔内に食渣などが貯留していても気づきにくく，口腔衛生状態が不良となりやすい面があります．

また，食事中などに舌を咬んでしまっても感覚がないために気づかず，歯科医院に来院したときに初めて咬傷を発見するということもあります．口腔衛

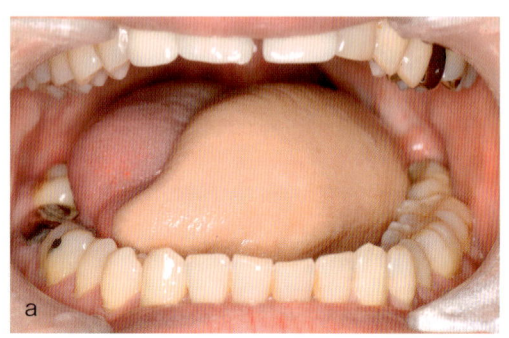

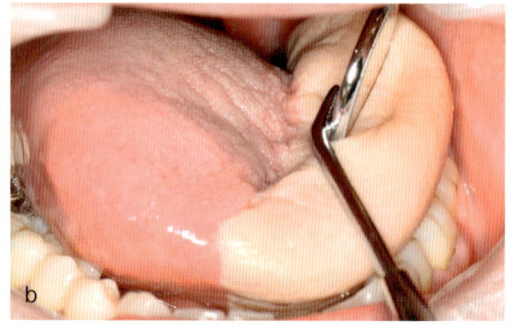

皮弁による再建手術後の口腔内（図3-13）(64歳男性)

- 左側舌がん　T3N2bM0 術後1年5カ月（a）．舌の縫合部（b）．皮弁と既存組織との縫合部や，再建した際に生じた溝にも食渣や角質が溜まりやすくなる．皮弁は粘膜ではなく皮膚であるため，定期的に拭掃などを行わないと，角質が除去されずに付着したままになってしまう．

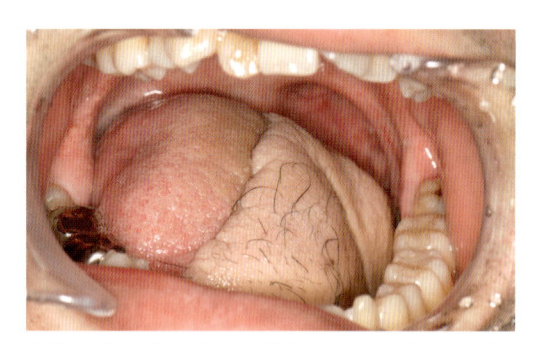

毛の生えてきた皮弁（図3-14）

- 皮弁からは毛が生えるので，その周囲に食渣や角質が付着して汚染の原因となる．そのため，場合によっては毛を毛抜きなどで抜くこともあるが，このとき皮弁が痛みを感じることはない．

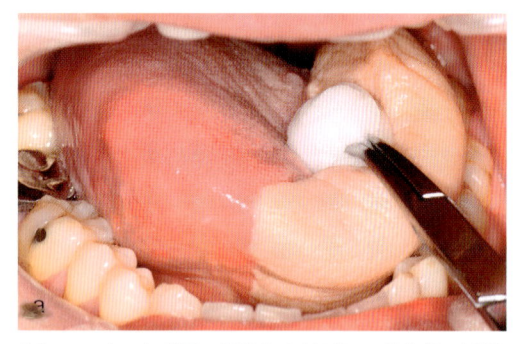

左側舌がん　T4aN2bM0 術後4年1カ月(31歳男性)

縫合部や皮弁の溝に付着した食物残渣などのケア（図3-15）

- 綿球やスポンジブラシを使用して愛護的に除去する（a）．歯ブラシで清掃すると，傷つけてしまう恐れがあるため使用しないほうがよい．口腔がんの治療を行った患者は，咽頭閉鎖不全となることもあり，水分を口腔内に留めておくことが困難な場合も見られる．また，口腔内に誤って綿球などを落下させてしまうと，感覚が鈍いために反応が遅れ，誤飲や誤嚥の危険性が高くなる．そのため，綿球で拭掃するときはモスキート鉗子など，綿球を確実に把持できる器具を用い，水分は絞って使用するようにする．患者自身に清掃方法を指導する場合は，入手が容易で使用方法も簡単なスポンジブラシの指導を行うとよい（b）．

(a) モスキート鉗子で把持した綿球にて縫合部の拭掃

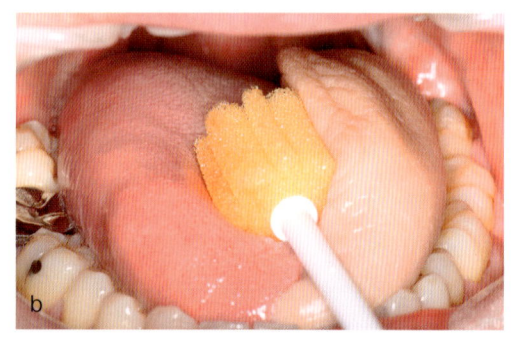

(b) スポンジブラシにて縫合部拭掃

生状態だけでなく，皮弁の状態などを含めて，口腔内全体を観察することが重要です．

部位的には，皮弁周囲はもちろん，舌がんの再建手術後は患側の歯の舌側，舌下部が特に口腔衛生状態不良となりやすく，口腔清掃を行うときは注意深い観察が必要です．患者への口腔衛生指導を行うときは，それらの部位への清掃方法を重点的に指導することが重要となります（図3-13～17）．

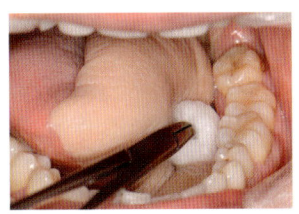

(a) モスキート鉗子にて把持した綿球にて舌下部拭掃
(b) スポンジブラシにて舌下部拭掃

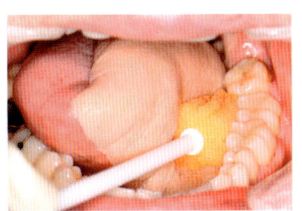

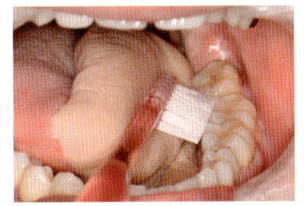

(a) 歯ブラシにて歯磨き
(b) ワンタフトブラシにて歯磨き

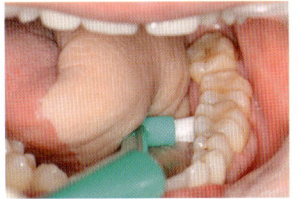

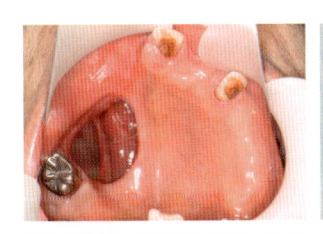

(a) 鼻腔・上顎洞と交通した口腔内
上顎左側歯肉がん　T3N0M0
術後4カ月（58歳男性）
(b) 顎義歯
(c) 顎義歯を装着した状態でのスケーリング

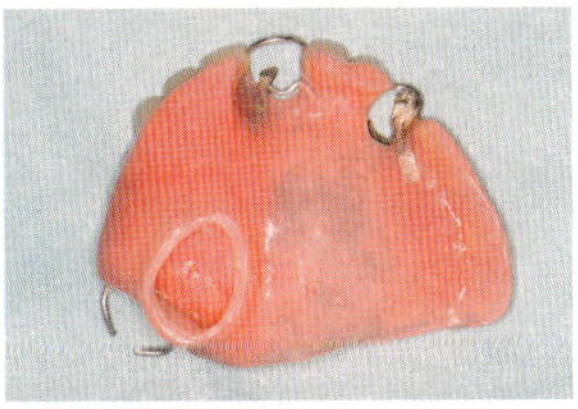

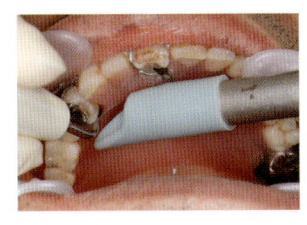

2) 上顎がんの切除術を行った症例

上顎がんの腫瘍切除術後に，口腔と鼻腔が交通してしまうことがあります（図3-18）．口腔と鼻腔が交通すると，口腔内から鼻腔内に水分が入ってしまうことがあるため，口腔ケアを行うときは水分の使用には注意しなくてはなりません．まずは，口腔ケアを定期的に行い，注水の必要な超音波スケーラーなどの器具を使用しなくてもよいように口腔衛生管理を行うことが大切です．超音波スケーラーなどを

舌下部の拭掃（図3-16）

・縫合部と同様に綿球やスポンジブラシを使用して食渣などを除去する．皮弁で再建した舌は，既存舌と異なり患者自身で動かすことができないため，綿球よりサイズが大きいスポンジブラシは挿入が困難となる場合もある．そのようなときは，スポンジブラシを回転させながら使用すると，スムーズに舌下部に挿入することができる．綿球を使用するときは，図3-15でも述べたように，モスキート鉗子などでしっかりと把持する．また，拭掃するとき器具は奥から手前に動かし，食渣などを奥に押し込まないように注意する．

残存歯がある場合のケア（図3-17）

・必ず歯磨きを行う．皮弁は既存舌より硬くなることがあり，通常の歯ブラシの大きさでは歯頸部まで毛先が当たらないことがある（a）．そのような場合は，ワンタフトブラシを使用すると，ヘッドが小さいため皮弁と歯の間の小さなスペースにも入りやすくなる（b）．毛先の硬さは歯肉の状態に合わせて選択し，術後などの脆弱な歯肉の場合は軟毛歯ブラシを選択するとよい．ポリッシングブラシを使用する場合，既存舌は図3-16でも述べたように，患者自身で動かすことができないため，巻き込まないように圧排などを十分に行うことが必要ある．

上顎がんの切除術後のケア（図3-18）

・口腔と鼻腔が交通してしまった場合（a），顎義歯という特殊な形態の義歯を作製する（b）．これを装着することで，鼻腔に水や食物が入るのを防ぐとともに，声が鼻に抜ける（開鼻声）のを防ぐことができる．そのため，超音波スケーラーなどを使用するときも顎義歯を装着した状態であれば，鼻腔に水が入りにくくなる（c）．

使用する場合は，チェアを倒しすぎないように注意し，排唾管などを併用して確実に吸引するようにしましょう．

3) 化学・放射線治療が終了した症例

放射線治療によって出現した粘膜炎は，治癒するまでに照射終了後数週から1カ月程度かかります．化学療法併用時や多分割照射時では治癒が遷延することもあります（図3-19）．そのため，退院後に来院したときも粘膜炎が治癒途中ということも考えられます．二次感染を予防するためにも，引き続き定期的な口腔衛生管理が必要です．また，急性期の有害事象としては，粘膜炎のほかにも口腔乾燥（図3-20）や口腔カンジダ症（図3-21）などがあげられます．唾液腺が放射線の照射野に入ると，唾液腺が萎縮して口腔乾燥を引き起こし，う蝕や歯周病の進行を助長してしまいます．そして，晩発性の有害事象として起こる放射線性骨髄炎は，抜歯が最大の誘発因子となります．そのため，治療開始前から治療終了後も継続した口腔衛生管理が重要です．

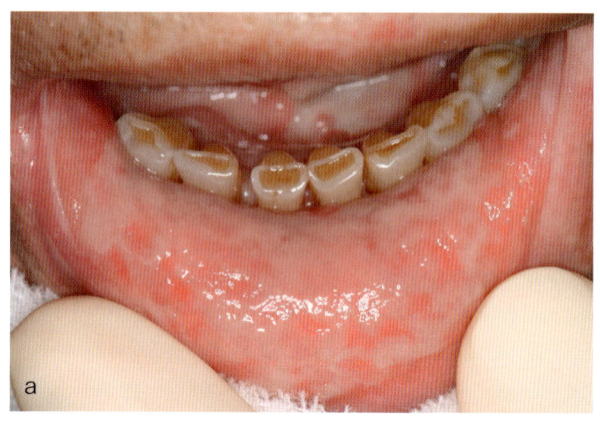

化学・放射線治療を受けた患者の口腔内（図3-19）

・粘膜炎症状が出現し，治癒には照射終了後数週間以上かかる．

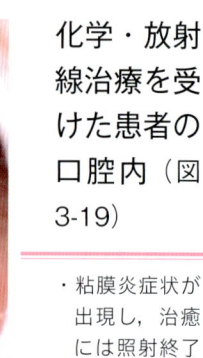

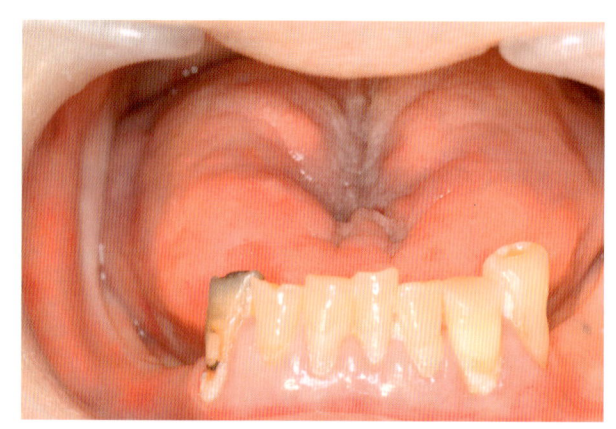

(a) 化学・放射線治療開始1カ月の口唇粘膜（77歳男性）
(b) 開始1カ月の頰粘膜
(c) 治療開始2カ月の口唇粘膜
(d) 治療終了後2カ月の頰粘膜

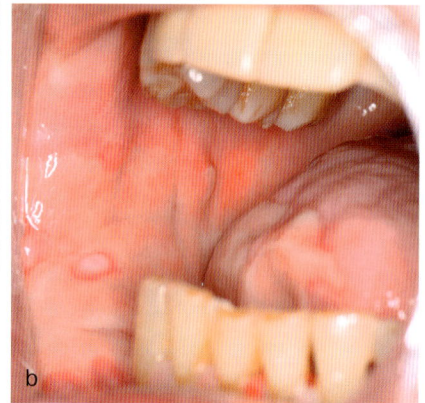

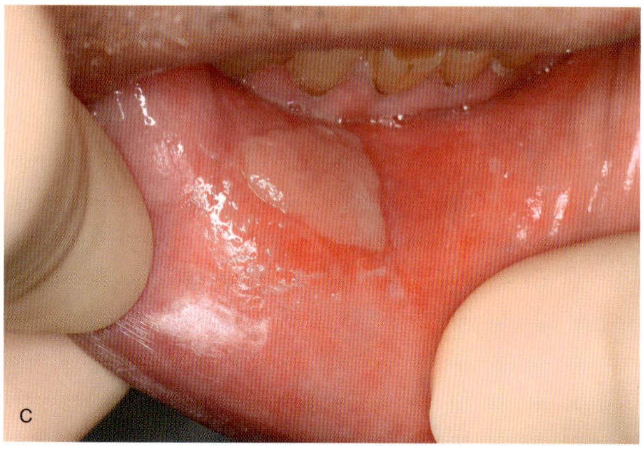

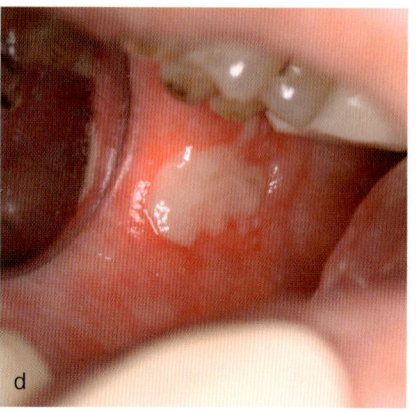

口腔乾燥が出現した患者（図3-20）

・頻回に含嗽を行うよう指導する．また，ジェルやスプレーなどの保湿剤の使用も口腔乾燥の予防には効果的である．口腔ケアを始める前に，含嗽を行うだけではすぐに乾燥してしまうため，ジェルやスプレーを使用してから清掃を開始すると，清掃中の口腔乾燥を軽減することが期待できる．口腔内が乾燥したまま清掃を行うと，器具で粘膜を傷つける危険があるため注意が必要である．

化学・放射線治療後の乾燥した口腔内（80歳女性）

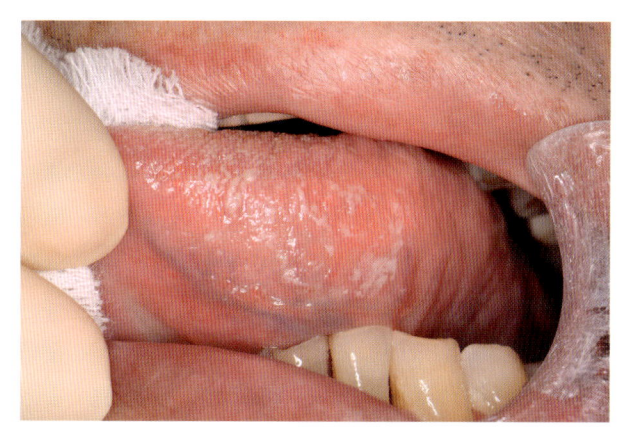

化学・放射線治療後に生じた口腔カンジダ症（77歳男性）

口腔カンジダ症の患者（図3-21）

- 口腔カンジダ症は日和見感染であり，化学・放射線治療によって抵抗力が低下したときなどに発症することがある．口腔カンジダ症は粘膜炎と類似したピリピリとした痛みを伴うことがあるため，化学・放射線治療を受けた患者は痛みから粘膜炎が出現したと思うことがあるようだが，患者が痛みを訴えているからといって粘膜炎によるものと決めつけずに口腔内をよく観察し，必要に応じて歯科医師から抗真菌薬を投与してもらう．

4 経過観察中の口腔ケア

1）口腔がん術後の口腔ケア

（1）セルフケアの必要性

口腔がん術後患者にとって，口腔内のセルフケアは重要ですが，術直後は手術に伴う形態変化を受け入れ難く，セルフケアまで意識が回らないことがほとんどです．退院後の口腔ケアは，患者自身の管理になるため，退院前にセルフケアの指導を行います．術後3カ月頃までは，創部の拘縮があり，セルフケアが困難な場合があるため，通院毎にセルフケア指導，PMTCを行うとより効果的です．退院後，日常生活が手術前の生活に戻るにつれて，術後の形態変化に対する恐怖心が少しずつ薄れてきます．また，術後3カ月を過ぎると，拘縮がとれ，口腔内の状態が日々変化します．その頃になると視覚的に手術部位の形態変化とその清掃方法に慣れてくるので，患部付近の清掃を受け入れられなかった患者には，根気よく再指導を行いセルフケアの確立を促すよい機会であると考えましょう．

手術部位によっては，舌の可動域や開口量が制限されます．そのため食形態の変化や自浄作用の低下がみられる場合があります．硬いもの，形のあるものが食べにくくなるため，おかゆや刻んだものなど，食塊形成しやすいもの，嚥下しやすいものに摂食を制限されることが多く，食形態の変化や自浄作用の低下から口腔内に食物残渣が停滞しやすくなるため，う蝕や歯周病のリスクも高くなる傾向にあります．セルフケア指導，PMTCは，術後1年間は1カ月ごとの経過観察時に，その後は創部が安定してきますので個々の症例にあわせ，リコール期間を設定します．

経過観察中は歯科衛生士による口腔ケアを通して，患者自身の口腔ケアに対するモチベーションを維持させることが大切となります．

（2）舌がん，下顎歯肉がん部分切除術後

舌がん，下顎歯肉がん部分切除術後の患者は，咽頭の閉鎖が不十分になることがあります（図3-22）．咽頭の閉鎖ができない場合，注水が必要なタービンや超音波スケーラーなどを使用すると，誤嚥やむせ込みの原因になります．そのため，歯科治療や多量の歯石除去が困難になるケースが生じます．歯科衛生士は，口腔ケアのリコール期間を短くし，歯石が沈着する前にケアを行うと良いでしょう．誤嚥やむせ込みを起こさず，チェアータイムを短縮することで，患者に対する処置時の負担を軽減することができます．このような患者は，舌運動が制限されているため，口蓋との接触が不十分な個所に舌苔の沈着が著明です．舌ブラシ，粘膜ブラシを用いたセルフケアの指導を行い（図3-23），定期的なメインテナンスを行うことで，切削や抜歯など，侵襲的な歯科治療を必要としない，良好な口腔内環境を保つことが大切です．

2）口腔ケア時の粘膜チェック

初期の歯肉がんの場合，歯肉炎に類似したものがあるため（図3-24），歯科衛生士による専門的口腔衛生処置を行う際，歯面の観察だけではなく，必ず口腔粘膜全体のチェックを行います．特に口腔がんの既往がある場合，再発の可能性も考慮し，創部は

もちろんのこと，創部周囲，その他口腔内全体の粘膜に目を向ける必要があります．特に舌は牽引し，両側舌縁，舌根付近の観察も行うことが必要です（図3-25）．

3）化学・放射線治療後の口腔ケア

放射線治療が終了後は，唾液腺の萎縮による唾液の分泌低下が発生し，食事がとりにくくなり，口腔内の自浄作用も低下します．通常，漿液性の唾液分泌が低下するので，唾液が粘稠になり，乾燥しやすくなります．そのため，不快感を助長するだけでなく，う蝕になりやすく，粘膜が傷つきやすくなる可能性が出てきます．口腔乾燥は長期間続くことが多いため，TBIを中心とした口腔衛生指導や含嗽を頻回に行うよう指導し，フッ化物塗布や保湿剤の使用も検討するとよいでしょう．

晩発障害の1つに放射線性骨壊死があります（図3-26）．口腔がんの放射線治療では，照射野に顎骨

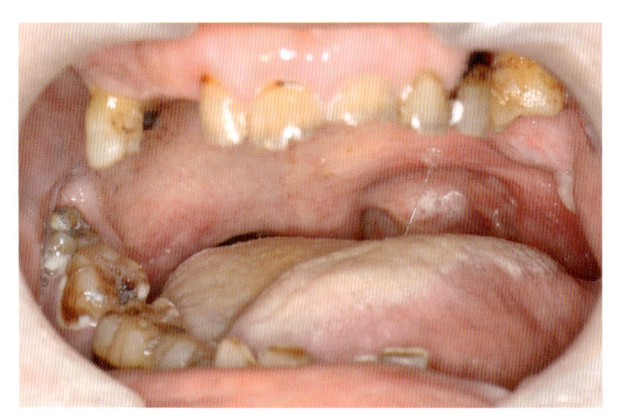

T4aN0M0 術後3カ月（70歳男性）

左側下顎歯肉がん術後，咽頭の閉鎖が不十分な口腔内（図3-22）

・注水が必要なタービンや超音波スケーラーが使用困難になるので，口腔ケアのリコール期間を短くし，歯石が沈着する前にケアできるようにする．

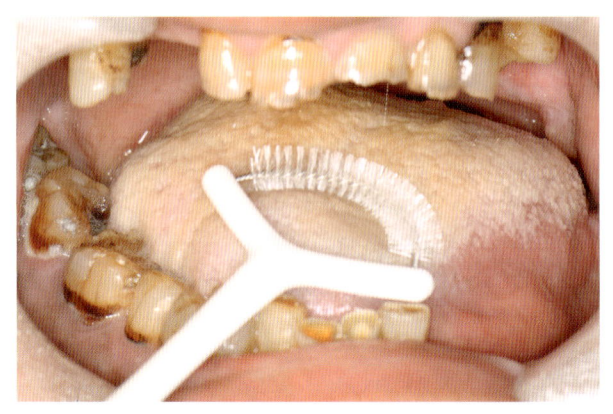

舌ブラシを使用し，舌清掃を行っているところ（70歳男性）

舌の清掃（図3-23）

・咽頭閉鎖不全の患者は，舌運動が制限されているため口蓋との接触が不十分な個所に舌苔が沈着しやすい．

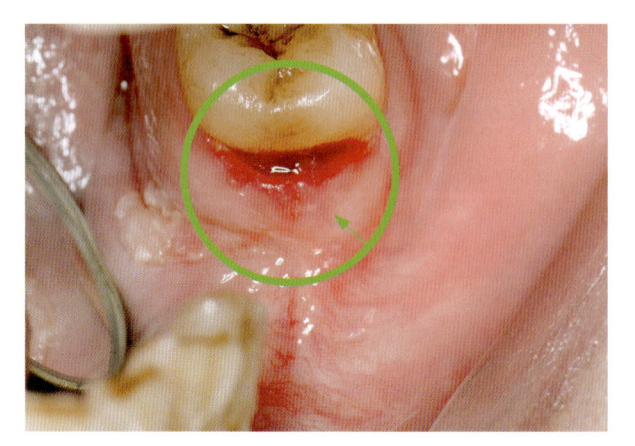

左側下顎歯肉がん T1N0MX 術後5年　再発部位　歯肉（75歳女性）

歯肉炎に類似した歯肉がん（図3-24）

・歯科衛生士による口腔ケア時に粘膜の変化に気づき，初期の口腔がんが発見できることもある．歯面だけでなく，必ず口腔粘膜全体に目を向けるようにする．

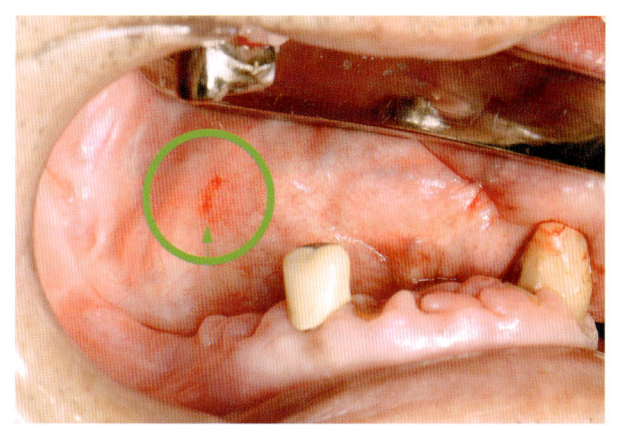

右側下顎歯肉がん術後，口腔がん再発（口底）（図 3-25）

・術後，再発の可能性もあるので，創部周囲や，舌周囲の観察（両側舌縁，舌根付近）は注意して観察する．

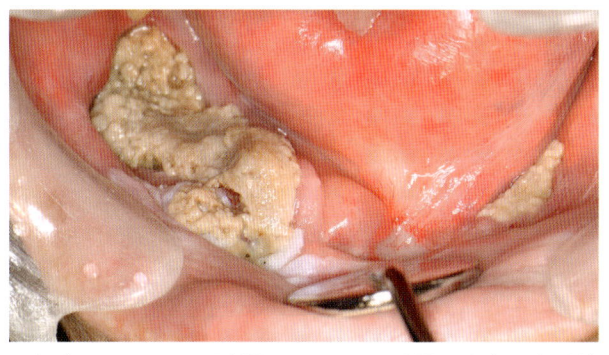

右側下顎歯肉がん T1N0M0 術後 5 年　再発部位　口底（81 歳男性）

放射線性顎骨壊死（図 3-26）

・放射線性顎骨壊死の予防には，歯科衛生士による口腔ケアの励行が欠かせない．

口底がん T4N0M0　照射量 70,72Gy　照射後 2 年（68 歳男性）

が含まれる場合が多いため，放射線治療後の抜歯などの刺激や口腔内の清掃不良により，放射線性骨壊死が発症しますが，個人により発症時期は異なります[1]．経過観察期には，抜歯に至らないよう，歯科衛生士による継続的なメインテナンスと口腔衛生指導を行い，良好な口腔環境を保つことが大切です．

参考文献（I Step3-5）
1) 大田洋二郎：歯科医院ががん患者の口腔を守る，がん患者の口腔緩和ケアを行うには．ザ・クインテッセンス，30（5）：126-132，2011．
2) 奏浩信：がん患者をサポートする口腔ケア臨床編，急性期の口腔ケア 頭頸部がんの場合．DHstyle, 5（5）：52-57，2011．
3) 奥井沙織：歯科衛生士が行う「がん緩和ケア」の取り組み．DHstyle, 4（9）：60-66，2010．
4) 古土井春吾：急性期における術前・術後の口腔ケアの進め方，口腔・咽頭がん周術期の口腔ケアの進め方は．エキスパートナース，28（8）：49-53，2012．
5) 片倉朗：がん治療の予後に大きく影響する口腔ケア．歯科衛生士，34（8）：70-73，2010．
6) 辻本好恵ほか：がん患者の口腔ケアの方法．がん看護，15（5）：512-517，2010．
7) 臼渕公敏ほか：がん化学療法：口内炎など口腔のトラブルを引き起こさないための口腔ケアの進め方は？．エキスパートナース，28（10）：44-48，2012．
8) 秦浩信ほか：頭頸部がん・食道がん周術期の局所合併症とその対処．がん看護，15（5）：506-510，2010．
9) 上野尚雄ほか：がん放射線治療による口腔有害事象とその対処．がん看護，15（5）：488-492，2010．
10) 百合草健圭志ほか：がん化学療法による口腔有害事象とその対処．がん看護，15（5）：482-487，2010．
11) 浅井昌大，全田貞幹，大田洋二郎，田原信：頭頸部がんの化学療法における口腔ケアの流れ，頭頸部がん化学放射線療法をサポートする口腔ケアと嚥下リハビリテーション．オーラルケア，52-61，2009．

COLUMN 3

歯科衛生士にできること

『歯科衛生士の視点から早期発見 〜早期発見が命へ直結〜』

　実際の臨床現場では，歯科医師の指示により，歯科衛生士が患者の口腔衛生管理を任され，歯科医師よりも長いチェアータイムで，口腔内を観察できる機会も非常に多いといえます．直視直達が可能な環境は，他臓器と異なる「口腔」の大きな特徴の1つであり，これは歯科治療を受ける機会自体が，口腔がんのスクリーニングを意味するともいわれることにつながります．口腔の健康管理を行っている歯科は，診療でう蝕や歯周病等に対する治療を日常的に行っているので，患者の口腔粘膜疾患を早期発見するのに有利な条件下にあると考えることができるでしょう．歯科医師の視点だけでなく，歯科衛生士の視点からも口腔粘膜を見ることができれば，早期発見・早期治療につながります．早期発見は，ひいては生命予後にも影響することになります．

　どの部位の口腔がんにも共通していえることは，注意して口腔内を観察していないと見落としてしまうということです．「がん」は非常に見えにくい所に潜んでいます．舌がんでは，引っ張り出さないと見えない舌縁にできやすく，歯肉がんでは，初期の場合，歯周病との鑑別が非常に困難です．また，口底がんは，舌下にあるため，見えづらく発見が遅くなりやすい部位です．

　歯科衛生士が口腔粘膜疾患を見落とさないためには，まず，スケーリングなどで口腔内を見る際，歯や歯周組織だけに目を向けるのではなく，口腔内全体の観察を行うのを忘れないようにすることです．そして，正常像をしっかりと理解し，口腔内を順序立てて観察をするということが重要なポイントです．

　口腔粘膜疾患の中でも，前がん病変には，白板症と紅板症，前がん状態には，口腔扁平苔癬があります．実際，口腔扁平苔癬と診断された症例（図a）では，経過観察ののち，4年後に口腔扁平苔癬から扁平上皮癌（図b）へ移行し，治療として手術療法を施行したというような例があります．このように，肉眼的な鑑別は非常に困難なケースが多いため，常に「がん」を念頭において観察していくことが必要です．

　歯科衛生士は責任をもって，常に異常を探すという疑いの目をもち，口腔内を観察するということが極めて重要です．そのことが早期発見につながり，患者の命を救うことに直結するという自覚を，歯科衛生士にももってほしいと思います．

（小島沙織）

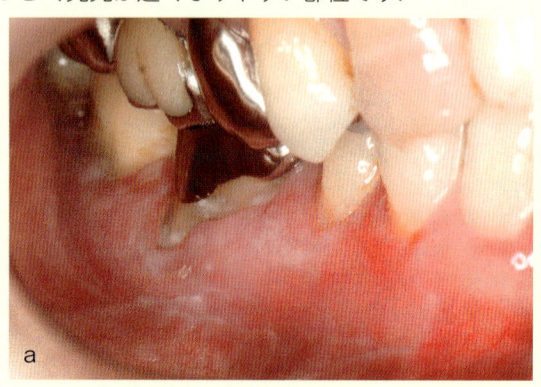

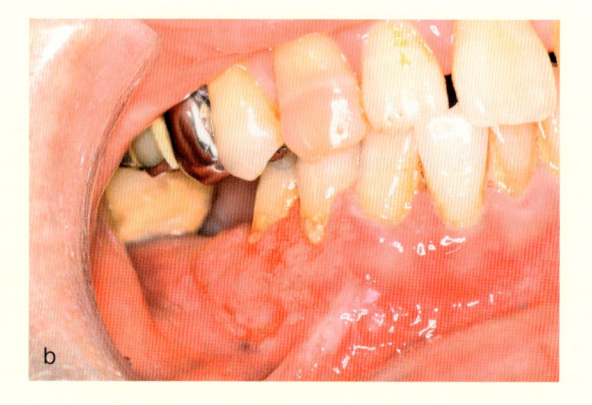

図　口腔扁平苔癬の経時的変化
口腔扁平苔癬と診断（a），経過観察ののち4年後に口腔扁平苔癬から扁平上皮癌へ移行（b）．

6 周術期における口腔機能管理・チーム医療と保険診療

1 周術期における口腔機能管理とは

「周術期」とは入院，麻酔，手術，術後の回復と，患者の手術の前後を含めた一連の加療期間のことを意味します．具体的には，前項で述べられている術前・術中・術後の期間であり，外科的治療の成果を左右する重要な時期です．この期間に手術の合併症等を予防し，治療成果と患者の療養生活の質の向上を図る目的で行う専門的口腔ケアを含めた歯科的な介入が「周術期等口腔機能管理」とよばれます．

これまで，消化管や呼吸器等のがん，心臓手術，造血幹細胞移植などの領域で口腔の衛生状態を良好に保つことが術後肺炎・縫合不全・創の感染等の合併症の発生率の低下につながることが数多く報告されてきました．そこで，それらの手術に口腔衛生管理を中心として歯科が介入し，医科歯科連携で治療の質の向上を図る目的で平成24年4月から歯科保険診療に収載されることになったのです．

2 保険診療の流れに沿った周術期の口腔機能管理

保険診療に従った周術期等口腔機能管理の流れを図 3-27 に示します．

実際に行うにあたっては，まず手術等の治療担当医から歯科へ口腔機能管理について文書による依頼が必要になります．また患者とその家族に，手術等の治療を受けるにあたって，なぜ口腔の衛生管理や歯科治療が必要かを説明し，その同意を得ることも必要です．これは主治医あるいは歯科医師のいずれかによって行われることになります．筆者の勤務する病院で，患者に対して周術期等口腔機能管理を行

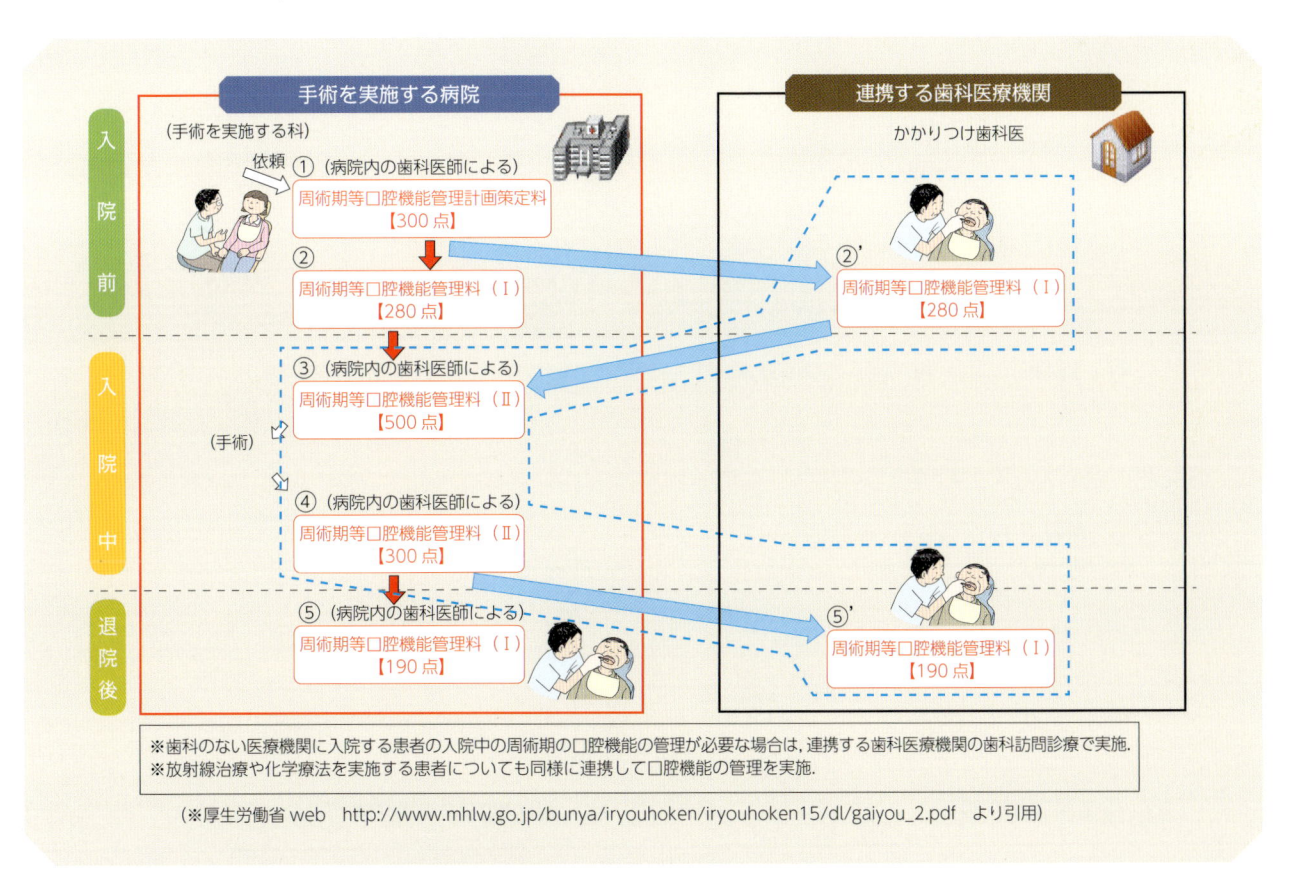

図 3-27 周術期における口腔機能の管理のイメージ

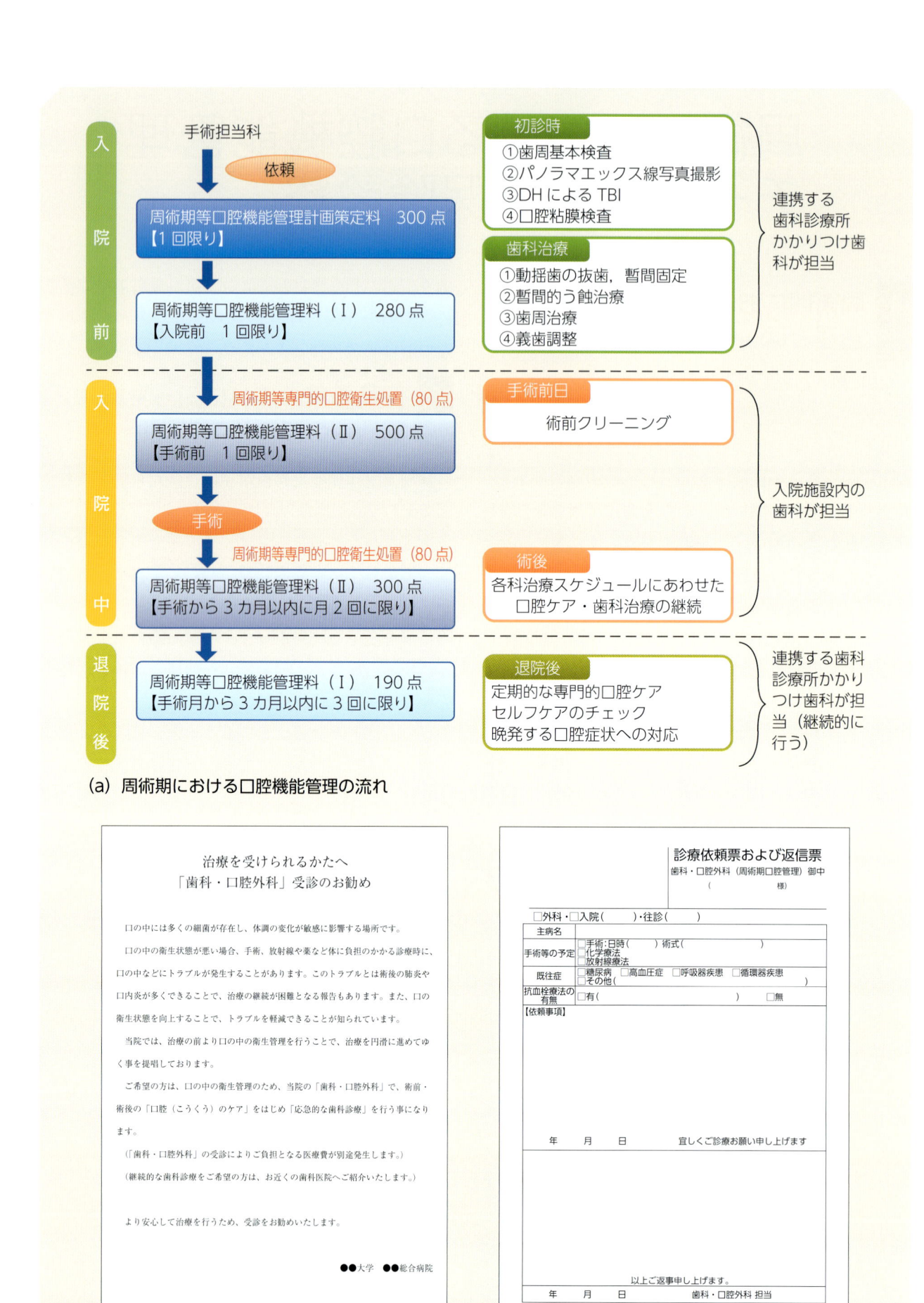

(a) 周術期における口腔機能管理の流れ

入院前
- 手術担当科 → 依頼
- 周術期等口腔機能管理計画策定料　300点【1回限り】
- 周術期等口腔機能管理料（Ⅰ）　280点【入院前　1回限り】

初診時
① 歯周基本検査
② パノラマエックス線写真撮影
③ DH による TBI
④ 口腔粘膜検査

歯科治療
① 動揺歯の抜歯，暫間固定
② 暫間的う蝕治療
③ 歯周治療
④ 義歯調整

＊連携する歯科診療所かかりつけ歯科が担当

入院中
- 周術期等専門的口腔衛生処置（80点）
- 周術期等口腔機能管理料（Ⅱ）　500点【手術前　1回限り】
- 手術
- 周術期等専門的口腔衛生処置（80点）
- 周術期等口腔機能管理料（Ⅱ）　300点【手術から3カ月以内に月2回に限り】

手術前日
術前クリーニング

術後
各科治療スケジュールにあわせた口腔ケア・歯科治療の継続

＊入院施設内の歯科が担当

退院後
- 周術期等口腔機能管理料（Ⅰ）　190点【手術月から3カ月以内に3回に限り】

退院後
定期的な専門的口腔ケア
セルフケアのチェック
晩発する口腔症状への対応

＊連携する歯科診療所かかりつけ歯科が担当（継続的に行う）

(b) 患者説明用文書

治療を受けられるかたへ
「歯科・口腔外科」受診のお勧め

口の中には多くの細菌が存在し、体調の変化が敏感に影響する場所です。

口の中の衛生状態が悪い場合、手術、放射線や薬など体に負担のかかる診療時に、口の中などにトラブルが発生することがあります。このトラブルとは術後の肺炎や口内炎が多くできることで、治療の継続が困難となる報告もあります。また、口の衛生状態を向上することで、トラブルを軽減できることが知られています。

当院では、治療の前より口の中の衛生管理を行うことで、治療を円滑に進めてゆく事を提唱しております。

ご希望の方は、口の中の衛生管理のため、当院の「歯科・口腔外科」で、術前・術後の「口腔（こうくう）のケア」をはじめ「応急的な歯科診療」を行う事になります。

（「歯科・口腔外科」の受診によりご負担となる医療費が別途発生します。）
（継続的な歯科診療をご希望の方は、お近くの歯科医院へご紹介いたします。）

より安心して治療を行うため、受診をお勧めいたします。

●●大学　●●総合病院

(c) 周術期口腔管理依頼票

診療依頼票および返信票
歯科・口腔外科（周術期口腔管理）御中
（　　　　　様）

□外科・□入院（　　）・□往診（　　）
主病名
手術等の予定　□手術：日時（　　）術式（　　）
　　　　　　　□化学療法
　　　　　　　□放射線療法
既往症　□糖尿病　□高血圧症　□呼吸器疾患　□循環器疾患
　　　　□その他（　　）
抗血栓療法の有無　□有（　　）　□無
【依頼事項】

年　　月　　日　　宜しくご診療お願い申し上げます

以上ご返事申し上げます。
年　　月　　日　　歯科・口腔外科　担当

図 3-28　周術期における口腔機能管理

表 3-1 がんの治療に際して行う口腔機能管理の内容

- 口腔内の診察・歯周基本検査（ポケット測定・動揺度検査）
- 歯石除去および機械的歯面清掃
- 口腔衛生指導（特にセルフケア方法の指導）
- 義歯の調整
- 動揺歯の固定

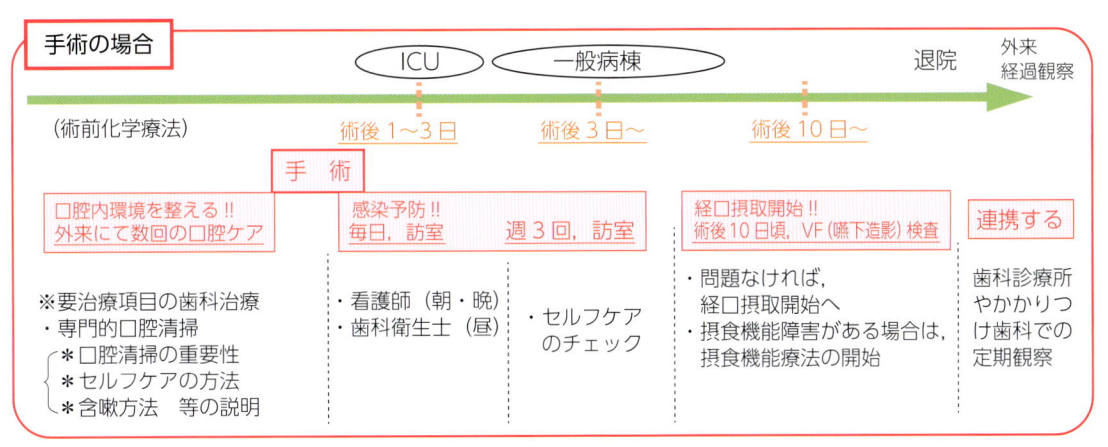

図 3-29 病院での医科歯科の連携（周術期口腔機能管理）の一例

う場合，これらの流れを円滑に行うために依頼票と患者への説明書を独自に作成して使用しています（図 3-28）．患者への説明は，治療が決まり入院の説明と同時に行い，そのまま歯科外来を受診してもらい手術までの限られた時間を有効に使うように工夫しています．

国立がん研究センターと日本歯科医師会が連携した事業が拡大し，各地域のがん診療地域拠点病院から連携する歯科診療所へ入院前の口腔機能管理を依頼される連携システムが全国的に整備されつつあります．

周術期の口腔機能管理で行うべきことを，表 3-1 に示します．特にセルフケアの方法の指導では，口腔衛生管理が治療の結果に反映されることも含めて説明します．患者のモチベーションを向上させる点においても重要なポイントです．

また，顎骨に放射線照射やビスフォスフォネートの投与が予定されている場合には，パノラマエックス線検査等を行って要抜去歯，根尖病巣などを確認し，将来抜歯が必要になるであろう歯が存在する場合には，治療前に抜歯を行っておきます．

3 チーム医療の中での口腔機能管理

チーム医療とは「多種多様な医療スタッフが，各々の高い専門性を前提に目的とする情報を共有し，業務を分担しつつも互いに連携・補完し合い患者の状態に的確に対応した医療を提供すること」と定義されます．周術期は手術の侵襲で出血，疼痛，免疫低下等により恒常性の維持が不安定となり，さまざまな合併症が発生する時期です．主治医の他に麻酔科，看護師，理学療法士，管理栄養士などが協力して早期の回復に向けた対応が行われ，そこに歯科医師・歯科衛生士も同じ目標をもって参加することになります．

図 3-29 に手術する場合の口腔機能管理の流れを示します．入院前に行う表 3-1 に示す内容は，がんの治療を担当する施設と連携する歯科診療所やかかりつけ歯科で行います．入院中は院内に歯科がある場合，歯科医師・歯科衛生士が訪室して口腔清掃を行いますが，日常の口腔ケアは患者自身のセルフケアと看護師に委ねることになります．また，食道がんなどにおける術後肺炎の予防の一環として行わ

れる嚥下ケア・呼吸リハビリテーションなどは，一般的には理学療法士や言語聴覚士によって行われるため，主治医を交えてこれらの職種とあらかじめ施行の時期や内容の確認を行い，スムーズにそれらが実行されるようにすることで効果は相乗されます．治療の流れに沿って基本的行動を経過表にまとめておくと（クリニカルパス），いずれの症例でも適切な時期に均質な管理を提供しやすくなります．

がん治療がいったん終了した後も口腔ケアは継続的に行う必要があります．治療の副作用による唾液の減少によるう蝕や歯周炎の進行，顎骨骨髄炎の発症なども口腔衛生状態を良好に保つことで予防することができます．患者が外来通院できる状態であれば，その口腔ケアは再びかかりつけ歯科医のもとで行われることが理想です．

II 地域医療における検診システムの構築

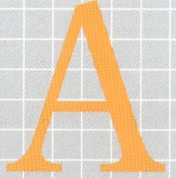

A 検診システムの構築と予防

1 集団検診と個別検診

1 集団（対策型）がん検診と個別（任意型）がん検診の違い

　検診（スクリーニング）とは疾病前の状態または疾病に罹患していないと思われる人からふるい分けをして選び出すことです．がん検診には，ある集団を対象とした対策型検診（Population-based screening）と個人を対象とした任意型検診（Opportunistic screening）があり，いずれもがんの二次予防に位置づけられています．表 A-1 に両検診の特徴について示します．

　現在国内で実施されている対策型がん検診は，胃，大腸，子宮，乳房，肺で，いずれも高い罹患率を有し，早期発見・介入による病期，死亡率の減少が確認されていますが，この中には欧米では科学的に有効性が確立されていない検診方法（胃，肺）も含まれています．検診には国策として対策型検診をさらに強化した組織型検診があり，英国，北欧では子宮がん，乳がんをこの方式で行い，高い受診率と死亡率の減少に成功しています．この組織型検診は有効性が確立された方法でのみ行われます．

2 口腔がん検診の目的は早期発見することである

　がんの集団検診の目的は，検診非実施の場合に比べて検診によって対象とするがんの死亡率が減少することにあります（図 A-1）．単にがんの発見率が高かったというだけでは評価されません．一般に集団検診では，がん死亡率減少をアウトカム指標として有効性を評価するので，口腔がんのような罹患率の低いがんでは，高い評価を期待するには無理があります．口腔がんは費用対効果，検診対象者のコンプライアンス（受診率）を高める観点から，大規模な集団検診よりはむしろ歯科診療所での個別検診のほうが有効性は高いのです．喫煙，過度の飲酒が口腔がん発症の強い危険因子であることから，生活習

表 A-1　対策型がん検診と任意型がん検診

	対策型がん検診*	任意型がん検診
目的	集団での当該がんの死亡率を下げる	個人の当該がんの死亡率を下げる
検診の間隔	おおむね1年ごと	個々のリスク因子による
検査の感度	最も高い感度の検査方法は選ばれない．すなわち偽陰性を生じる可能性が高い（本当は陽性であっても正しく陽性と判定される可能性が低くなる）	最も高い感度の検査方法が選ばれる．すなわち偽陰性を生じる可能性が低い（陰性ならば正しく陰性と判定される可能性が高い）．除外診断に有効
検査の特異度	高い特異度の検査方法が選ばれる．すなわち偽陽性を生じる可能性が低い	高い特異度は重要ではない．すなわち偽陽性を生じる可能性が高い
利益	集団に対して限られた資源の中で最大となるように考慮される	個人に対して最大となるように考慮される
不利益	集団に対して限られた資源の中で最小となるように考慮される	偽陽性を生じる可能性が高いので必ずしも最小とは限らない
具体例	健康増進事業による市町村の住民対象のがん検診	人間ドック，個別検診

＊対策型検診の中には有効性が科学的に確立され国策として実施される組織型検診がある

がん検診によりがん死亡を減少させるためには，有効ながん検診を正しく実施する必要がある

①がん検診アセスメント
- **有効性の確立**した検診
- がん検診ガイドライン

②がん検診マネジメント
- 徹底した**精度管理**
- 精度管理の体制整備

質の高い検診
- 正しい検診
- 正しく行う

③受診率対策
- 死亡率減少

高い受診率

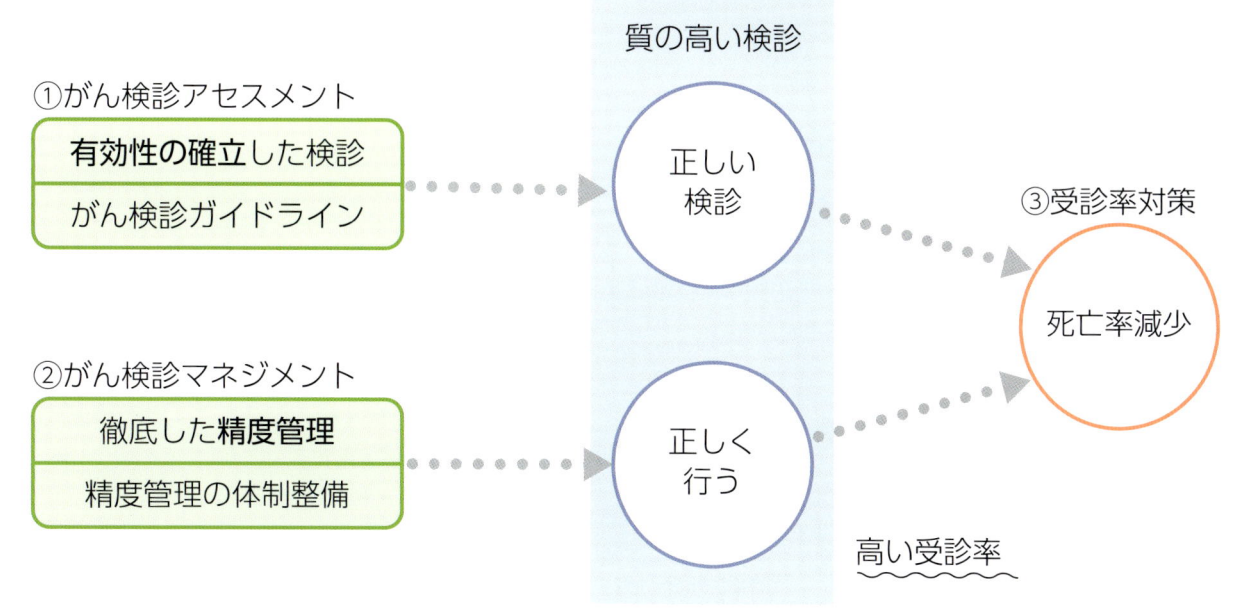

図 A-1　がん検診の評価[3]
（がん検診受診向上アドバイザリーパネル委員会：かかりつけ医のためのがん検診ハンドブック．平成21年度厚生労働省がん検診受診向上指導事業，2010　より）

COLUMN

がん検診の費用対効果

　口腔がん検診は費用対効果の観点から大規模な対策型検診よりはむしろ歯科診療所での任意型検診の方が有効性は高いといわれています．口腔がんの罹患率が高い地域であるインドで行われた大規模な任意型検診の研究で，検診による効果として単位生存年延長費用（生存を1年間延長するのにかかる費用；CPLYS）は受診者全体で850ドルで，一方，喫煙または飲酒習慣を有するハイリスクグループでは最も低い156ドルであったとの報告があります（Subramanian S et al. Bull World Health Organ. 2009）．また，検診費用は一人当たり9年間で6ドルと低コストで，インドの国内総生産が2400ドル（2004年）であることを考慮すると任意型検診の費用対効果は高く，特にハイリスクグループでは有効であると述べられています．

　一方，口腔がんの罹患率の低い先進国では，任意型検診は費用対効果の点から有効ではないと結論づけられています．しかし，アメリカのメタアナリシス研究では，ハイリスクグループである喫煙または飲酒習慣がある40歳以上の男性を対象とした任意型検診で，検診による早期発見により生活の質を調整した生存年（QALY）の維持と医療費コスト削減（3,363ドル）に効果があると報告されています（Dedhia et al. Laryngoscope. 2011）．

　それでは個別検診はどうでしょうか？イギリスの40歳以上を対象とした個別検診の研究では，トレーニングを受けた歯科開業医によるハイリスクグループの任意型検診を意思決定分析（意思決定時のリスクを評価する分析手法）という方法で解析した結果，費用対効果があったと報告されています（Speight PM et al. Health Technol Assess. 2006）．

　検診方法，罹患率の有無にかかわらず喫煙，飲酒集団を対象とした早期発見はQALYの維持と，医療費削減に一定の効果があるようです．しかし，近年の疫学調査で口腔がん患者の約4分の1が喫煙，飲酒のリスクファクターを有しないということが報告されてもいます．歯科医院でよくトレーニングされた歯科医師による定期的な口腔がん検診は，リスクの有無にかかわらず有効性が期待できるのではないでしょうか．今後のさらなる研究が期待されています．

（長尾　徹）

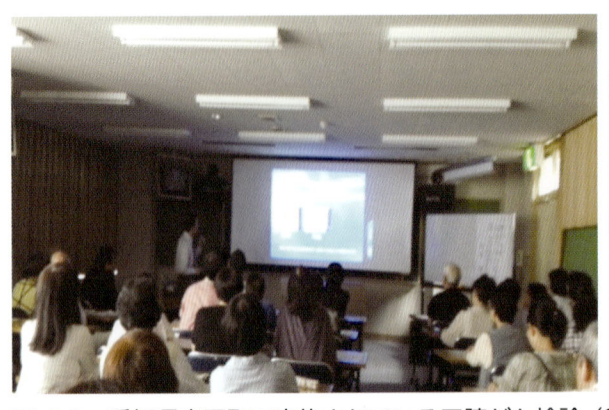

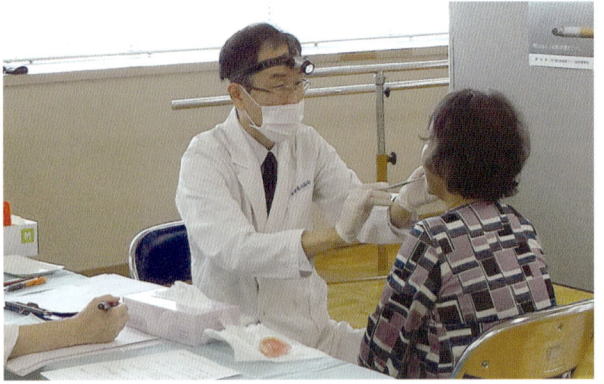

図 A-2　愛知県幸田町で実施されている口腔がん検診（2012年）
口腔がん予防の公開講座の後にがん検診を行い教育効果を高めている．

```
実施計画の策定
    ↓
検診母体（歯科医師会など）から受診対象者への
周知活動
    ↓
二次検診（精密検査）に関して基幹病院との
打ち合わせ
    ↓
検診者養成のための事前研修会および
検診者としての適性試験の実施
    ↓
検診実施
    ↓
要精密検診者の二次医療機関への紹介
    ↓
受診状況の収集
    ↓
データ管理および精度分析
```

図 A-3　個別検診事業の導入の流れ（例）

慣を有するハイリスクグループを対象とした個別検診を行えばその有効性はいっそう高くなります（p.91 コラム参照）．

3　検診事業の実際

1）口腔がん検診事業の立ち上げ

口腔がん検診を始める前にその目的を明確にしておく必要があります．集団を対象とした検診における目的は，罹患率の高いがんでは表 A-1（p.90 参照）のように集団での当該がんの死亡率を下げることです．一方，罹患率の低い口腔がんを対象とする場合は死亡率を減少させるということを第一の目的にするのではなく，むしろがんを早期に発見して早期治療に結びつけること，そして第二の目的として悪性化能を有する前がん病変をいち早く見つけることに主眼を置いたほうがよいでしょう．集団検診では口

口腔がん個別検診の流れ

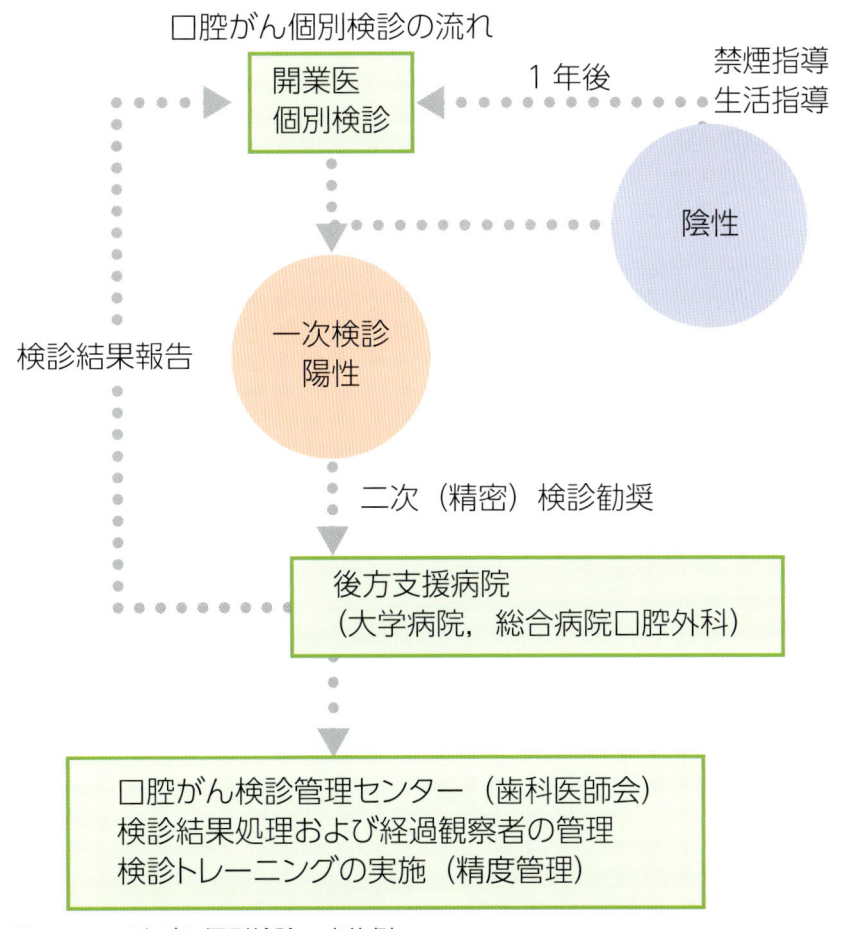

```
開業医個別検診 ──1年後── 禁煙指導
      │                  生活指導
      │                    │
      │                   陰性
      ▼
  一次検診
   陽性
      │
      │ 二次（精密）検診勧奨
      ▼
  後方支援病院
  （大学病院，総合病院口腔外科）
      │
      ▼
  口腔がん検診管理センター（歯科医師会）
  検診結果処理および経過観察者の管理
  検診トレーニングの実施（精度管理）

検診結果報告（点線で開業医個別検診へ）
```

図 A-4　口腔がん個別検診の実施例

腔がんについての患者教育とセットで行うと受診率が高くなるので，検出を目的とするというよりは口腔がんの啓発活動の一環としてとらえるほうが事業の意義が出てくるように思われます（**図A-2**）．一方，個別検診では**表A-1**に示すように個人の利益が最大となるように，すなわちいかに正確な検診結果を受診者に提供できるかが重要となるので，この第一，第二の目的に合致しやすいといえます．

　どんな事業でもヒト，モノ，お金はある程度必要です．集団検診を歯科医師会等の団体が主体となり実施するには，器材はそれほど必要としませんが，専門的な人材および資金はある程度調達する必要があります．一般に，まずその地域の行政に働きかけて活動の趣旨を説明することから始まるのが普通で，そのためには綿密な計画書を作成する必要があります．どこの自治体においても緊迫財政のため新たな保健事業，特に現時点では科学的根拠に乏しい口腔がん検診には消極的なところがほとんどなので財政支援はあまり期待しないほうがよいでしょう．むしろ最初の数年間は団体が主体となり実績を積んで，得られたアウトカム（事業結果）をもとに**粘り強く交渉する**ことが大切です．検診に必要な人材および科学的根拠の蓄積，すなわち検診精度の確保，評価についてはその地域の大学病院や基幹病院の歯科口腔外科が支援を行うことになるかと思われます．実際の口腔がん検診事業については千葉県千葉市（p.120～123参照），市川市の事例（p.115参照）を1つの例として参照ください．一方，個別検診を整備して早期発見に努める事業もすでに各地域で実施されています．図にその事業導入の流れ（**図A-3**）と具体的な検診の実施（**図A-4**）について示します．

2）検診者のトレーニング

　口腔がんを診断することは一般歯科医にとって決して特殊な能力を要するものではありません．視診による口腔がん検診は，標準化された手法での診査，基準のすりあわせ（キャリブレーション）の訓練を積めば専門医でなくても80％以上の感度・特異度の高い検診精度を維持できるとしてWHOでも認め

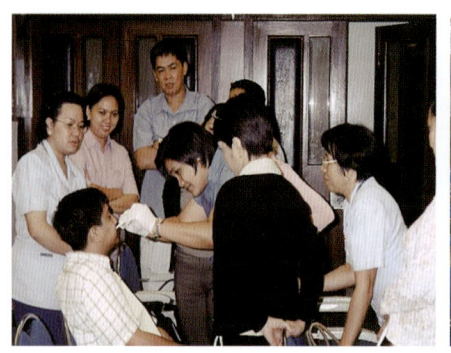

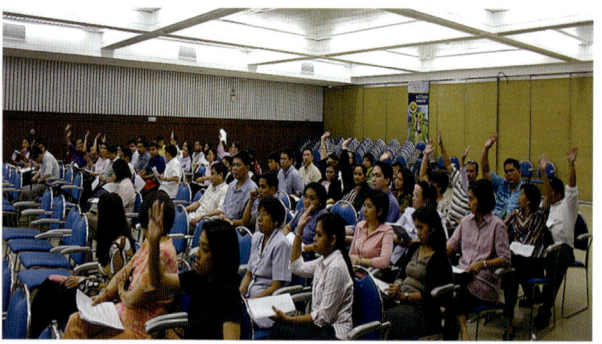

図 A-5　フィリピンで実施した口腔がん検診ワークショップ（2005 年）
検診者トレーニングの風景（左）とキャリブレーション（診査，基準のすりあわせ）後の試験風景（右）

表 A-2　がん検診の評価

がん／前がん病変		検査結果	
		陽性	陰性
	あり	真陽性（a）	偽陰性（b）
	なし	偽陽性（c）	真陰性（d）

感度：　　　　　　がんを実際に有する人のうちの検査陽性者の割合　　　a/（a + b）
特異度：　　　　　がんを実際に有しない人のうちの検査陰性者の割合　　d/（c + d）
偽陰性率：　　　　がんを実際に有する人のうちの検査陰性者の割合　　　b/（a + b）
偽陽性率：　　　　がんを実際に有しない人のうちの検査陽性者の割合　　c/（c + d）
陽性反応適中率：　検査陽性の人のうち実際にがんを有する者の割合　　　a/（a + c）
陰性反応適中率：　検査陰性の人のうち実際にがんを有しない者の割合　　d/（b + d）

られている方法です（図 A-5）．

　がん検診では検診の精度が重要になります．理想的には感度・特異度ともに最高の検診方法が望ましいですが，そのような検診方法は残念ながら存在しません．集団検診では表 A-1（p.90 参照）に示すように高い特異度，つまり偽陽性率を低くしてがんの誤診を少なくすることが重要とされています．これに対して個別検診では高い感度を維持して見落としをなくすことが重要とされます．このように検診方法によってその目的が違うため，評価基準も異なってきます．トレーニングでは検診結果の評価についても触れて，検査者に検診精度管理の重要性について説明するようにします（表 A-2）．視診による一般的な口腔がん検診の感度・特異度は，一定のトレーニングを受ければ歯科衛生士にも高い検診精度を得ることができます．

　口腔がんを早期に発見して早期治療に結びつけるには，いかに無症候のうちに病変を検出するかにかかっているといえます．口腔がんの中で舌，口底がんは，早期に頸部リンパ節転移をきたし予後が悪いことが知られています．口腔前がん病変として重要な口腔白板症の中でも，がん化しやすい舌縁にある病変をがんが発症する前に早期に発見することが，予後の不良な進展例を減らすことにつながります．

　模擬患者を使った検診トレーニングも推奨できる方法です．特に，検診結果が陽性であった場合受診者にどのように説明するかはたいへん慎重に行う必要があり，事前にトレーニングしておくことは有効です．また，喫煙，過度の飲酒に対する禁煙，節酒のアドバイスも歯科医療関係者の責務であり，検診トレーニングの中に組み入れるとよいでしょう．

4　検診の場における患者教育

　口腔がん検診受診者には口腔がんのリスク因子である喫煙，飲酒，口腔清掃，栄養に関する問診を必ず行い，健康増進，疾病予防のためのアドバイスを検診と同時に行えば，がんの一次予防として有効で

表 A-3　口腔がん予防の五か条

- [ ] たばこはやめましょう．どうしてもやめられない方は，かかりつけ医・歯科医などにご相談を
- [ ] 緑黄色野菜・くだものを毎日5種類以上摂りましょう
- [ ] アルコールは，一日に男性なら2杯，女性なら1杯*にしましょう（*日本酒1合，ワイングラス1杯，ビール500ccに相当）
- [ ] 2週間以上治らない口内炎はかかりつけ歯科でみてもらいましょう
- [ ] 口の中を常に清潔にして，虫歯，歯周病はきちっと治しましょう

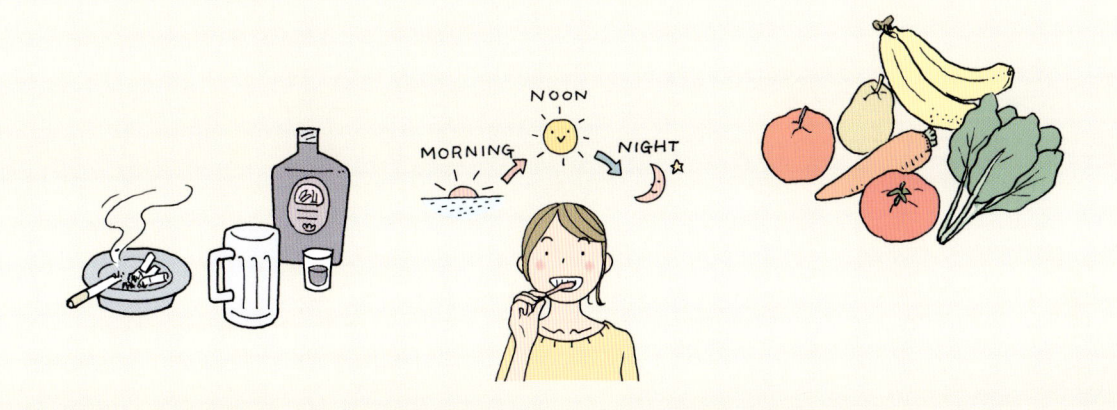

COLUMN

口腔がん患者の受療行動と紹介経路

　口腔がん患者の3人に1人は異変に気付いてから医療機関にかかるまでに3カ月以上かかっているとの研究結果があります．患者は最初の兆候が口腔がんのサインであることにほとんど気が付かず，その結果たいした病気ではないと見過ごしてしまいます．口腔がんは初期症状に乏しいため深刻な問題としてとらえないのはどこの国でも変わりません．がん患者にとって近親者，友人，保健関係者への相談やアドバイスがその後の受療行動に影響することがわかっています．一般市民への口腔がんの啓発活動のため，"Oral Cancer Walk"などのイベントが各国で国をあげて行われ，早期発見，早期治療に結びつけようと努力がなされています．

　歯科診療所で見つかる口腔がんは歯肉がん，舌がんが多く，精密検査として口腔外科に紹介する傾向があり，一方，医師の場合は耳鼻咽喉科・頸部外科に紹介する傾向があります．一般に医師は歯科医師よりも早く専門医に紹介する傾向があると報告されています．これは歯科医師が医師よりも専門的なアプローチ，たとえば義歯の調整，軟膏，含嗽剤の処方等で治療を積極的に行う診療態度によるものと推察されますが，患者のみならず，医療従事者側にも，疑わしい症例があれば早期に専門機関に紹介するように喚起する必要があるでしょう．イギリスでは一次医療機関がすべてのがんを2週間以内に専門医に紹介することを目指して，"Two Week Rule referral"というメッセージで早期発見，早期治療を推進しています．

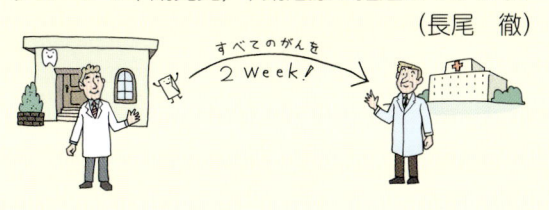

（長尾　徹）

A　検診システムの構築と予防

す（表 A-3）．また，1 年に 1 回は検診のためかかりつけ歯科を受診し，歯・歯周組織だけでなく口腔がんの診査を受けるように説明することも，啓発活動として大切な点です．

検診の概要について事前に受診者に説明をする際には早期発見，早期治療の有用性について説明することはいうまでもありませんが，検診には見落とし，偽陰性，偽陽性，過剰診断の可能性があることにも触れなければなりません．一次検診で陽性と診断して精密検査で陰性となることもあり，検診には有益な面もあるが，不利益もありうることに触れ，精神的，肉体的負担に対して十分配慮する必要があります．このことは検診結果に関する不毛なトラブルを避けるためには大変重要なポイントです．

参考文献（ⅡA-1）
1) 斎藤 博：全国市区町村における「有効性評価に基づくがん検診ガイドライン」の認知度・理解度及び利用に関するアンケート調査報告．平成21年3月．
2) 長尾 徹：科学的根拠に基づいた口腔がんの診断の精度・感度．ザ・クインテッセンス，30：566-570，2011．
3) がん検診受診向上アドバイザリーパネル委員会：かかりつけ医のためのがん検診ハンドブック．平成21年度厚生労働省がん検診受診向上指導事業，2010．

COLUMN 123

世界に見られる口腔がん

世界人口の10％，アジアに限っていうと20％に噛みタバコ（ビーテル噛み）の習慣があることを知っていますか．噛みタバコは，口腔がんの多発地域である南アジア，東南アジアで広く行われている習慣で，発がんの直接的原因として知られています．無煙タバコの1つであるこのビーテル噛みは，肉体的疲労からの回復，多幸感，覚醒作用が得られるために，特に貧困層の間で広く行われています．発がんの原因物質はビンロウジ（Areca nut）に含まれているアルカロイドの一種であるアレコリンで，長期間の使用で前がん病変である粘膜下線維症を発症して口腔粘膜の硬化から咀嚼・嚥下障害をきたし，その後口腔がんへと移行していきます（図）．この習慣は南アジアから東は台湾まで広まりましたが，幸い日本には伝来しませんでした．そのため日本での日常臨床ではビーテル噛みに関連する粘膜病変をわれわれが診ることは皆無ですが，近隣のアジア諸国ではこのビーテル噛みが深刻な健康問題を引き起こしています．ドライパッケージの無煙タバコ商品は発がん性物質を高濃度に含有しており，開発途上国における若年者の主要な健康の脅威となっています．インドでは子供をターゲットとした甘いフレーバーに味付けされた Gutkha（グトゥカー）という商品により，子どもの無煙タバコ依存が500万人以上に達して問題となっています．2011年にインド政府によりこの無煙タバコの製造，販売は禁止になりましたが，一方で近年若年者層の間で有煙タバコが徐々に増加してきているという現実もあります．

（長尾　徹）

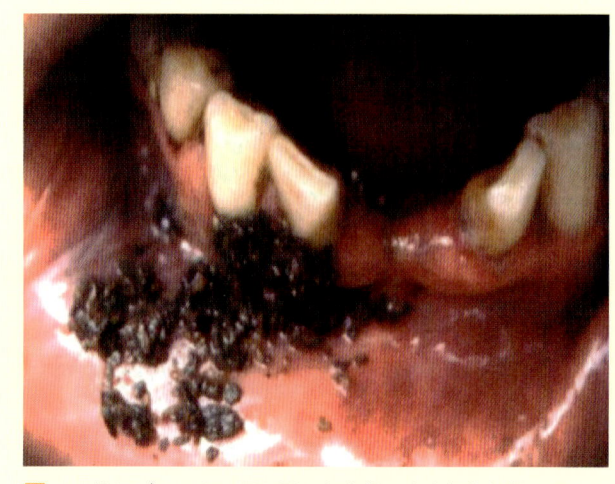

図　一般にビーテルは下口唇か臼歯部の歯肉頬移行部に置くのでその部位に前がん病変ができてがん化する．写真は無煙タバコのドライパッケージを使用している口腔内である．

インドで販売されている無煙タバコ．1袋約3〜5円くらいで買える Areca nut のドライパッケージでタバコも含有している．

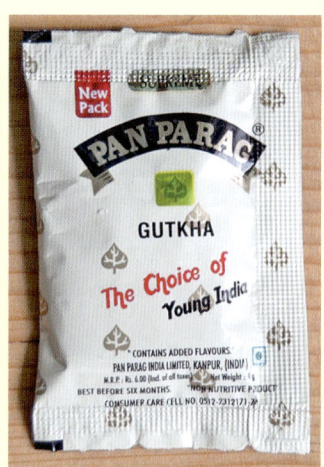

2 地域における検診プログラム

1 広域網羅型の例

1）広域で行う検診の地域特性と対策

（1）広域における問題点

　東北地方の面積は日本の国土の約18％を占めますが、人口は全国の約8％です．また、都市は山地に隔てられた平野・盆地に分散して存在します．このような地域では、1カ所に患者を集める集団検診は回数が多くなり、検診する側の負担が大きい割には集まる患者数は少ないというリスクがあります．これは東北地方だけでなく東京や大阪，名古屋などの大都市以外の地域で検診を行う場合の共通した問題と思われます．

（2）アプローチの仕方

　今回のプログラムは東北6県の歯科医師会と北海道歯科医師会で実施しようとするものです．広域での地域特性を考え，集団検診のように一カ所に患者を集めるのではなく，あくまでも各県歯科医師会会員が歯科の日常臨床の中で口腔粘膜を意識的に観察し，口腔がんを，さらに，できれば前がん病変，前がん状態の段階の粘膜異常を見つけようとするプログラムにしました．そして発見後に各地域の専門機関へ積極的に患者を紹介できるよう，このプログラムの開始前に，弘前大学，岩手医科大学，秋田大学，東北大学，山形大学，福島県立大学，奥羽大学の7大学の歯学部，医学部口腔外科に協力を依頼し了解を得るという前準備も行いました．

①わかりやすい検診マニュアルの作成

　口腔をみる機会の多い歯科医に日常臨床で積極的に口腔がんを意識してもらい発見しやすいように，歯科医師会が主体となって「口腔がん・口腔粘膜疾患検診マニュアル」（図A-6, 7）を作成しました．

> わかりやすい検診マニュアルをつくる．

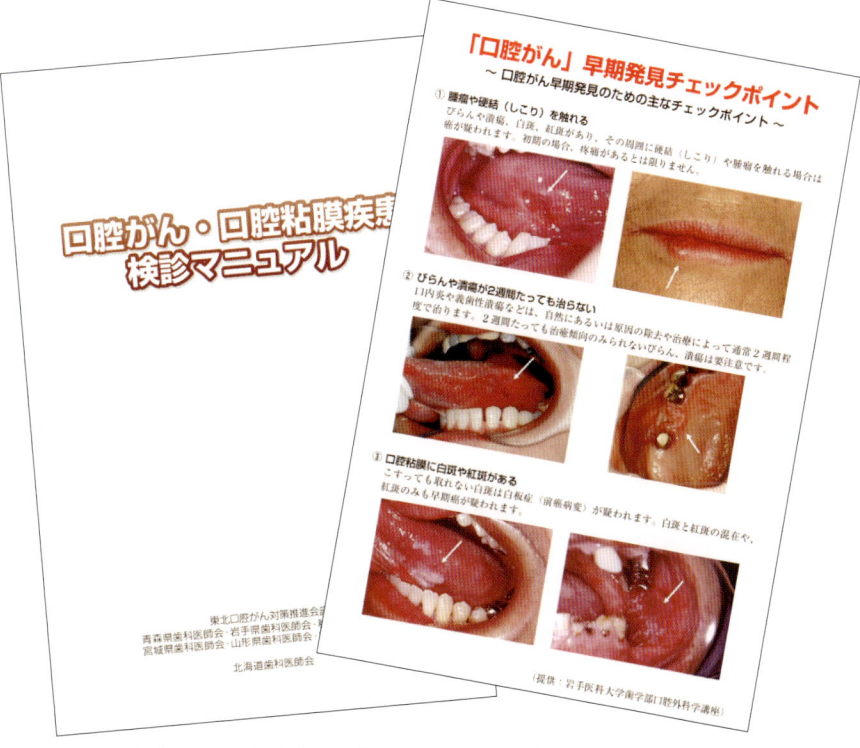

図A-6　口腔がん・口腔粘膜疾患検診マニュアル①
初期がんの病態写真を多数掲載

A　検診システムの構築と予防　97

> 検診しやすいようにチェック項目を提示したシートを作成.

このマニュアルの特徴は，初期の口腔がんや前がん病変，前がん状態からがん化した症例の病態写真を掲載したこと，検診のためのチェックシートを掲載したことにあります．進行したがんは比較的発見しやすいのですが，そうでないものは見逃すことも

別紙チェック項目にしたがって口腔内を観察してください．
一つでも該当する項目が認められる場合は，専門医療機関をご紹介ください．

検診する部位の順番は自分のやりやすい順で結構です．まず舌を出させ両側縁を観察し，口底，両側頬粘膜，上下顎歯肉，その他の部分を注意して観察しましょう．

【検診のポイント】

☆口腔がんは舌がんが最も多く，次に歯肉がん，頬粘膜がん，口底がんの順です．舌がんの大多数が側縁に発生します．ここを注意して診察します．

☆視診では病変の形と色を観察します．形では腫瘤（乳頭腫様，顆粒様）や潰瘍・びらんに注意します．色では白色病変や白色・赤色混在病変に注意が必要です．

☆口腔がん検診では見るだけでなく必ず触診をすることが大切です．触診では粗糙感とともに重要なのが硬結（しこり）の有無です．がんの場合，潰瘍などの病変の直下に周囲の粘膜とは異なる硬さの組織を触れます．義歯性潰瘍などの褥瘡性潰瘍では硬結は触れませんが，がんでは10mm以下のものでも硬結が触れることが多いです．また，触診で容易に出血する病変も要注意です．

☆自覚症状では疼痛や出血が大切なサインです．口腔がん患者では，食事時に痛む，しみる，血の味がするなどの訴えが多くあります．

☆病変の時間経過をチェックします．病変の急な増大，突然の潰瘍形成，粗糙感の出現，疼痛や出血の発生などの症状の有無を問診で確認します．

☆白板症や口腔扁平苔癬などの前がん病変・状態をとらえることも重要です．

☆疑わしい病変が見つかった場合，決して放置しないことが肝心です．がんは様子を見ていても治りません．病変を刺激するう歯や補綴物があれば，その日のうちに，鋭縁の研磨，義歯の除去などを行い，可及的速やかに専門機関を受診させて下さい．

口腔がん・口腔粘膜疾患チェックシート

平成　年　月　日

ご氏名＿＿＿＿＿＿＿＿＿＿＿＿＿＿＿
担当歯科医＿＿＿＿＿＿＿＿＿＿＿＿＿

※下記の項目にある症状が見られる時は□をチェックしてください．

1. 舌の側縁に異常がある ・・・・・・・・・・・・・・・・・・・・・ □
2. 頬粘膜に異常がある ・・・・・・・・・・・・・・・・・・・・・・ □
3. 歯肉に異常がある ・・・・・・・・・・・・・・・・・・・・・・・ □
4. 口底に異常がある ・・・・・・・・・・・・・・・・・・・・・・・ □
5. その他の部位（　　　　）に異常がある ・・・・・・・・・・ □
6. 潰瘍・びらんを形成している ・・・・・・・・・・・・・・・・ □
7. 腫瘤がある ・・・・・・・・・・・・・・・・・・・・・・・・・・・ □
8. 白色病変がある ・・・・・・・・・・・・・・・・・・・・・・・・ □
9. 赤と白の混在した病変がある ・・・・・・・・・・・・・・・・ □
10. 病変に硬結（しこり）がある ・・・・・・・・・・・・・・・・ □
11. 病変から出血がある ・・・・・・・・・・・・・・・・・・・・・ □
12. 病変に痛みがある ・・・・・・・・・・・・・・・・・・・・・・・ □
13. 病変に急な経時的変化がある ・・・・・・・・・・・・・・・・ □

〈検診結果〉
　□ 疑われる所見なし　　□ 専門機関での精査が必要

東北口腔がん対策推進会議
青森県歯科医師会，岩手県歯科医師会，秋田県歯科医師会
宮城県歯科医師会，山形県歯科医師会，福島県歯科医師会
北海道歯科医師会

図 A-7　口腔がん・口腔粘膜疾患検診マニュアル②

考えられます．初期がんや前がん病変，前がん状態からがん化した症例を掲示することで，このような病変も口腔がんを疑う必要があることに注目してもらうようにしました．

チェックシートは，口腔がんの好発部位，色，形，経時変化を意図的にチェックできるようにしてあります．たとえば，舌がんを見つけるためには舌背ではなく，舌縁を診察すべき，などの注意点を加えてわかりやすくしています．

また，このマニュアルの説明会を各県歯科医師会で開催するように依頼しました．

②**各県の拠点病院と積極的に連携をとってもらうための工夫**

プログラムを通じて，歯科医師会会員から「患者の専門機関への紹介方法」がわからないという声を多く聞きました．そこで，なるべく簡単に紹介状を作成できるように，「口腔がん専用の診療情報提供書」（図 A-8）を作成しました．これは部位，所見，

診療情報提供書

平成　年　月　日

医療機関名＿＿＿＿＿＿＿＿＿＿

＿＿＿＿＿＿＿＿＿＿先生

医療機関名＿＿＿＿＿＿＿＿＿＿

歯科医師名＿＿＿＿＿＿＿＿　印

下記の患者は，当院に通院中の方です．

患者氏名（ふりがな）＿＿＿＿＿＿＿＿様　　男・女

生年月日　明・大・昭・平　　年　　月　　日（　　歳）

この度，下記の様な病変を認めましたので，ご高診のほどよろしくお願い申し上げます．

・部　位
- □　舌　（側縁・下面，舌尖，舌背：右，左，正中）
- □　歯　肉　（上顎，下顎：右，左，正中）
- □　頰粘膜　（右，左）
- □　口唇粘膜　（上唇，下唇：右，左，正中）
- □　口　底　（右，左，正中）
- □　口　蓋　（硬口蓋，軟口蓋：右，左，正中）
- □　その他：

・所　見（複数チェック可）
- □　びらん・潰瘍　　□　白斑・紅斑
- □　腫瘤・硬結　　　□　その他：

・症状の発症時期
- □　1週間以内　　□　1カ月以内　　□　3カ月以内
- □　6カ月以内　　□　1年以内　　　□　1年以上前

・既往歴
- □　あり　　□　なし
- ありの場合：

・その他特記事項（処方等）

図 A-8　口腔がん専用の診療情報提供書

症状の発症時期，既往歴などをチェックで示したり○で囲めば紹介状ができるように工夫されています．さらに，岩手県ではこの診療情報提供書の発行数を把握するために，専用診療情報提供書を書くと同時に「口腔がん・口腔粘膜疾患診療情報提供報告書」(図 A-9)を県歯科医師会にも提出するような仕組みにしました．

> 簡単に紹介状を作成できるように書面のフォーマットを作成．

口腔がん・口腔粘膜疾患診療情報提供報告書

平成　年　月　日

岩手県歯科医師会会長様

　　　　　　　　　医療機関名　　　　　　　　　

　　　　　　　　　歯科医師名　　　　　　　　印

　平成　　年　　月に実施した診療情報提供件数について，下記のとおり報告いたします．

記

	年齢	性別	チェック項目（NO.）	情報提供先医療機関名
1	歳	男・女		
2	歳	男・女		
3	歳	男・女		
4	歳	男・女		

以上

※情報提供者（患者）の年齢，性別を記入してください．
※チェックシートでチェックされた番号（1-13）を，全て記入してください．
※報告書は，翌月 10 日までに提出してください．

（送付先：岩手県歯科医師会　FAX 019-654-5474）

図 A-9　口腔がん・口腔粘膜疾患診療情報提供報告書

患者にも検診を意識してもらえるようポスターを作成.

memo
これらの資料は県歯科医師会ホームページで公開され,いつでも会員が利用できるようになっています.また,他県の歯科医師会員には各地域に合った様式に自由に改変できるようにテキストファイルで提供しています.利用を希望する場合は岩手県歯科医師会にお申し込みください.

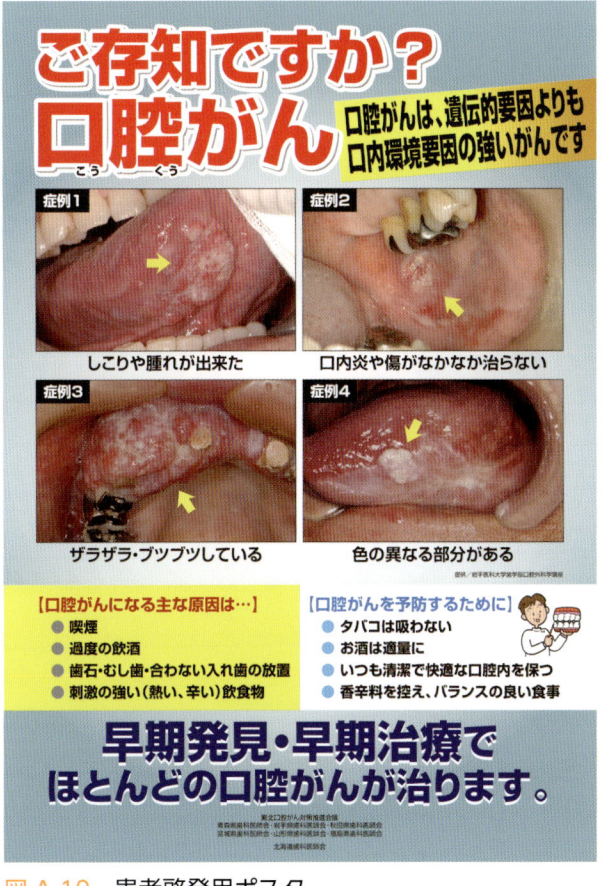

図 A-10 患者啓発用ポスター

表 A-4 岩手医科大学歯科医療センター口腔外科外来における検診プログラムの結果

新患数	7,322 名
紹介患者数	4,144 名
口腔がん新患数	160 名
専門情報提供用紙持参患者数	52 名
専門情報提供用紙持参患者中の口腔がん患者数	8 名

(2010 年 4 月～2012 年 3 月)

③同時に患者への啓発を行う

図 A-10 のように会員の歯科医院待合室に患者へ掲示するためのポスターの作成も行いました.こちらの症例は意図的に視診でもわかりやすいものを掲載しました.患者啓発と同時に歯科医師の新たな社会的意義を示すためのものでもあります.

(3) アプローチの効果～プログラムの実施結果 (表 A-4)

2010 年 4 月から 2012 年 3 月までの 2 年間で,岩手県歯科医師会会員から本プログラムに従って岩手医科大学附属病院歯科医療センター口腔外科を受診した患者数は 52 名でした.歯科医師会会員が発行した専用診療情報提供書数は 59 枚だったので,その 88.1% が岩手医科大学歯科医療センターを受診したことになります.この 52 名中 8 名が病理組織学

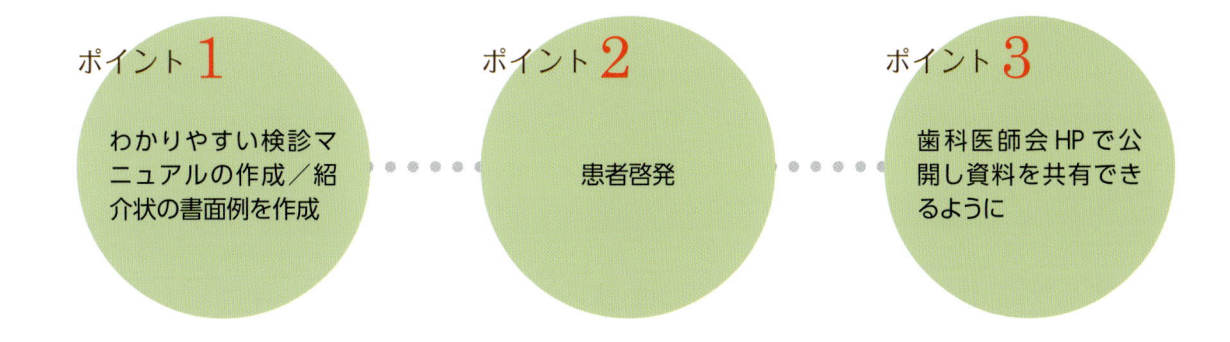

ポイント1 わかりやすい検診マニュアルの作成／紹介状の書面例を作成

ポイント2 患者啓発

ポイント3 歯科医師会 HP で公開し資料を共有できるように

A 検診システムの構築と予防

的に口腔がんと確定診断し治療を開始することになりました．8名の内訳は，男性1名，女性7名で，年齢は60歳から88歳と高齢者が多く，平均年齢は74.4歳，発症部位別では，舌が5名と最も多く，歯肉2名，硬口蓋1名でした．組織型分類では，扁平上皮癌が6名，基底細胞がんと悪性リンパ腫がそれぞれ1名でした．また，悪性リンパ腫を除く7名のうち5名が初期がんでした．

一方，情報提供者の中で口腔がん以外の診断であった44名の内訳は，口腔扁平苔癬が8名（18.2％），白板症7名（15.9％），炎症性疾患と良性腫瘍がそれぞれ6名（13.6％），口腔カンジダ症と褥瘡性潰瘍がそれぞれ3名（6.8％），囊胞2名（4.5％），その他9名（20.5％）でした．

口腔がん検診プログラムは，県歯科医師会と基幹病院との連携が非常に大切であることに留意し，対策を進めることが，事業実現のポイントといえるでしょう．

COLUMN 3

震災後の粘膜検診で

　2011年3月に発生した東日本大震災の被災者を対象とする健康調査「東日本大震災被災者の健康状態等に関する調査」が厚生労働科学特別研究事業として今後10年という長期にわたり実施されます．この調査の一環として，岩手医科大学では震災後約9カ月の同年12月に大槌町の18歳以上の全住民を対象に内科的，精神医学的な検診と同時に，口腔粘膜検診を含めた歯科検診を行いました．

　東日本大震災の被災地では，保健・医療の中核である行政，医療施設が壊滅的な被害を受け，今もなお仮設の施設での業務が続いています．大槌町は震災前の人口は約15,000人でしたが，検診時の震災9カ月後の人口は約13,000人で，そのうち約30％が65歳以上の高齢者でした．検診は15日間連続で，町内11会場で行われました．口腔粘膜検診については，通常の歯科検診とは別に，独立して口腔外科学分野の医局員が専任でつき，WHO標準口腔粘膜疾患調査表を用いて診査を行いました．健康調査のための問診票はありましたが，基本的に簡易の照明下で簡易椅子に被検者に座ってもらい，視診と触診のみを行いました（図）．

　口腔粘膜疾患の全受診者は2,010名で，内訳は男性773名（平均年齢62.9歳），女性1,237名（平均年齢61.4歳）でした．検診の結果，要精密検査患者は17名で，内訳は口腔がん2名(0.1％)，白板症7名(0.35％)，口腔扁平苔癬2名(0.1％)，その他（乳頭腫，エプーリスなど）6名でした．このうち，岩手医科大学歯科医療センターで病理組織学検査または切除生検を行ったのは，口腔がん，白板症，口腔扁平苔癬の全員を含む15名で，検診での診断と病理組織学検査の結果は全員一致していました．口腔がんの2名は口底(T2N1M0)と舌(T2N0M0)の扁平上皮癌で，2013年1月現在，2名とも予後は良好に経過

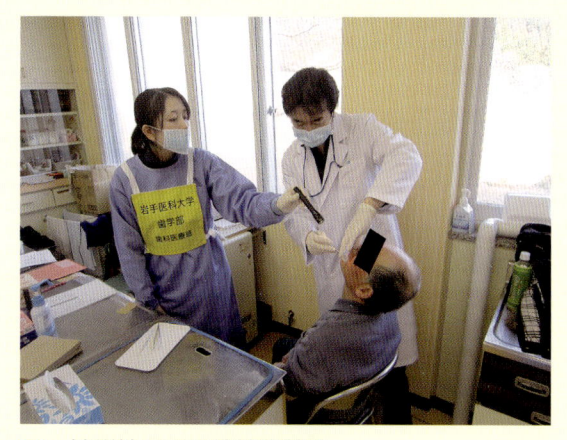

図　被災地での口腔粘膜検診

しています．

　これまで全住民を対象にした口腔粘膜検診の例は多くありません．今回は簡易の装置だけの検診でしたが，約0.1％の確率でがん患者を発見できたのは意義があったといえます．しかし，それ以上に白板症7名は全員切除を行い，口腔扁平苔癬2名は経過観察中で，粘膜疾患を前がん病変，前がん状態の段階で発見して加療できたことが，被検者自身と医療経済上の両面から考えると，より重要なことと思われます．学生時代に歯科医師が口腔がん患者に遭遇する確率は一生に1人と聞いたことがあります．この約0.1％の口腔がん患者の発見率が高いか低いかは，今後の分析に委ねるとして，1年間の1人の歯科医師が診察する患者数を考えてみましょう．レセプトの件数から，数年で1,000〜2,000人の患者を診察しているはずです．今回の口腔粘膜の検診は高齢者の比率が高い地域で行われましたが，歯科医師が口腔がん患者と遭遇する確率は，考えられているよりも高いと思われます．

（杉山芳樹）

2 都市圏型の例

1) 歯科医師会の体制づくりと方針決定

(1) 検診事業立ち上げ当初の問題点

　がんの早期発見を妨げる原因の1つには，患者への啓発不足や歯科医師の軟組織に対する意識の低さが考えられます．

　玉川歯科医師会はそういった問題を解決すべく地区公衆衛生活動を通じて「口腔がん検診事業」を2002年に立ち上げ，10年を超えて活動し続けています．

　「がん検診」というと集団検診のイメージがあるかもしれませんが，「口腔がん検診」に関しては，普段地域の人々と接している「かかりつけ歯科医」が行う個別検診を，スクリーニングとすることが最適であると考えました．また視診，触診だけでなくより客観的な診断のために擦過細胞診を取り入れるようにしました．

　とはいっても，2002年当時は個々の歯科医院で行う個別のがん検診事業の例は国内では見あたらず，会員に最初にこの案を提示したとき，「がん」という生死にかかわる重いテーマに対し慎重な意見が多くありました．まずは会員の理解を得ることが第一のハードルでした．

　また，口腔内の軟組織を診査することは，歯科医師として治療を行う限り当然行わなくてはならない行為であり，保険診療では初診や再診料に含まれているものですので，われわれが本来しなければいけない診断を検診として事業にするのは，なんとなく抵抗がありました．さらに，生死に関わる診断を誤ったらどうしようという恐怖から，尻込みする歯科医師が多いように感じました．

(2) アプローチの仕方

　前例が見当たらないものであったので，まずは歯科医師会の理事で，他のがん検診との検出率，死亡率，有効性などの比較や，細胞診の費用対効果，エビデンスの有無，社会に対するインパクト，歯科業界に対する反響，行政に対する成人歯科検診などの他の検診とのすみ分け，医師会の反応，検診結果に対する責任など，考えられる問題点はすべてとことん議論して，全員が事業の推進について納得するに至りました．その後は十分に理解が深くなった理事が核となり，歯科医師会の会員を説得し，第一のハードルを乗り越えることができました（図A-11）．

(3) 地区歯科医師会の事業として行うにあたって必要な要素

　検診の最終目標が口腔がんの早期発見であることはいうまでもありませんが，地区歯科医師会の公衆衛生事業としてその目標にたどりつくためには，以下のような要素をみたさなければならないと考えました．

1) 口腔内にがんができるということを広く知らしめて患者の受診を動機づける（広報活動）
2) がん検診を行う歯科医のレベルをアップして質の高い検診を担保する（内部研修）
3) 口腔がんに対応できる環境を整備する
　・細胞診を行うラボの確保，
　・がんが疑われるときの高次医療機関との連携，
　・地区医師会の理解
　（環境整備）

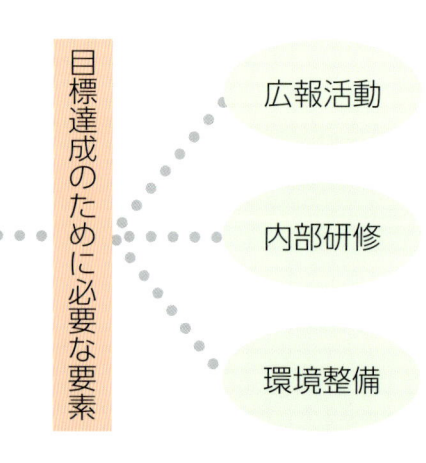

図A-11　検診事業立ち上げの流れ

歯科医師会会員の意識へのアプローチ → 問題点を議論（他のがん検出率，死亡率との比較／有効性の比較／費用対効果／エビデンス／社会へのインパクト／歯科業界への反響／他検診とのすみ分け／医師会の反応／検診結果に対する責任の所在　etc.）→ 目標達成のために必要な要素：広報活動／内部研修／環境整備

2) 事業推進に必要な要素①―広報活動

(1) 問題の把握―住民の意識調査

当会で行ったアンケート調査から、まず口腔内にがんができることを知らない住民が意外に多いこと（約20％），知っていた人でも、痛みやしこりが気になってもどこに相談すればよいのかわからない場合が多いことがわかりました．われわれは口の中の悩みは普段受診している近所の「かかりつけ歯科医」に相談するのが当たり前のことと思いこんでいましたが，こと口腔軟組織の悩みに関しては，実は「かかりつけ歯科医」の存在はそれほど定着していなかったようでした．

また口腔がんに関する啓発も，ADA（米国歯科医師会）が行っているポスターなどによる派手な広報活動に比べると，かなりの遅れを痛感しました．

そして地域の広報活動においても「かかりつけ歯科医」がその機能を発揮していく必要性を感じました．

(2) アプローチの仕方

大学病院の口腔外科のような高次医療機関を直接受診するのは，時間的にも精神的にも患者にとっては敷居の高いものでしょう．身近な「かかりつけ歯科医」を介するメリットは患者にとっても高次医療機関にとってもはかり知れないものがあります．

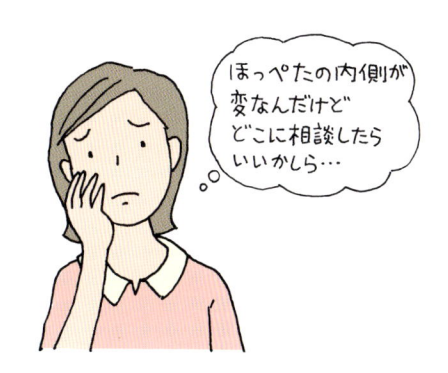

当会では広報の重要性に重きを置き，口腔がん検診の広報専門の委員会を新設しました．ここでは回覧板，ホームページ，ポスター，パンフレット，啓発シール，啓発切手（図A-12）などの直接的な広報と並行して，新聞，テレビなどのメディアにプレスリリースを送り当会の事業を紹介してもらおうという，もう一歩踏み込んだ広報活動にも取り組みました．それにより新聞では「毎日新聞」「東京新聞」「産経新聞」などで，またテレビではNHK「首都圏ネットワーク」で特集してもらうことができました．

次に口腔がんを広く認知してもらうために，「口

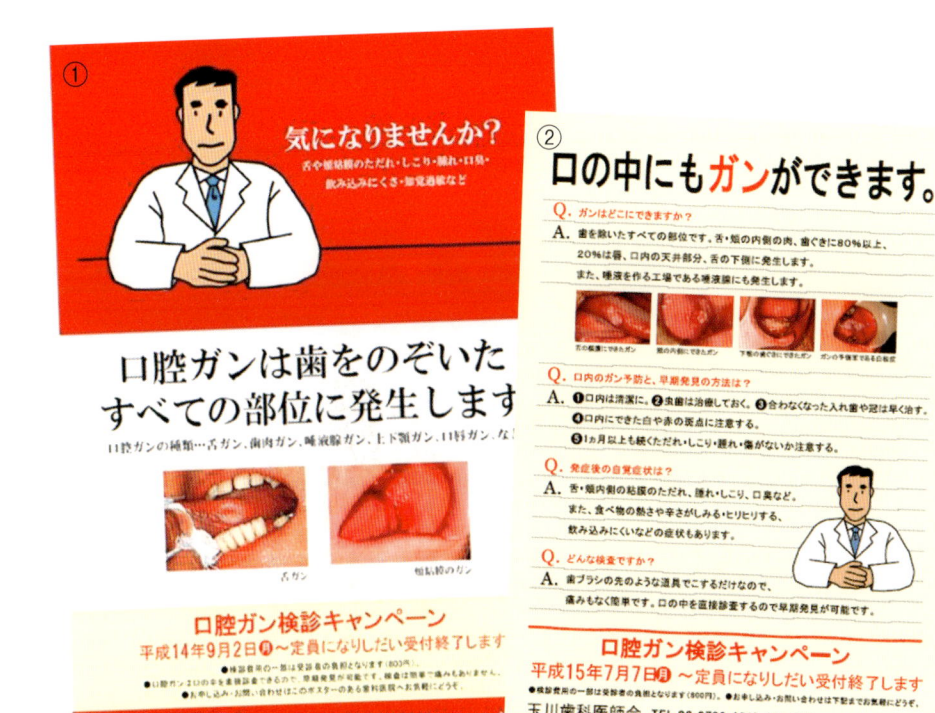

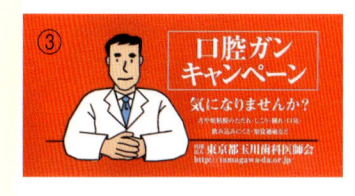

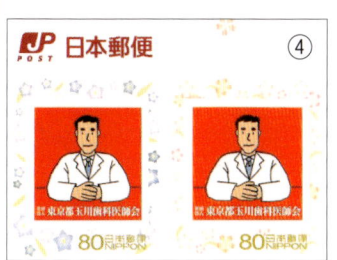

図A-12 口腔がんに関する啓発
①B3判ポスター（野外でも貼れるように防水加工を施した），②B5判パンフレット（会員の診療所や区役所などの公的機関にも置いていただいた），③シール（大手歯科材料店の営業車などへの貼付），④切手

腔がん撲滅運動」なる市民運動を展開すべく，象徴としてリボンバッジ（図A-13, 14）を作成し，リーフレット（図A-15）とセットにして検診啓発活動を行っています．また当会のがん検診事業を歯科医学会総会で紹介した日（11月15日）を「口腔がん検診の日」として登録し，さらなる啓発活動を計画しています．

3）事業推進に必要な要素②─内部研修

（1）問題の把握─軟組織疾患に対する歯科医の認識度の確認

会員が学生時代に受けた教育内容について，リサーチした結果，出身校や卒業年度が違ってもほとんどの歯科医師は硬組織疾患と異なり，軟組織疾患の教育に関してはあまり多くの時間をかけられていないということがわかりました．

（2）アプローチの仕方

リサーチの結果を受けて，検診レベルを上げていくためには，歯科医師会員の軟組織疾患について再認識してもらう必要があると考え，歯科医師会の事業として会員を集め，改めて軟組織疾患について勉強する会を立ち上げました．

研修会は事業を始めた当初の2～3年は，年4～5回のペースで行っていました．もちろん，研修会に参加することががん検診に携わる条件なのですが，8割近くの会員が事業に賛同し研修会にも積極的に参加してくれました．

毎年口腔外科専門医に軟組織疾患のスライドを繰り返し見せてもらうことや，普段の臨床において軟組織の診査を習慣的に行うことによって，確実に受講者の口腔粘膜を見る目が向上していくことを実感しています．誤診や見落としを過剰に心配しがちではありますが，視診・触診のみでは診断のつかないものは必ずありますし，研鑽を積んでも見いだせない病変もあるのですから，誤診をおそれるあまりそのような病変から目をそむけ，努力を怠るのは医療者として誤った考え方だと思われます．「かかりつけ歯科医」が継続的に経過観察できることは，個別検診の大きなメリットの1つです．

研修会では視診，触診だけではなく，患者の苦痛や時間的，経済的負担の少ない，簡便で客観的な擦過細胞診を検診のベースとし，その手法も繰り返し訓練するようにしました．

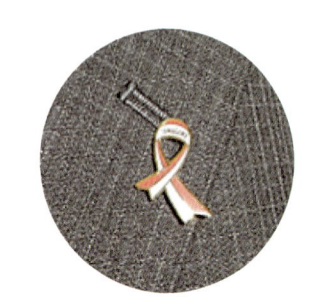

図 A-13　胸に着けたリボンバッチ

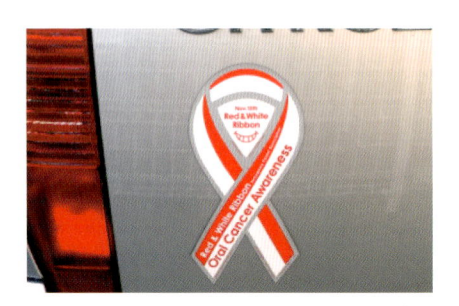

図 A-14　車に貼ったマグネットリボン

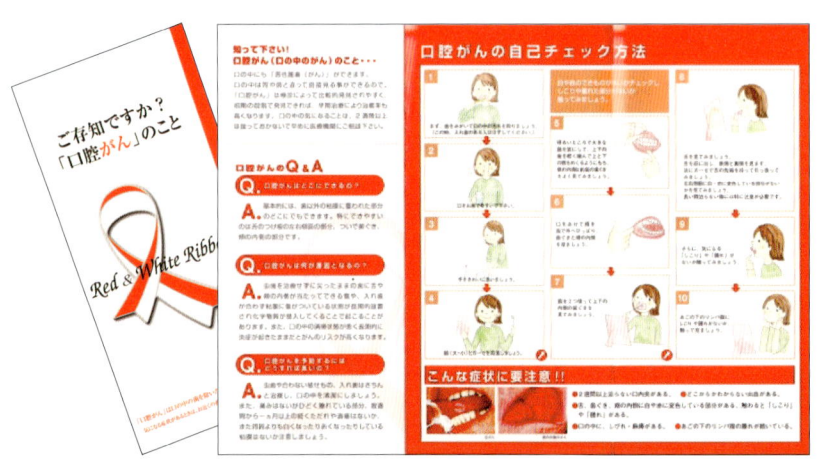

図 A-15　リーフレット

4）事業推進に必要な要素③―環境整備

（1）関連医療機関との連携整備

細胞診に関しては，大学歯学部の臨床検査医学講座に全面的な協力をもらい，毎年の会員の指導，研修から検体の検査まで会員向けには細胞診のセットとマニュアルを配布して常に対応できる環境を整備しました．

また，がんと疑わしき病変を発見したときの紹介先となる高次医療機関に関しては，本会が運良く都心の歯科医師会であり，近隣にも対応できる病院が複数あるので苦労せず助かっていますが，地域によっては難しい問題になるのかもしれません．

患者自身が早期に病状を判断して大学病院の口腔外科を受診するケースは多くありません．早期に専門機関を受診する患者の多くは「かかりつけ歯科医」による紹介によるものです．一般医と専門医の役割は明らかに異なります．その緊密な連携が早期発見には不可欠です．一般医はスクリーニングに目を光らせ，疑わしきものは躊躇せず速やかに連携高次機関に紹介しましょう．そしてその患者に寄り添い精神的な支えになることが「かかりつけ歯科医」としての重要な役割となります．

全検診数は10年間で902件その内，細胞診を行ったもの844件の内訳を表A-5に示します．

10年間で陽性7例，偽陽性40例，陰性793例の検診結果を得ました．陰性の1例は白板症の臨床所見が著しかったので生検を行い口腔扁平上皮癌の診断を得ています．

（2）周知活動および学会

この事業を始めた当初から，他地区歯科医師会からの問い合わせが数多くあり，当会はすべての資料を提供してきました．また当会のノウハウを，他地区歯科医師会にお話させていただきに出向くこともありました．その当時は構想があっても会の事情などで今一歩ふみきれない地区が多かったようです．

最初は地区の小さな公衆衛生事業でしたが，「歯科医学会総会シンポジウム」，続いて「口腔外科学会シンポジウム」に東京都歯科医師会として参加したことでさらに事業が認知され，広がりに加速度がつきました．スクリーニングを行う「かかりつけ歯科医」と，確定診断・治療を行う「口腔外科学会の専門医」のコラボレーションがこの事業成功の根底にあったことも重要なポイントの1つです．

表 A-5　玉川歯科医師会「口腔がん検診」の結果

細胞診診断結果

平成（年度）	陰性	偽陽性	陽性	不適検体	合計
14	109	5	0	0	114
15	153	4	0	1	158
16	96	1	2	0	99
17	83	3	0	0	86
18	60	3	0	0	63
19	54	1	0	3	58
20	55	4	1	0	60
21	49	10	2	0	61
22	66	5	2	0	73
23	68	4	0	0	72
合計	793	40	7	4	844
%	94.0	4.7	0.8	0.5	100

COLUMN 3

見落としたらどうしよう…開業医の立場から

　いわゆる"見落とし"にはいろいろなケースがあると思いますが，大きく分けると
　①最初から口腔粘膜を見ておらず，疾患を見落とすケース
　②見ているのにもかかわらずわからないケース
があげられます．

　①の場合，歯科医師会で行う口腔がん検診事業などへの参加は開業医の粘膜疾患に対する意識を高めることができます．それによって毎日の診療の中で粘膜を診る習慣ができてくれば，見落とすケースは減ってくるでしょう．歯科医師の意識の問題なので，硬組織だけでなく粘膜も診ると決めて実践することによってを解決できると思われます．

　②の，きちんと見ているにもかかわらず，気がつかない，何か変だと思っても診断がつかないなどのケースはどう考えればよいのでしょうか．

　一般開業医は口腔外科専門医に比べ診断力が劣っていて疾患に気がつかない場合も考えられます．しかしながら，開業医には身近な「かかりつけ歯科医」として定期的に患者を診ることができるという強みがあります．その日に気がつかなくても，1カ月後にまた見るチャンスがある．時間的経過の中で変化を見ることは，一時点で診断をつけるよりも診断を容易にします．それでもわからない疾患もあるかもしれませんが，細心の注意を払う姿勢が重要です．

　また，重篤な疾患ではないにもかかわらず口腔外科専門医に紹介してしまい，患者に無用な心配をかけ，時間も使わせてしまう可能性があることに罪悪感をもち，紹介を躊躇する先生もいらっしゃいます．初期の段階で診断を下すのはとても難しいのですから，ただの粘膜の擦過傷かもしれないと躊躇していたら，早期発見は生まれてはきません．実際に，筆者もがんを疑って高次医療機関に紹介をして「そのまま先生のところで経過観察をしてください」という返答をもらうことが数多くあります．しかしながらそのことで患者に不満を言われたことはなく，逆に感謝されることのほうが多いので，これぞ「かかりつけ歯科医」の使命と考え，自分で診断のつかない病変にであったならば，躊躇なく紹介することが早期発見率を高める鍵であると考えます．

（大島基嗣）

3 地域密着型の例

　口腔がん早期発見のさらなる発展を目指し，島根大学では細胞診をベースとした「かかりつけ医療機関（開業歯科，内科など）と連携した口腔病変検出システム」，「口腔がん個別検診」，「口腔がん集団検診」という3つの口腔がんシステム検査を構築・運用してきました[1,2]．それらの概要を以下に示します．

1) かかりつけ医療機関と連携した口腔病変検出システム

　システムの概略図を図A-16に示します．口腔内に何かしらの違和感を訴え，かかりつけ医療機関を受診した受診者に対して，口腔細胞診が施行されます．回収された細胞検体はすべて「公益財団法人ヘルスサイエンスセンター島根」を通じてPapanicolaou染色またはGiemsa染色が施行され，当科での国際細胞検査士によるスクリーニング後に，日本臨床細胞学会細胞診専門医ならびに日本口腔病理学会専門医の資格を有する日本口腔外科学会指導医が細胞診断を行います．報告書は，ヘルスサイエンスセンター島根を通して，もとの医療機関へ返送されるようになっています．

　なお，本システムの運用にあたり，担当歯科医は口腔粘膜の診断法と細胞診に関する講習会を事前に受講し，加えて，細胞検査士が担当医師・歯科医師に対して，細胞診標本の作製法（細胞の塗抹法・固定法等）の実地指導を行っています．

　過去61カ月間，かかりつけ医療機関にて口腔粘膜病変に細胞診を施行した患者は416名（男性174名，女性242名），平均年齢は69.5歳（6〜99歳）でした．細胞採取部位は図A-17の通り，舌がもっとも多く，細胞診の結果は416症例中，陽性20症例（陽性検出率は4.8％）でした（図A-18）．そのうち，12症例に対して当科にて生検が施行され，10症例の扁平上皮癌を検出しました（検出率2.4％）．

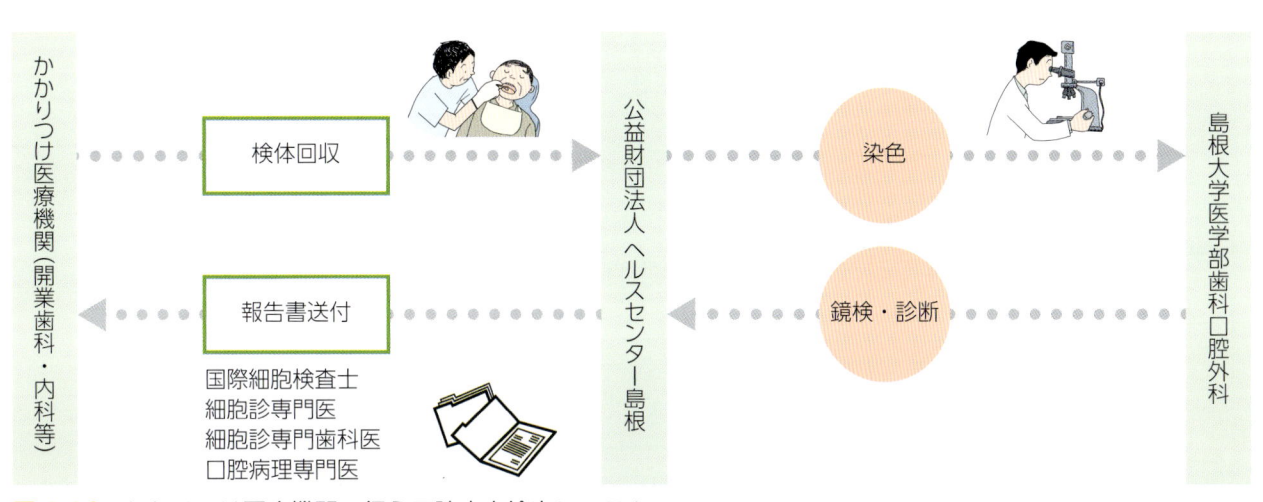

図A-16　かかりつけ医療機関で行う口腔病変検出システム
かかりつけ医療機関で採取された細胞は，検査機関を経由して大学病院へ搬送される．診断報告書は，すみやかに医療機関へ返送される．

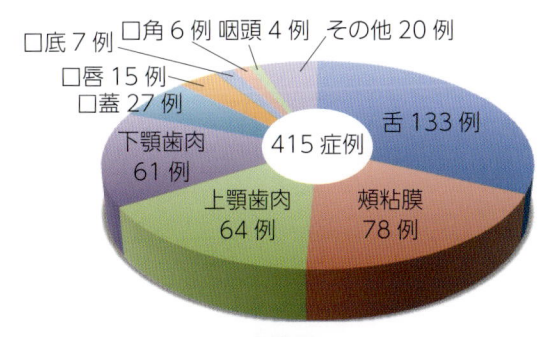

図A-17　かかりつけ医療機関における細胞診採取部位
舌がもっとも多く，口腔がんの好発部位（p.139 図B-21参照）に一致している．

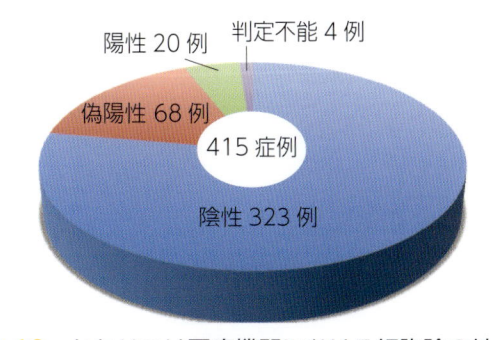

図A-18　かかりつけ医療機関における細胞診の結果
多くは陰性であるが，偽陽性症例を確実に追跡することが大切である．

2）口腔がん個別検診

本検診は，一般事業所歯科健診に併催して行っています．歯科健診後，希望者に対して，日本口腔外科学会指導医・専修医による口腔がん検診を行っています．検診表は口腔がん検診用に独自に作成したものを使用し（図A-19），口腔内の自覚症状について問診後，口腔粘膜ならびに所属リンパ節部の視診・触診，必要に応じて細胞診を行います（図A-20）．細胞診を施行しない場合は，その時点で検診を終了します．

細胞診を施行した場合は，検体を当科へ持ち帰って細胞診断を行い，その結果が陰性であれば，後日検診結果を渡した段階で検診終了となります．結果が偽陽性あるいは陽性の場合，口腔外科専門機関の受診を促すコメントを検診結果報告書へ記載し，かかりつけ医療機関を通じて各受検者に通知します．

また，受検者の意識調査を行う目的で，検診前後にアンケート調査を行っています（図A-21）．まず，検診前に口腔内違和感の有無，口腔がんの認知度について，検診後に口腔がん検診に対する苦痛の有無，口腔内病変に対する不安消失の有無，次回の口腔がん検診に対する受検希望についてそれぞれ調査しています．

われわれが2010〜2012年に行った口腔がん個別検診の受検者は，計257名（男性119名，女性138名），平均年齢は42.4歳（18〜71歳）でした．

図A-19　個別・集団口腔がん検診表
できるだけシンプルな内容にまとめる．

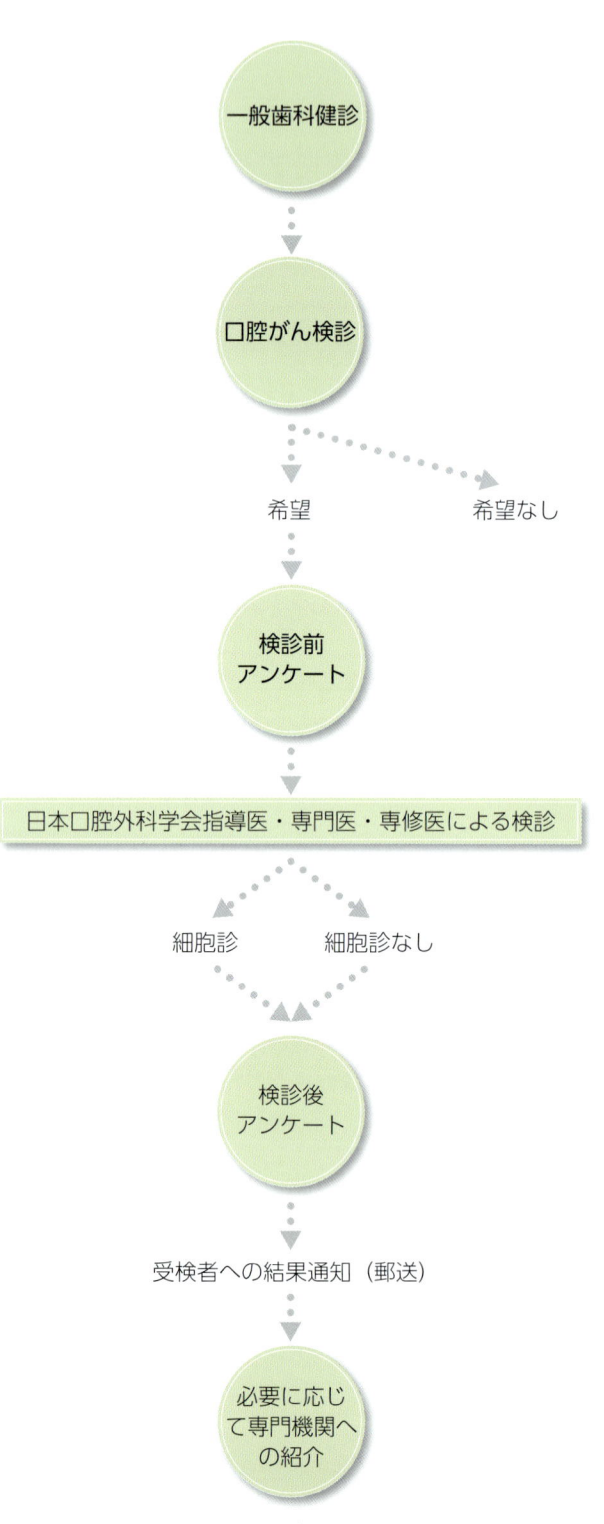

図A-20　個別・集団口腔がん検診のフローチャート
細胞診偽陽性の症例は，必ず専門機関へ紹介している．

検診前アンケート

質問項目

① お口の中で，歯が痛い，入れ歯が合わない以外，気になることはありますか？
② お口の中にがんができることを知っていますか？

検診後アンケート

① 今回の検診で苦痛はありましたか？
② お口の中の病変に対する不安はなくなりましたか？
③ 次回の口腔がん検診を受けたいと思いますか？

» 上記質問について「はい・いいえ」どちらかに○をつけてお答えいただく．

結果

検診前アンケートの結果

①気になるところがありますか？
個別検診では 29.2％，集団検診では 5.2％ の受検者が「あり」と回答した．

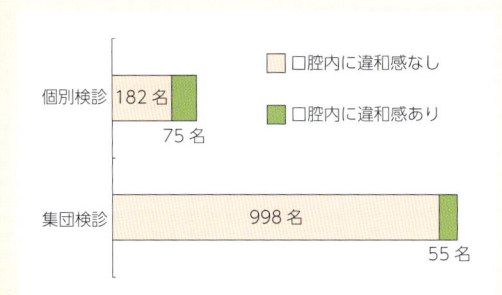

- 個別検診：182名（口腔内に違和感なし）／75名（口腔内に違和感あり）
- 集団検診：998名／55名

②お口にがんができることを知っていますか？
個別検診では 37.4％，集団検診では 42.3％ の受検者が「口腔にがんができることを知らない」と回答した．

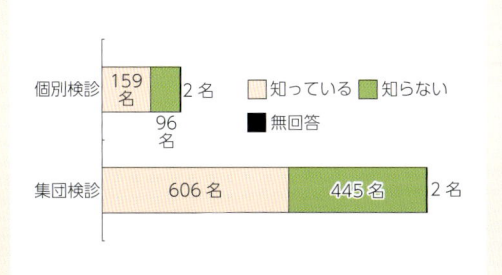

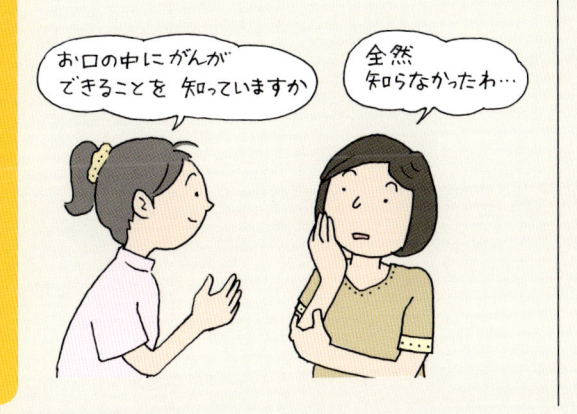

- 個別検診：159名（知っている）／96名（知らない）／2名（無回答）
- 集団検診：606名／445名／2名

検診後アンケートの結果

①今回の検診で苦痛がありましたか？
個別検診では 5.4％，集団検診では 4.9％ の受検者が「苦痛だった」と回答した．

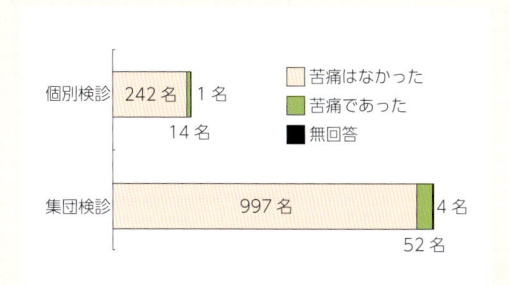

- 個別検診：242名（苦痛はなかった）／14名（苦痛であった）／1名（無回答）
- 集団検診：997名／52名／4名

②今回の検診で口腔がんに対する不安はなくなりましたか？
個別検診では 89.5％（230/257名），集団検診では 90.6％（954/1053名）の受検者が「不安がなくなった」と回答した．

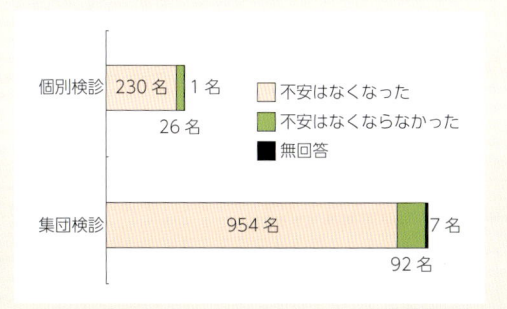

- 個別検診：230名（不安はなくなった）／26名（不安はなくならなかった）／1名（無回答）
- 集団検診：954名／92名／7名

③次回も口腔がん検診を受けたいですか？
個別検診では 97.3（250/257名）％，集団検診では 94.3％（993/1,053名）の受検者が「次回も受検したい」と回答した．

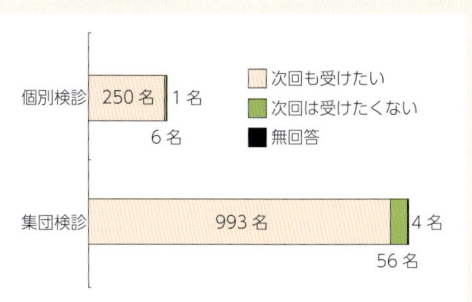

- 個別検診：250名（次回も受けたい）／6名（次回は受けたくない）／1名（無回答）
- 集団検診：993名／56名／4名

図 A-21　個別・集団口腔がん検診前後のアンケート内容と結果

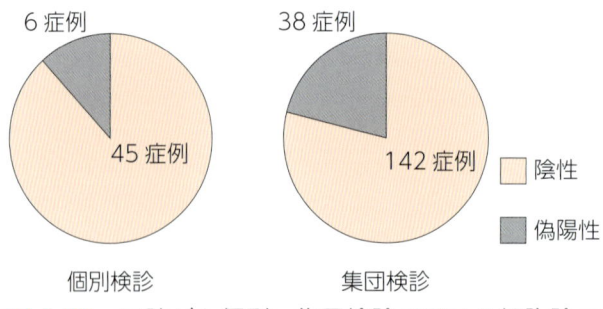

図 A-22 口腔がん個別・集団検診における細胞診の結果
個別検診では全体の 19.8%（51/257 例），集団検診では 17.1%（180/1,053 例）に細胞診が施行された．偽陽性がそれぞれ 6 例（11.2%），38 例（21.1%）検出された．

　検診前アンケート調査結果では，口腔内に違和感を訴えていた受検者が全体の 29.2% を占め（図A-21 ①），全体の 37.4% が口腔がんについて知らないという結果となりました（図 A-21 ②）．細胞診を施行したものは，257 症例中 51 症例（細胞診施行率 19.8%），その結果 45 例が陰性，6 例が偽陽性であり，口腔がんの検出には至りませんでした（図A-22）．

　偽陽性症例はすべて上皮異形成症という結果であり，厳重な経過観察が必要と判断し，その受検者に対しては口腔外科専門機関への受診を促しました．

　検診後アンケート結果については，口腔がん検診に対して苦痛を訴えた受検者は 5.4%（図 A-21 ①），当検診を受検することで口腔内病変に対する不安が解消できたと回答した受検者が 89.5% でした（図A-21 ②）．また，全受検者の 97.3% が次回の口腔がん検診の受検を希望しています（図 A-21 ③）．

　ここで注目すべきは，約 40% の人々が，口腔に"がん"ができることを知らないという点です．

3）口腔がん集団検診

　本検診は，自治体主催の集団検診に併催し，受検者全員に対して行っています．検診の方法・手順については，前述の個別検診と同様です．

　われわれが 2011 年に行った集団検診受検者は，計 1,053 名（男性 416 名，女性 584 名，53 名は不詳）と女性が男性を上回っており，平均年齢は 72.1 歳（20〜93 歳）と個別検診と比較して高年齢でした．また，検診前アンケートにおいて，口腔内に違和感を訴えていた受検者が 5.2%（図 A-21 ①），全体の 42.3% が口腔がんについて知らないという結果が得られました（図 A-21 ②）．細胞診は 1,053 例中 180 例に対して施行され（細胞診施行率 17.1%），その結果 142 例が陰性，38 例が偽陽性と，個別検診と同様に明らかな口腔がんの検出には至りませんでした（図A-22）．

　偽陽性症例はすべて上皮性異形成症という結果であり，個別検診と同様に口腔外科専門機関への受診を促しました．

　検診後アンケートにおいては，口腔がん検診に対して苦痛を訴えた受検者は 4.9%（図 A-21 ①），当検診を受検することで口腔内病変に対する不安が解消できたと回答した受検者が 90.6%（図 A-21 ②），また 94.3% の受検者が次回の口腔がん検診に対しても受検を希望していました（図 A-21 ③）．

　集団検診においても，約 40% が，口腔に"がん"ができることを知らないという事実が明らかとなりました．歯科医療従事者としてこの現状を重く受け止める必要があるでしょう．

4）他施設における口腔がん検診

　東京歯科大学と千葉市歯科医師会と連携して行った口腔がん検診の報告では，1992〜2011 年までの 20 年間に 3,429 名を対象とし，3 名に口腔がんが発見されています（検出率 0.3%）．当科にてかかりつけ医療機関と連携して行った口腔病変検出システムでは，口腔病変検出率は 2.4% であり，他の報告より高頻度にがんを検出できました．

　われわれの検討では，かかりつけ医療機関で継続して運用する口腔病変検出システムが，口腔がんの

表 A-6　かかりつけ医療機関，個別・集団口腔がん検診のまとめ

	対象数	年齢	実施期間	細胞採取者	アンケート	病変検出率
かかりつけ医療機関	312 症例	平均 69.5 歳（6～99 歳）	60 カ月（継続的）	開業医師または歯科医	なし	2.6%
個別検診	257 症例	平均 42.4 歳（18～71 歳）	3 年間，5 日（単発的）	口腔外科医	あり	0%
集団検診	1,053 症例	平均 72.1 歳（20～93 歳）	1 年間，13 日（単発的）	口腔外科医	あり	0%

ポイント 1　多くの人々が"口腔がん"を認知していないという事実を重く受け止めよう

ポイント 2　われわれ歯科医療従事者が本気で口腔がんをみつけよう

ポイント 3　口腔がん検診を啓発・普及させよう

早期発見に極めて有用と考えられました（表 A-6）．

今後も，この各 3 システムをそれぞれ継続することに加え，全国へも普及させたいと考えています．そのためには，行政の支援が不可欠であるといえます．

参考文献（ⅡA-2-3）

1) 秀島克巳，石橋浩晃，関根浄治：歯科の最新テクノロジー口腔がん早期発見のための細胞診．デンタルダイヤモンド，東京，2013，84-88.
2) 秀島克巳，石橋浩晃，関根浄治：ご存知ですか？口腔細胞診．DHstyle．デンタルダイヤモンド，東京，2013，76-79.

次世代口腔がん検診の紹介

2010年の日本歯科医師会の報告から，16都道府県歯科医師会，66郡市区歯科医師会が口腔がん検診を行っていることが示されました．2008年と2012年の日本歯科医学総会における口腔がん検診シンポジウムに併せた独自のアンケート調査では，44都道府県内で検診を実施しているのが24％から44％へ増加，現在行っていない歯科医師会でも必要性を認めているのが85％から90％へと大幅に変化しました．この4年という短期間においていかに歯科界が動き，口腔がんと口腔粘膜疾患に対していかに関心を持ち始めたかが伺えます．しかし，2018年に日本口腔外科学会が主体となって同様な調査を行ったところ47都道府県内で検診活動を行っているのは，約40％に留まっていました．いずれにせよ，集約されたデータはいまだになく，実施されている口腔がん検診の多くは地域完結型のシステムの中で運営されています．今後，対象者数を増やし，横断的かつ網羅的に発展したシステムとして国民と行政に物申せる内容に拡大することが重要です．

約10万人いる歯科医師の中で大学等の勤務医が約15％，その他は約7万カ所ある歯科診療所に勤めていることになります．すなわち，歯科界は一般開業医が主体となった組織といっても過言ではありません．多くの口腔がん検診は対策型検診（集団検診）の形式をとっていますが，全国1億2千万人の国民に浸透させるためには任意型検診（個別検診）の実施が理想的です．

集団検診だけでなく，より多くの一般開業歯科診療所での個別検診の導入が望まれますが，誤診などを含めた責任問題に躊躇する歯科医師も多くいます．本学ではその打開策として，インターネットを介して開業医をサポートするシステム（口腔がん検診ナビシステム／https://www.oral-cancer-navi.jp）を構築しています．このシステムは，学内にサーバーを独立して立ち上げ，口腔外科学講座の口腔外科専門医以上の約10名がコントロールセンターとして，開業医から寄せられた質問に回答するというものです．開業医は与えられたIDとパスワードで何時でもアクセスが可能で，フォームに記入および写真を添付して送信します．夜間でなければ3時間以内の回答が得られるようなシステムになっています．IDの取得は，原則として個人ではなく，歯科医師会単位で覚書を交わし，歯科医師会管理で会員にIDを配付する形を取っています．「デジタル情報のみで診断を下せないので，あくまで専門医の意見として経過観察や二次医療機関への紹介を指示するのがメインとなります．医療連携の苦手な方にも手助けとなります」としたうえで，責任者は「チェアサイドで専門医の意見が聞ける点が最大のメリットで，症例ごとのサポートに努めたい．開業医の先生の後押しが狙いなので，費用もかかりません」と全国的な普及を目指しています．2018年6月現在で約900軒の一般開業医の登録があり，1,480例の照会を受けました．その中で追跡調査ができ口腔がんだった症例は29人になり，1.9％という高率での発見となりました．本システムが有効に機能し先生方の診療の手助けとなっている実態が伺われます．さらに遠隔地での利用もできるため，二次医療機関の不足している地域への貢献にも期待がかかっています．

(https://www.oral-cancer-navi.jp)

（柴原孝彦）

4 行政と検診システム

1) 集団検診から個別検診開始への流れ〜千葉県市川市の例

市川市の口腔がん検診は，1998年（平成10年）より集団検診を開始し，市川市歯科医師会会員，東京歯科大学市川総合病院の歯科・口腔外科と口腔がんセンターの協力を得て，年1回「8020いちかわ」のイベント等を通じ，専用ブースを設けて行ってきました（図A-23）．しかし，検診が実施される機会は年1回と少なかったため，市民への口腔がんの啓発を高めるために，2009年度より個別口腔がん検診を開始しました（図A-24）．

個別検診を開始した大きな理由としては，受診率をあげるために最も有効だと考えたからです．口腔がんは認知度が低く，また集団検診は回数や場所が限られるため，なかなか受診率があがらないといった問題があります．しかし，日本の口腔がんによる死亡者数は増加の一途をたどっている現在，口腔がんの早期発見とそのシステムづくりは歯科医の責務であり急務です．

市川市の口腔がん検診

経緯

平成10年度 集団検診開始
市川市歯科医師会会員，東京歯科大学市川総合病院の医局員による問診，視触診 年1回，「8020いちかわ」のイベント等で，専用ブースを設けて行う
・検診機会の限定

口腔がんの早期発見の啓発に効果

平成21年度 市川市口腔がん検診（個別）開始（液状化検体細胞診・Thin Prep法）

図A-23 市川市の口腔がん検診開始までの経緯

概要

- 目的：口腔がんの早期発見，早期治療を促進し，市民の健康保持，増進を図る
- 対象：市川市に住民登録または外国人登録のある20歳以上
- 実施開始：平成21年6月〜
- 実施機関：市川市歯科医師会加入の口腔がん検診指定歯科医院（図A-25）
- 費用：一部自己負担金 500円（70歳以上の方，後期高齢者医療被保険者，非課税世帯は無料）

図A-24 市川市の口腔がん検診の概要

口腔がん検診指定歯科医院

市川市歯科医師会加入の歯科医師で，OCDSINの液状化検体細胞診（Thin Prep）研修をし，終了認定書の交付を受けたもの．

↓

Oral Cancer Detecting System Ichikawa Network
（口腔がん早期発見ネットワーク会議の略称）

平成21年度	指定歯科医院	87医院
平成22年度	〃	102医院
平成23年度	〃	102医院
平成24年度	〃	105医院

（歯科医師の重複有）

図A-25 口腔がん検診指定歯科医院

検診の流れ

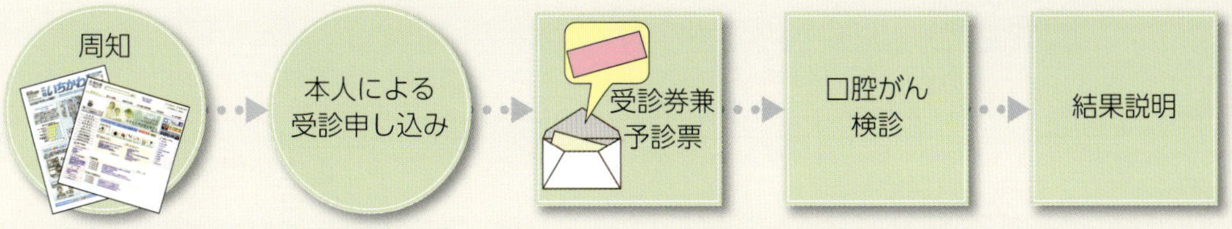

周知 → 本人による受診申し込み → 受診券兼予診票 → 口腔がん検診 → 結果説明

図A-26 口腔がん検診の流れ

A 検診システムの構築と予防

市川市では，このような視点から歯科医師会と協議のうえ，個別健診へと移行しました．

平成24年度の口腔がん検診予算は，13,638,000円で，歯科の予算全体（111,539,197円）の約1/10程度でした．どのようにして歯科予算を確保できるのかとの質問を受けますが，行政が予算を計上するうえで必要なことは，市民，行政，市議会の理解を得ることにあります．データに基づき，口腔ケアを含めた口腔の大切さを訴え，理解していただくことが最も重要であり，また同時に市長の理解を得ることが大切です．

市川市には東京歯科大学市川病院口腔がんセンターがあり，個別検診をすすめるうえで，好条件がそろっていました．また，行政，歯科医師会だけでなく東京歯科大学市川総合病院の臨床検査科病理，歯科・口腔外科，口腔がんセンターとの話し合いを何度かもち，市川市歯科医師会の会員で，今後，市川市の口腔がん検診指定歯科医院の認定を希望する歯科医師に，月1回，1年間の研修（液状化検体細胞診〈Thin Prep〉の講習を含む）を実施することにしました（図A-25）．現在，105の歯科医院が市川市の口腔がん検診指定歯科医院として認定され，個別検診を行っています．

実施内容は図A-26の流れで行われ，そのなかで受診券の発行（図A-27）や個人記録の作成（図A-28）なども行われます．2013年からは，胃がん，大腸がん，肺がん，子宮がん，乳がん，前立腺がんの市川市がん検診事業の中に，口腔がん検診が入ることとなりました．市へのがん検診事業に組み込まれたことにより，市民へ直接通知が送られるようになり，市民の口腔がんに対する意識がさらに向上することが考えられます．

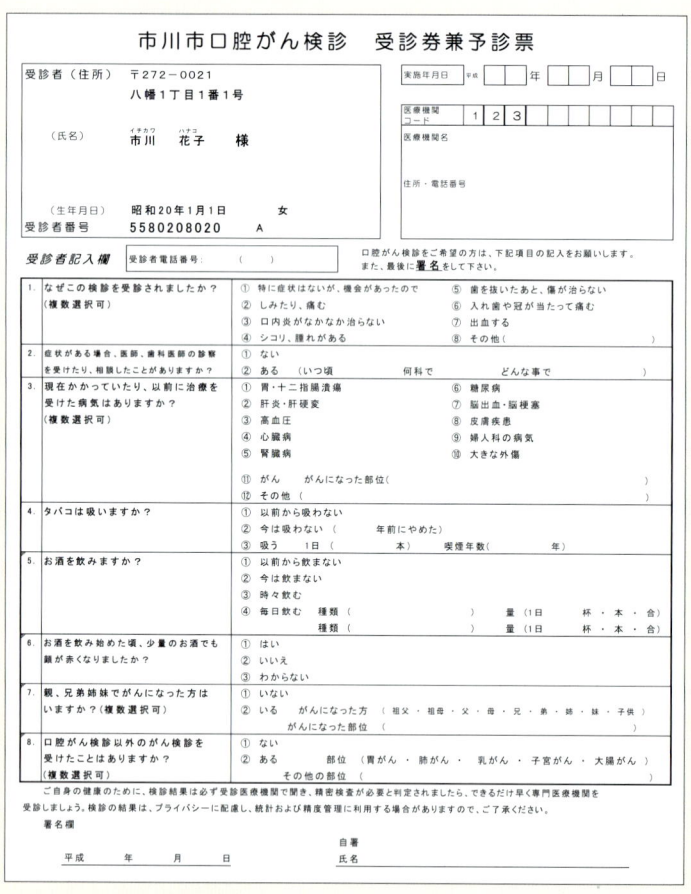

図A-27 受診券の発行
市（保健センター）が発行する受診券

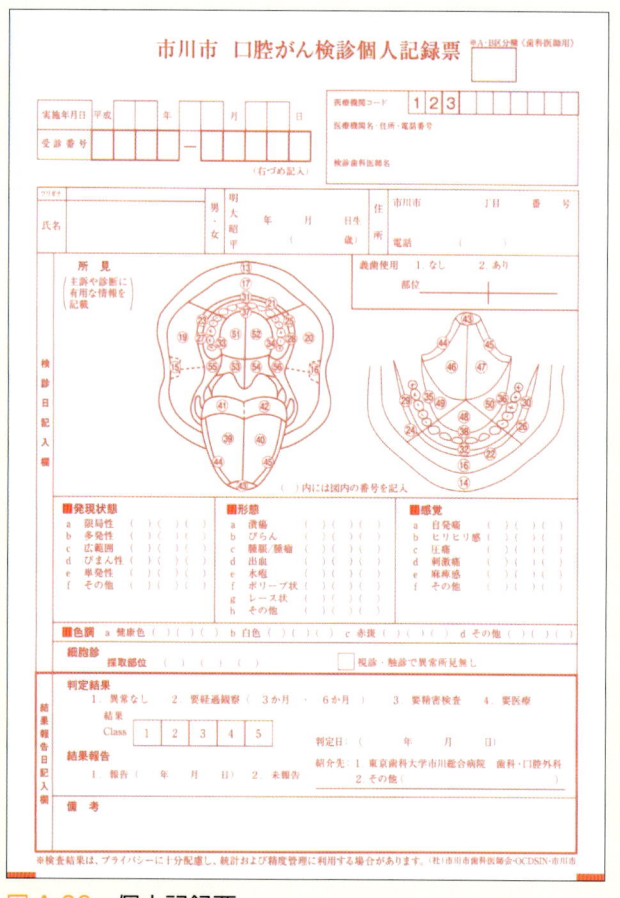

図A-28 個人記録票

2) 口腔がん早期発見システム全国ネットワーク（NPO法人）の設立

　市川市はそれぞれのライフステージに沿った一貫性のある歯科保健サービスを行っており（図A-29，二十歳の歯科健康診査（図A-30），いきいき歯力健診（図A-31），すこやか口腔検診（図A-32）等と特色ある検診事業にも力をいれ，若いうちから口腔の健康への意識を高めるようにしています．検診は，むし歯，歯周病検診だけでなく，口腔がんを含めた口腔全体，口腔の機能を測定する検診へと移行していく必要があります．また，口腔がんの個別検診を各自治体が実施していくのには多くの課題がありま

す．具体的には，①自治体の理解と予算づけ（前述），②口腔がん検診を行うことができる歯科医師の育成，③歯科医師会，歯科医師との緊密な連携体制，④後方医療関係機関の確保，⑤臨床検査体制の確立，などが必要となります．

　これらの課題を克服していくには，自治体，歯科医師会などが意識して，問題を解決していく必要があります．今後そのような方向になるにしても時間がかかるかもしれません．しかし，現実には欧米に比べ口腔がんが増加傾向にあり，その早期発見・早期治療は焦眉の問題です．

　このような問題の一助となるよう，「口腔がん早

市川市の歯科保健サービス

平成24年度予算額：111,539,197円

図A-29　市川市の歯科事業と予算額

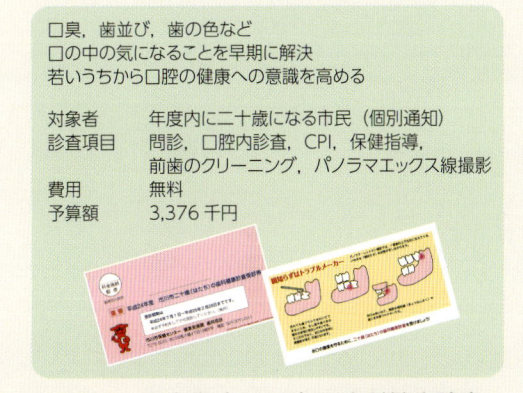

図A-30　二十歳（はたち）の歯科健康診査

対象者　　年度内に二十歳になる市民（個別通知）
診査項目　問診，口腔内診査，CPI，保健指導，前歯のクリーニング，パノラマエックス線撮影
費用　　　無料
予算額　　3,376千円

●市川市独自の口腔機能健診

対象者　　特定健診受診者で特定保健指導の必要な国保加入者
診査項目　問診，口腔内診査，CPI，保健指導，咬合力測定（デンタルプレスケール，ガム）
費用　　　無料
予算額　　1,514千円

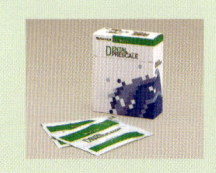

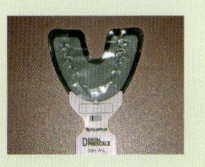

図A-31　いきいき歯力健診

●ヘルシースクール推進事業

対象　　　市内小学校　7校の5年生
実施期日　平成23年9月〜12月
検査項目
①咬合圧検査
②不正咬合検査
③咀嚼能力検査
④唾液量・唾液細菌検査
⑤味覚検査
予算額　　3,839千円

図A-32　すこやか口腔健診
（小児生活習慣病予防口腔検診）

市川市データmemo

人口：47万3,620人．
2012年度の予算合計金額：一般会計，特別会計を含め2,129億8,000万円（その内，歯科関係予算は1億1,153万9,197円）
市内の病院数：14／歯科診療所数：263／医科診療所数：302

A　検診システムの構築と予防

期発見全国ネットワーク（NPO）」を設立（2012年12月）し，諸問題の解決にあたるよう活動が進んでいます．現在，図 A-33 のようなシステムで運営を計画しており，2014 年度において，千葉県，静岡県，愛知県の 3 県でモデル事業として実施する予定です．2015 年度には全国事業として展開できるよう検討を進めているところです．

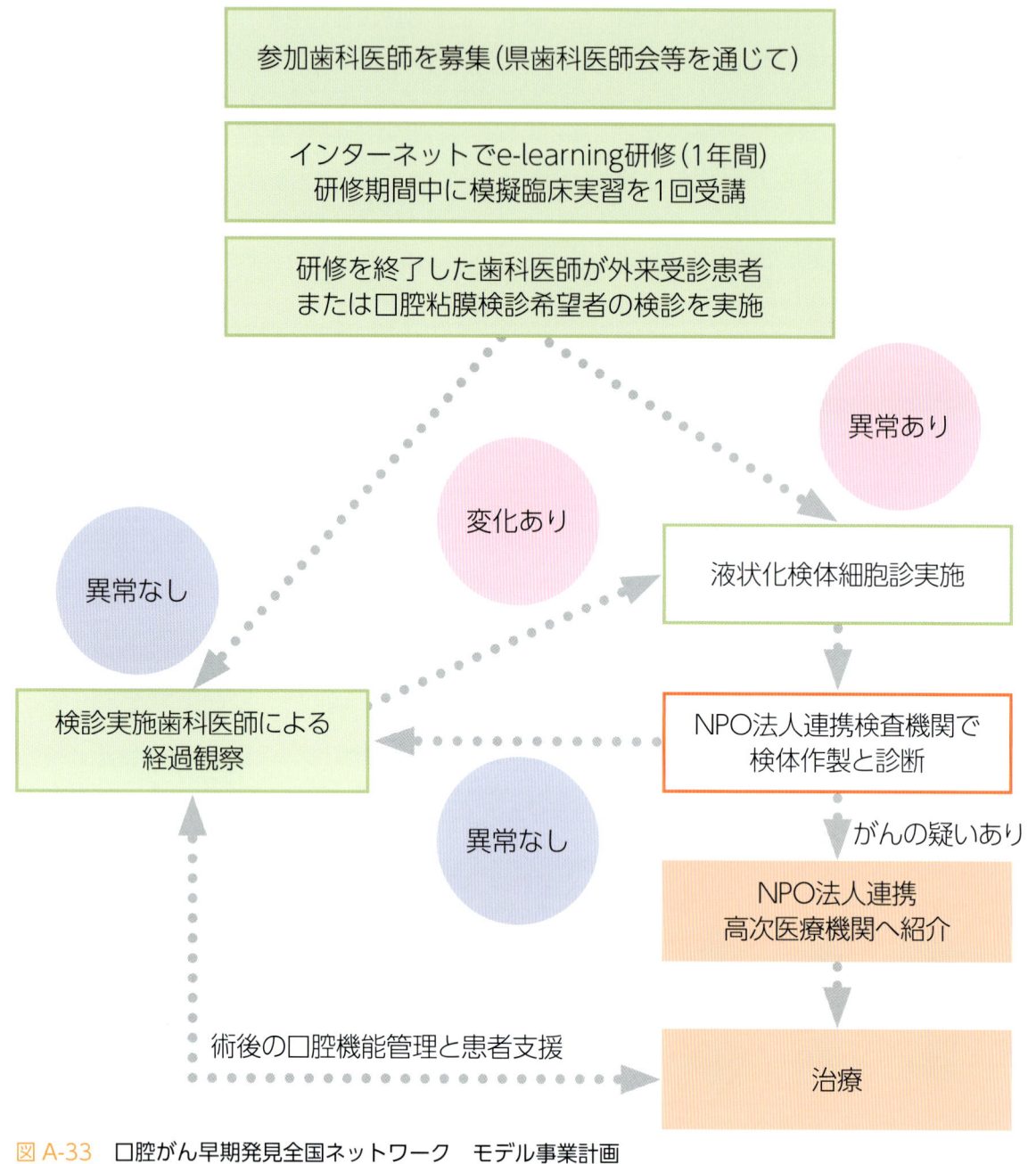

図 A-33　口腔がん早期発見全国ネットワーク　モデル事業計画

COLUMN 3

「NPO法人口腔がん早期発見システム全国ネットワーク（Oral Cancer Early Detection Network, OCEDN）」の設立

　日本では約10万人の歯科医師と歯科衛生士が国民の「歯と口の健康」を管理しています．そのうち歯科医師の8割以上が一般開業歯科医院（平成28年で約7万診療所）に従事し，その診察室が口腔疾患を診断する最初のgateとなっています．「日常の診療で口腔がんのスクリーニングを！」をキャッチフレーズに「口腔がん早期発見システム全国ネットワーク」（理事長：千葉光行，OCEDN）が設立しました．全国の開業医と二次医療機関のネットワークを構築し，口腔がんの早期発見を目指し，OCEDNは平成24年12月15日に発足しました．

　口腔咽頭がんは，年間約22,000人が罹患し，7,500人以上が死亡しており，年々増加傾向にあります．わが国の口腔がんの治癒率は5年生存率56％といわれ，決してよくありません．最大の要因は認知度が低く，発見が遅いため治療時には進展した状態で来院することがあげられています．国民もこの病気を知らず医療側もめったに遭遇しない疾患と思っています．罹患率は上昇しているものの，死亡率は減少している欧米のように，早期発見・早期治療がわが国も注力することが望まれています．理事長は設立式のあいさつで，大学と歯科医師会とが連携している口腔がん早期発見への取り組みを紹介し，「口腔がんで苦しんでいる人を救い，医療費の増大問題を解決するため，全国ネットワークを構築したい」と関係者らに協力をお願いしました．「早期発見は歯科医の責務．歯科医がgate keeperである」と強調．各地で口腔がん検診の取り組みがみられるようになったとしたうえで，「集団検診では，いち地方自治体における発見率には限界がある（千葉での発見率は0.11％ほどが限界）．多くの国民を口腔がんから救うためには，より一層の各歯科医院での個別検診が必要」と訴えました．同ネットワークの取り組みとしては，社会への啓発活動や，集団検診および歯科診療所での検診システム構築，検査機関と基幹病院を含めた連携体制の構築，診断・治療に携わる病理医や口腔がん治療医などのプロフェッショナルの育成，研修会の実施などをあげています．地域格差をなくし，どこにいても最良の医療が提供できることが願いです．

（詳細はホームページ http://www.ocedn.jp/ を参照）

（柴原孝彦）

COLUMN 3

千葉市歯科医師会における口腔粘膜疾患検診への取り組み

1. 千葉市の口腔がん検診の展開と特長

千葉市歯科医師会では，市民の歯と口の健康づくりのためにう蝕と歯周病の検診だけではなく口腔粘膜疾患の検診が必要と考え，1992年度から毎年6月4日のむし歯予防デーに合わせて行うイベント（ヘルシーカムカム）会場等において地域の基幹病院のご協力のもと，口腔がんに対する集団検診を行い，21年が経過しました．

これとは別に平成17年度より千葉市歯科医師会独自に個別検診という形で口腔がん検診を行っており，これを礎に平成23年度より千葉市の委託を受け，千葉市口腔がん検診事業（モデル事業）として協力歯科医院において個別検診を行っています（図1）．

本事業では検診に先立って協力医研修会を行い，この研修会を受講した千葉市歯科医師会会員が検診協力医として登録されます．この登録医制度は更新制をとっており，年度内に指定された研修を規定単位数受けなければ次年度に更新できません．また，千葉市からの委託事業となるのに伴い，検診の精度管理を担う目的で**千葉市口腔がんスクリーニング研究会**を発足させました．本研究会は地域の基幹病院の医師，歯科医師ならびに千葉市医師会，千葉市歯科医師会，行政の各担当者により構成されており，定期的に開催し検診事業内容を精査しています．

2. 口腔がん検診の流れ

検診の流れについてはフローチャート（図4）に示す通りです．

【受診前の手続き】
- 市民へは「市政だより」などを通じて告知し，受診を希望する市民は千葉市歯科医師会へ原則電話にて申し込みます．
- その後，歯科医師会から予診票と協力医一覧が受診希望者のもとへ送られます．受診希望者はその協力医一覧をもとに，近隣の歯科医院へ検診の予約を入れます．

【検診当日】
- 受診者はあらかじめ予診票に必要事項を記入し，検診当日に持参します．
- 検診は問診（図2），視診，触診に加え，細胞診（液状細胞診）（図3）を行います．おおむね20分程度の検診を行います．
- 協力医は，検診票をはじめとする関係書類に検診結果など必要事項を記入し，細胞診のサンプルを基幹病院の臨床検査部へ郵送します（※ただし，検診当日に明らかな異常を認めた場合は，細胞診を行わず，即日高次医療機関を紹介することもあります）．

【細胞診結果判明後】
- その後，協力医は問診，視診，触診の結果に細胞診の結果を加え総合判定を行い，異常なし，

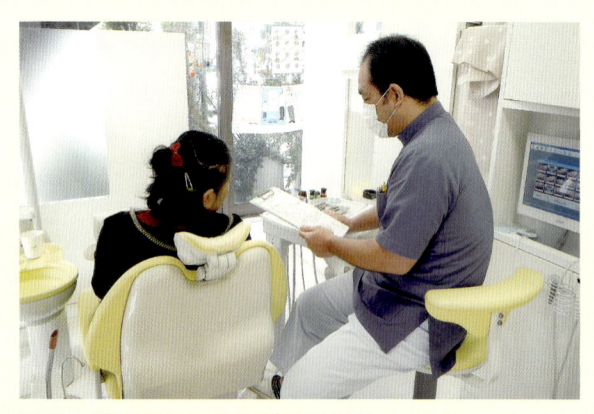

図2 予診票をもとに問診を行う

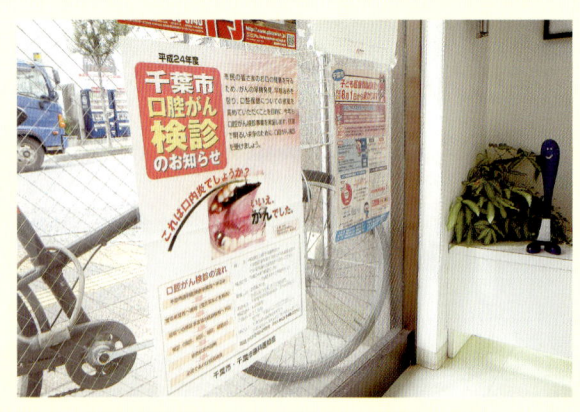

図1 協力歯科医院でのポスター掲示

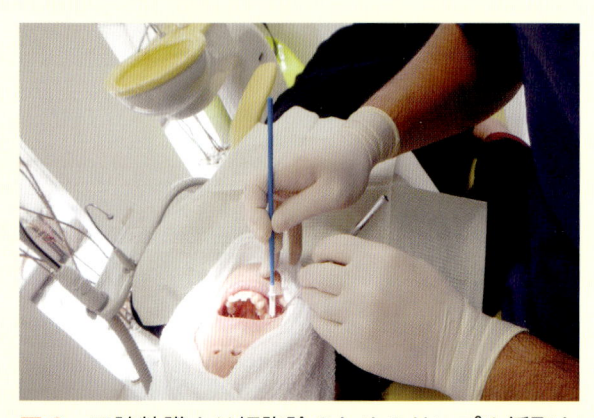

図3 口腔粘膜より細胞診のためのサンプル採取を行う

要経過観察，要精密検査のいずれかに判定します．
【受診者への結果説明】
- 検診からおよそ10日～2週間後に受診者へ検診結果の説明を行い，同時にリーフレットなどを用いて口腔がんに関する啓発を行います．
- 検診で異常の見つかった人には精密検査票を作成し，高次医療機関での精密検査を勧めます．この精密検査票は検査結果が歯科医師会事務局へ返送される仕組みになっており，検診で異常の見つかった人のその後の経過を確実に把握し，そのまま放置しないような体制をとることが可能になっています．

3．協力医の研修体制
- 少人数制の症例検討会（月1回）

協力医が研鑽を積む場としては，地域の基幹病院のご協力により月1回の症例検討会を各施設持ち回りで開催しています．ここでは検診で異常が見つかり高次医療機関へ紹介した患者のその後の経過報告や，検診における問題点の提示，口腔がんに関する講習なども行われています．

各回ともに少人数制のため，参加者も発言しやすく，自院で診断に苦慮する症例なども持ちより症例検討がなされます．本検診事業を通して，口腔がんはもとより粘膜疾患に関する見識を深めることが可能となっています．

4．口腔がん検診に対する受診者の評価

例年，定員をはるかに上回る申込み，問合せがあり，検診後のアンケートによると，93％の受診者が「満足」と回答しており，「不安が払しょくされた」「安心した」などの意見が多数を占めました．中には「口の中のがんの心配はあったが，どの診療科を受診すればよいのかわからなかった」などの意見もみられました．また，「来年も受けたいか？」との問いに76％が「受けたい」と回答しています．定期的に検診を受けることの重要性やがんに限らず歯科検診を定期的に受けることの意義を認識してもらうことに成功したものと考えます．

このように，本検診事業を通して市民の意識の変化が感じられ，口腔保健に対する意識の向上という点で成果をあげているのではないかと考えられます．また，このアンケート結果を検診医にフィードバックすることで，検診医の向上心にもつながっているものと思われます．

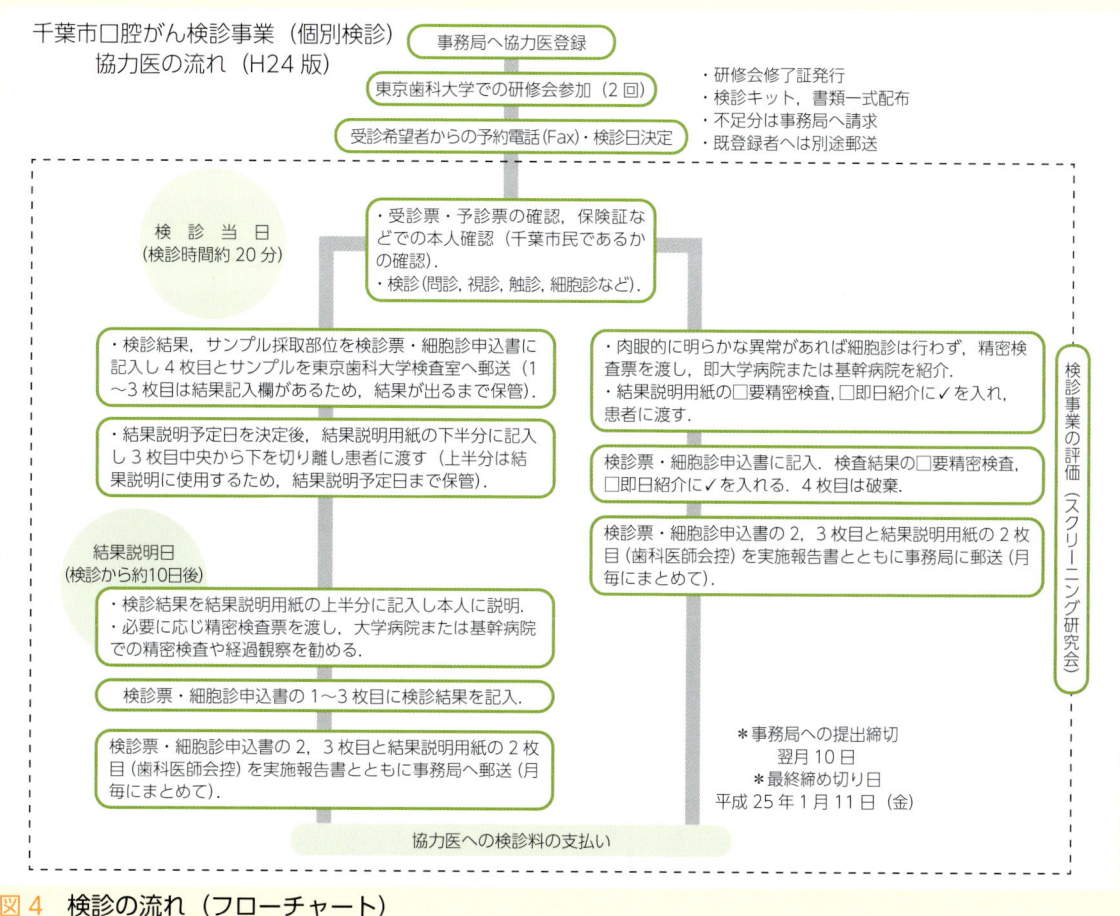

（藤本俊男）

図4　検診の流れ（フローチャート）

COLUMN 1,2,3

千葉県がん対策推進計画における歯科の位置づけ

1. 千葉県の口腔がん検診の展開と特長

千葉県では，がん予防，早期発見を目的に，平成25年度から新たな「千葉県がん対策推進計画」が策定されました．本計画の策定にあたっては，「千葉県がん対策審議会」および審議会のもとに設置された「千葉県がん対策推進部会」で総合的に協議され，最終案の審議・承認がなされました．

本計画では，がんの予防，早期発見が最も重要な施策の1つとなっています．策定にあたったがん対策推進部会では，がんの罹患率が高い状況から，がんを当然発症しうる病気として捉え，その対策としてがんの予防・早期発見に努めることの重要性が提言され，がん医療の進歩だけではなく，生活習慣病として子供のときからの教育の必要性も提唱されています．

この計画では，予想以上に歯科に関わる記述が入りました．

推進計画のなかの「がん予防の知識の普及啓発」の項で，口腔がんが取り上げられた背景としては，平成24年6月に策定された国のがん基本計画において，口腔がんが希少がんとして扱われたことが根幹になっています．また，多くの希少がん（300種以上）の中で「口腔がん」の文言が入ったのは，千葉県歯科医師会が実施しているがん予防の普及啓発事業や県内郡市歯科医師会が取り組んでいる口腔がん検診の実績等が評価されたものと思います（図1）．

具体的な事業としては，千葉県健康福祉部健康づくり支援課　食と健康・がん対策室で，ここ数年開催しているがん予防展に千葉県歯科医師会も参加し，会場となるスーパーなどの大型店舗で口腔がんコーナーを設置し，買い物客など県民に対して地域保健委員会が作成してきた口腔がんのリーフレット（図2）や，口腔がん検診予定のチラシを配っています．

会場では，主に地域保健委員が「口の中にがんができることをご存知ですか」とよびかけますが，ほとんどの人が口腔がんについてまったく知らないことに驚き，口腔がんの周知・啓発の必要性を痛感しています．

このとき使用した口腔がん模型（図3）の作成アイデアは，この予防展で展示されていた乳がん模型がモデルになっていますが，舌がん模型を触ってもらい，口腔がんの予防・早期発見の啓発に努めています．また，同じ目的で県内13郡市歯科医師会では行政，歯科大学等と連携して口腔がん検診を実施し，多くの成果を上げています．

2. 今後の課題

本計画の「がん医療」の項では，口腔がん医療についての扱いがまだありません．これは今後の

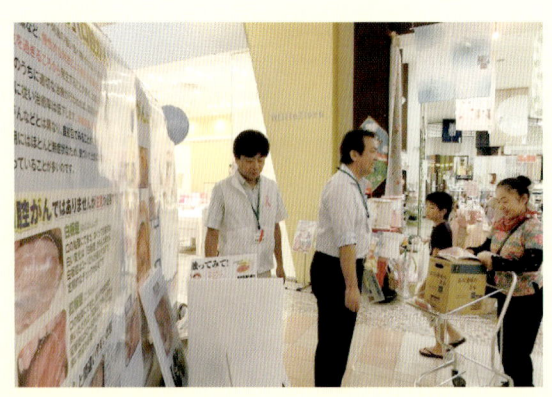

図1　住民への周知活動
商業施設に口腔がんコーナーを設置し，住民に関心をもってもらうよう活動している

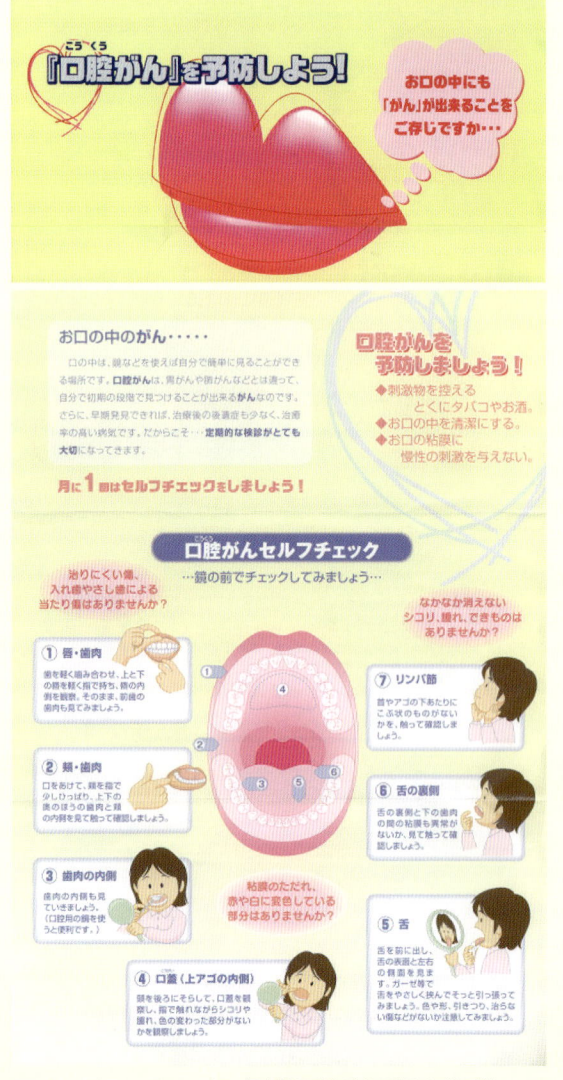

図2　リーフレット（千葉県歯科医師会作成）

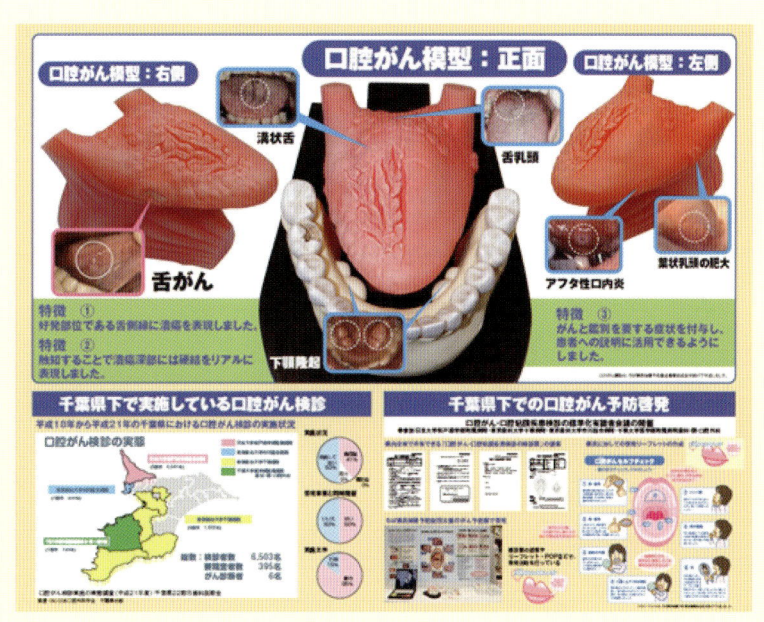

図3　口腔がん模型（千葉県歯科医師会作製）

課題ですが，千葉県歯科医師会とがん診療連携拠点病院等が，がん患者の口腔ケアに関する医科歯科連携事業に取り組んでいて，その連携がスムーズに実施されていることが評価されたことにより，がん患者に対する「口腔ケアに関する医科歯科連携の推進」として記載がされています．また千葉県がん診療連携協議会においても，歯科医師会として口腔ケアの意義についてたびたび説明をしてきた結果，口腔ケアパス部会が設置されるなど，いままでの地域保健委員会ほか本会の取り組みが，県がんセンターをはじめ行政から評価され，この度の「千葉県がん対策推進計画における歯科の位置づけ」につながっていますので，今後に向けて大きな力になると思っています．

（浅野薫之・溝口万里子）

B
訪問歯科で患者に粘膜病変を発見したら

1 増える認知症患者の口腔がん

　一般にがんのリスクは加齢とともに高まりますが、特に口腔がんの場合はその傾向が強いといえます．認知症，寝たきりなど，自力での口腔清掃が困難になると，口腔内にさまざまな変化が起こります．

　口腔がん発症に関連するリスクには，タバコ，過度の飲酒，口腔衛生，栄養などがありますが，そのいずれも発がん物質であるアセトアルデヒドの口腔内産生やその代謝に関係することが知られています．このアセトアルデヒドは，アルコール代謝産物で，血液中や唾液中に存在するだけでなく，カンジダ菌など口腔細菌による産生やタバコの煙にも含まれており，長時間口腔内にとどまることで発がん性を発揮します．

　一方，唾液には口腔内を中性に保つ緩衝作用に加えて抗酸化作用があり，口腔内をがん化から守るための大事な役目を有していますが，唾液分泌が低下するとこの作用も低下します．特に日本人を含むモンゴロイドでは，アセトアルデヒド代謝酵素であるALDH2の欠損，あるいは活性が弱い人が多いので，がんのリスクにかかわる生活習慣がなくても高齢になればなるほど，がん化のリスクは高くなると考えられます．

　認知症患者，超高齢者では身体の変化を認知する能力が低下し訴えることも困難なため，診断が遅れて進行がんになるケースが有意に高いことが報告されています（図B-1，2）．

　訪問歯科では義歯を必ずはずし，介助者のもとで口腔内全体を明るい照明器具で照らして入念に口腔内診査をする必要があります．また，口腔内の出血，顎顔面や頸部のしこりの有無，顎や舌の動きの変化などにも注意することが大切です．特に口腔ケアを実施して口腔内がきれいになった後に，口腔粘膜を診査する習慣を身につけるとよいでしょう．また，注意事項として唾液分泌が低下している患者にはアルコール含有のマウスウォッシュは避けるべきです（表B-1）．

　歯科医師，歯科衛生士は認知症患者に接する看護師，ヘルスケアワーカー，ナーシングスタッフの口腔内診査能力の向上に今後さらに積極的にかかわる必要があります．

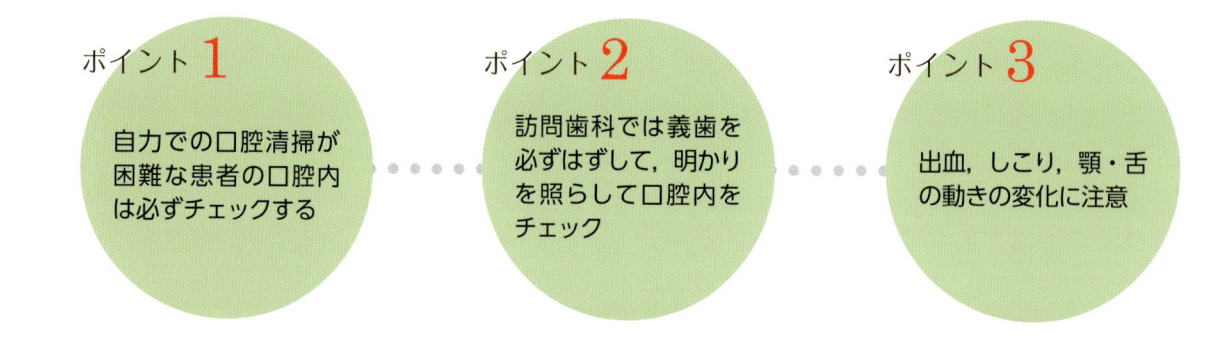

ポイント1
自力での口腔清掃が困難な患者の口腔内は必ずチェックする

ポイント2
訪問歯科では義歯を必ずはずして，明かりを照らして口腔内をチェック

ポイント3
出血，しこり，顎・舌の動きの変化に注意

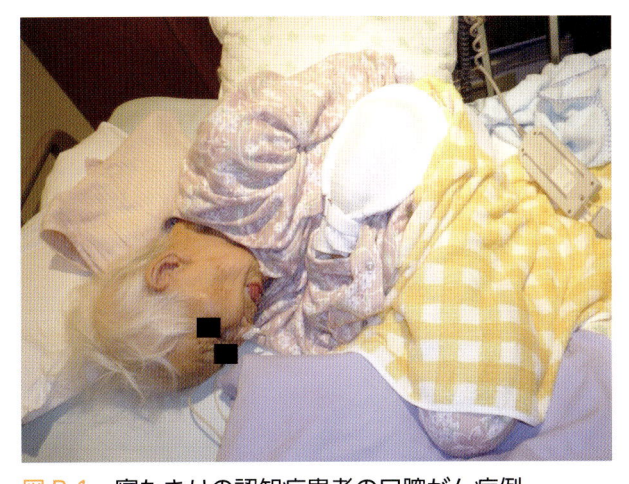

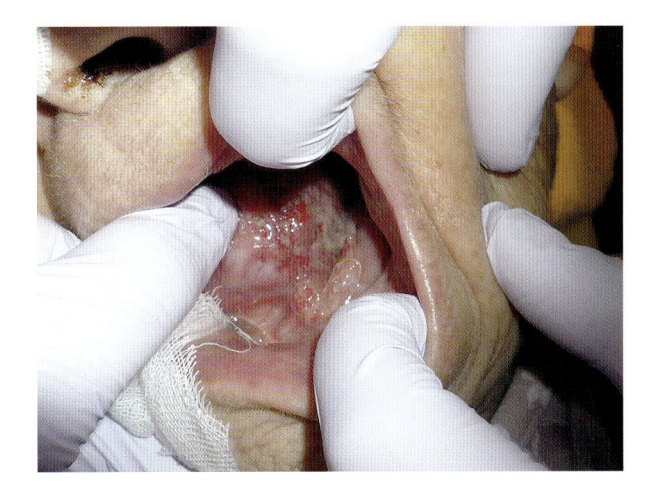

図 B-1　寝たきりの認知症患者の口腔がん症例
問題行動のため両手に介護用ミトンを装着されている（左）．左舌縁から口底におよぶ進行がんを認める（右）．

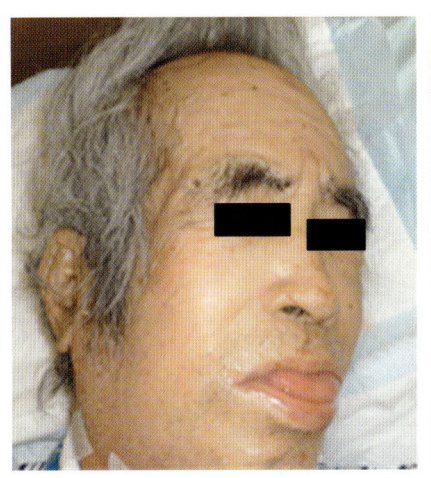

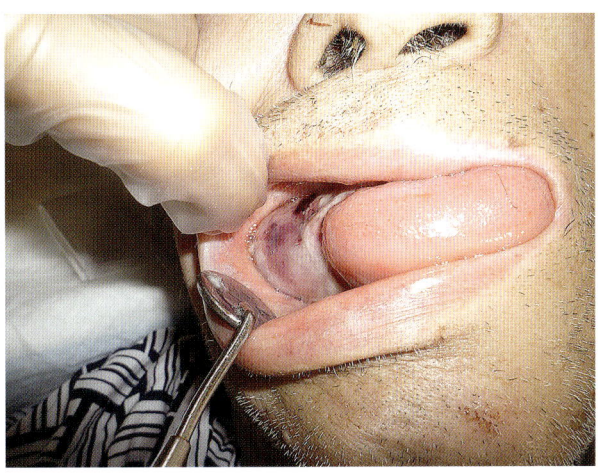

図 B-2　誤嚥性肺炎のため入院していた患者
嚥下，呼吸困難の精査で紹介されたが口腔内診査で舌根部に腫瘍を認めた．認知症があり意思疎通が十分でなかったことと，主治医，看護師に口腔がんの認識が乏しかったため発見が遅れたと思われる．右舌根部の巨大な腫瘍のため口唇を閉鎖することも困難である．この患者は診察当日に緊急気管切開となった．

表 B-1　訪問歯科における口腔がん検診の流れ（概略）

- ☐ 家族，介護者から最近の生活変化について問診をする
- ☐ 検診には必ず介助者をつける
- ☐ 明るい照明器具を使用する
- ☐ 可撤性義歯は必ずはずす
- ☐ 口腔内が汚れている場合は口腔ケアを先行して行う
- ☐ 適宜頸部の触診を行う
- ☐ 治療経過を記録する
- ☐ 病態写真をできるだけ残す

2 口腔がんになりやすい危険信号

ほとんどの高齢者は，何らかの薬剤を服用していると考えられます．加齢や認知症および薬剤の副作用による唾液分泌の低下が起こり，その結果多くの口腔病変の発症にかかわってくることが知られています．**表 B-2** に唾液分泌を低下させる薬剤をまとめました．

一方，近年口腔咽頭がんの発症にヒトパピローマウイルス（HPV）が大きく関与していることが明らかになってきました．特に欧米では若年者の口腔がんの増加が問題となっており，がんの発症と生活習慣に関する研究が進んでいます．また，喫煙，過度の飲酒による発がんリスクはいうまでもありませんが，抗酸化栄養素（緑黄色野菜，果物に多く含まれる）の摂取不足も，発がんにかかわってくることが疫学的に証明されています．認知症患者，身体障害を有する独居の高齢者，長期間経口摂取不良が続いている患者では，慢性的な栄養不良，口腔清掃不良に陥っており，口腔がんのリスクが高まっていると推察されます．**表 B-3** に口腔がんになりやすい危険信号をまとめました．在宅医療，高齢者医療にかかわるすべての医療関係者に知っていただきたいと考えます．

表 B-2　唾液分泌量を低下させる薬剤

抗うつ薬	トリプタノール，パキシル，ルボックス
睡眠薬	ハルシオン，マイスリー，リスミー
アレルギー薬	ニポラジン，アレグラ，アタラックス
抗パーキンソン薬	マドパー
抗精神病薬	セレネース，ドグマチール，ウィンタミン，トフラマール，パキシル
抗コリン薬	ブスコパン，バップフォー
鎮痛薬／鎮静薬	プレセデックス，MS コンチン，セレコックス
降圧剤（高血圧治療薬）	カタプレス，アルドメット，アルダクトン
抗不安剤	ジプレキサ，デパス，コントール，メイラックス

ポイント 1
認知症，身体障害，独居，経口摂取不良の患者では口腔がんを疑う

ポイント 2
長期間服用している薬剤に注意する

表 B-3　口腔がんになりやすい危険信号

サイン	状態	注意点
☐ ドライマウス	唾液分泌低下	唾液の抗酸化作用の低下による発がんリスクの増加．薬剤の副作用に注意
☐ 舌乳頭の萎縮，口角炎	抗酸化栄養素，微量元素摂取不足，慢性口腔カンジダ症	長期低栄養状態，局所免疫低下による易感染性
☐ 口臭	口腔衛生不良	自力での口腔清掃不能，口腔環境の悪化
☐ 喫煙	口腔環境の悪化	強力な発がん作用
☐ 過度の飲酒	口腔環境の悪化	口腔内のアセトアルデヒド濃度の上昇による発がん作用
☐ 義歯が合わない	不良補綴物	慢性的な刺激による局所の炎症反応，口腔カンジダ症による発がん
☐ その他	頭頸部・消化器がん罹患の既往 HPV 感染	かつてがんにかかった人は二次がんを発症しやすい 中咽頭がんで陽性率高い

口角炎　喫煙　義歯が合わない　飲み過ぎ　ドライマウス　口臭

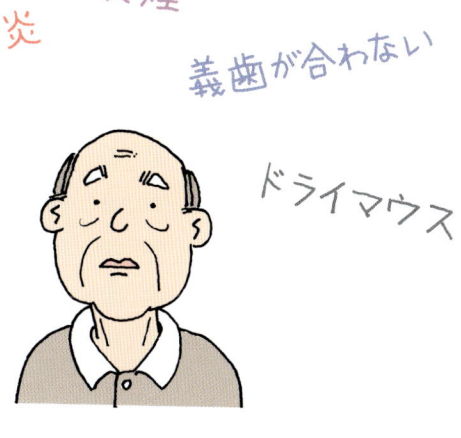

3 訪問歯科における対応

1 高齢者，要介護者に多い粘膜疾患と対処法

1）口腔粘膜の加齢変化とその診察

口腔粘膜では加齢変化により次のような変化が起こります．

- 口腔粘膜：粘膜上皮層の菲薄化，小唾液腺の萎縮とその間質への線維増生，固有層では弾性線維の減少と走行の不規則化が生じます．その結果，口腔粘膜は脆弱となり物理的・化学的な外来刺激に対してびらんや潰瘍を形成しやすくなります．
- 唾液：唾液腺の萎縮，服用薬の副作用などにより唾液の分泌量が低下し，口腔乾燥，自浄性の低下が生じ褥瘡や痂疲の形成，炎症性変化が生じやすくなります．

したがって高齢者や要介護者では口腔内を診察するにあたっては通常の診察に加えて，粘膜部の触診による疼痛部位の有無，耳下腺・顎下腺の刺激による唾液分泌の確認，粘膜の乾燥程度の確認等を行う必要があります．

2）高齢者，要介護者にみられる口腔粘膜疾患とその対応

高齢者や要介護者は全身的にも免疫反応が低下するため，日和見感染を生じそれが遷延化する傾向があります．

（1）口腔カンジダ症

口腔カンジダ症は抗菌薬や副腎皮質ステロイド薬の使用，糖尿病，低栄養などによる日和見感染であるため高齢者に好発し，特に要介護高齢者では日常の口腔へのセルフケアへの機能と意欲が低下しているため高率に発生します．口腔カンジダ症は，①偽膜性カンジダ症，②萎縮性カンジダ症，③肥厚性カンジダ症，④カンジダ性口角炎に分けられます．高齢者では①～④に加えて，舌苔内に貯留した細菌や壊死した上皮組織から硫化水素が生じて血液成分と反応し，硫化鉄となって黒色を呈するものもあるので，腫瘍を含めて鑑別診断が重要となります．義歯性口内炎といわれる床下粘膜の炎症の主な原因は *Candida albicans* で総義歯装着者では70％に発症する報告されています（図B-3-a, b, c）．

診断は真菌培養検査で行われます．簡便な培養キットも市販されているので，チェアサイドや訪問診療の場においても検査は可能です．しかし，難治性の萎縮性カンジダ症，肥厚性カンジダ症は腫瘍との鑑別が重要であるので，二次医療機関で精査を行っておく必要があります．日頃からの義歯の洗浄方法を含めたセルフケアの指導が予防につながります．発生を認めた場合は，十分な口腔清掃を行いながら抗真菌薬の投与を行います．その際には，患者の状態に合わせて軟膏，内服薬，内服液，注射薬から選択するようにします．

（2）口腔乾燥症

生理的な唾液腺の萎縮に加えて，咀嚼筋の機能が低下することで，唾液の分泌量は低下し口腔粘膜の乾燥感を自覚するようになります．抗コリン作用・コリンエステラーゼ作働作用などにより口腔乾燥を引き起こす可能性がある薬剤は約700種あり，特に高齢者に処方される頻度が高い降圧剤・抗パーキンソン薬・向精神薬等に多くみられます．これらの服用によって口腔乾燥が惹起され，また既存の口腔乾燥症状がより著明となる場合もあり，注意が必要です．口腔乾燥は粘膜疾患の発生，摂食嚥下機能の低下・味覚異常などさまざまな不快事象の発生を助長します．（図B-4）

治療は対症療法が主体となります．具体的には口腔乾燥自体への対応として水分摂取の励行，口腔湿潤剤や人工唾液の使用，唾液腺のマッサージなどを指導していきます．また，歯周炎・う蝕などの予防の口腔ケアにおいては，粘膜の損傷に注意をおいた指導を行います．口腔乾燥が合併する原疾患や服用

高齢者・要介護者に多い粘膜疾患

口腔カンジダ症（図 B-3）

原　因　・抗菌薬や副腎皮質ステロイド薬の使用，糖尿病，低栄養などによる日和見感染

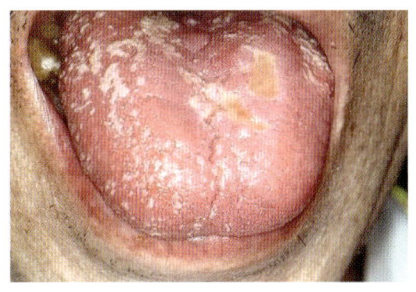

（a）舌背に発生した偽膜性カンジダ症

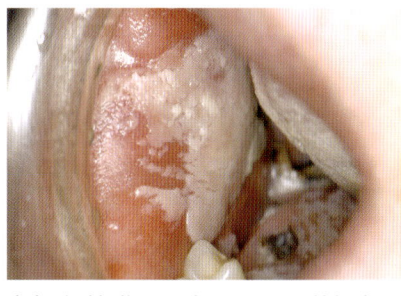

（b）頬粘膜に発生したやや茶褐色を呈した肥厚性カンジダ症
白板型の口腔がんとの鑑別が必要である

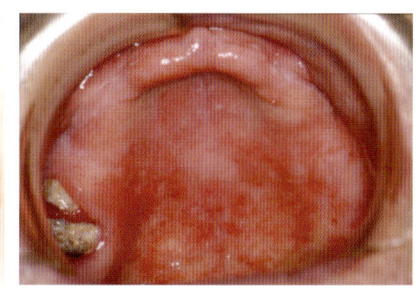

（c）総義歯の使用患者の萎縮性カンジダ症

口腔乾燥症（図 B-4）

原　因　・唾液腺の萎縮，咀嚼筋の機能低下による唾液分泌量の低下
　　　　　・薬剤（高齢者に処方される頻度が高い，降圧剤・抗パーキンソン薬，向精神薬等）

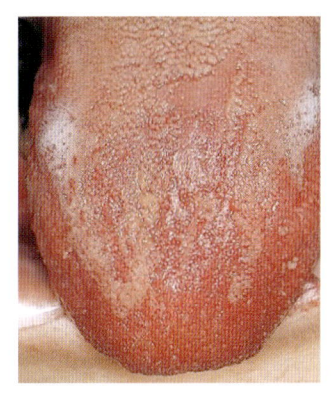

舌に発生した例
78歳の女性．認知症で療養型施設に入所中で降圧剤（血圧降下薬）と抗うつ薬を服用している．
舌尖部の痛みと味覚の低下を主訴としている．
唾液は小泡沫を形成し，舌背の発赤と舌苔の形成が認められる．

義歯の下に発生した歯肉がん（図 B-5）

原　因　・不適合な義歯や歯の鋭縁などによる外傷性刺激，口腔衛生不良

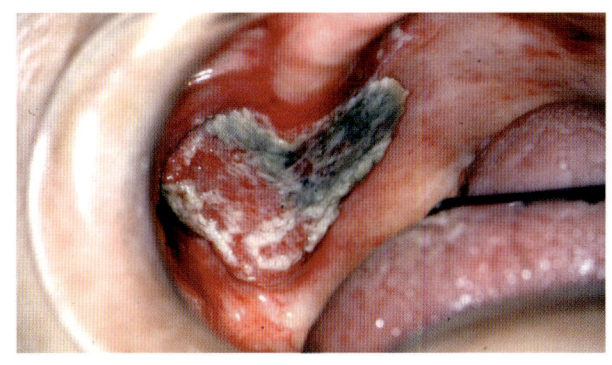

（a）上顎総義歯の下に発生した歯肉がん
咬合時の痛みが主訴であった．
腫瘍は義歯によって圧平化されている

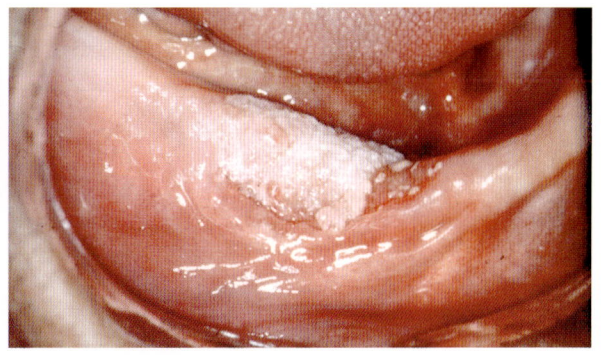

（b）下顎総義歯の下に発生した歯肉がん
義歯の不適が主訴であった

B　訪問歯科で患者に粘膜病変を発見したら

薬による副作用である場合には主治医と相談のうえ，治療を行うことが必要です．

（3）口腔がん

不適合な義歯や歯の鋭縁などによる外傷性刺激，口腔衛生不良は口腔がんの発生を助長する原因となります．高齢者や要介護者では通院の便宜により定期的に歯科医師に口腔を管理してもらう機会が少なくなり，口腔がんの発見が遅れる傾向があります．したがって，訪問診療においても定期的に口腔がんの早期発見を意識した口腔内の観察が必要となります．特に義歯の不適や疼痛の訴えがある場合は，口腔粘膜自体にその原因がないか十分に観察を行う必要があるでしょう（図 B-5-a，b）．原因を除去しても 2 週間以上治らない褥瘡やびらんは二次医療機関で精査に導くこともかかりつけ歯科医の責務です．

2 患者への口腔ケア・緩和ケア

がん治療を受ける患者の口腔内には，さまざまな症状が出現しますが，口腔ケアを適切に行うことでその症状を軽減させ，患者の QOL の向上や家族等へのサポートに貢献することができます．

歯科専門職として携わる際には，がん治療や全身状態の把握のための知識を得て理解すること，口腔ケアのスキルを磨くことなどはもちろん必要です．しかし，何より大切なのはコミュニケーションスキルであると思われます．患者の置かれている状況を理解し，患者と良好な人間関係を構築したうえで，適切な口腔ケアを行い，少しでも症状や不快感が緩和されるようにすることが歯科専門職にも求められています．

訪問歯科診療において行う口腔ケアの手順の一例を紹介します．

訪問歯科診療における口腔ケアの手順の例

情報収集

- 患者とその家族・介護者からよく話を聴く
  （主訴を聴き取る〜口腔ケアに何を求めているのか）
- 患者の全身状態の把握（図 B-6）
  ①現病歴（治療の状況や体調も併せて）
  ②既往歴
  ③服薬状況
  ④ADL
  ⑤生活サイクル（食生活も含む）
  ⑥食事の形態
  などを口腔アセスメント票に記載する

口腔アセスメント票　　記録日　年　月　日

氏　名		生年月日	明 大 昭 平　年　月　日(　)才　男　女		
自　宅 住　所		電話(自宅) (緊急時)		利用事業所 (名称)	
訪問先	自宅、施設、病院 名称(　　)	訪問先住所 電　話			
保険証 その他	保険証種類　後高　社保　国保／老課　老初　障課　障初(　) 有効期限　年　月　日　資格所得日　年　月　日　負担金(有　無　割負担)　介護保険(有　無) 障害手帳(有　無)　介護度　要支援　1　2　要介護　1　2　3　4　5　申請中				

初回訪問日	年　月　日	担当歯科医師		担当歯科衛生士	

【全身疾患（現病歴 ○　既往歴 △）・身体状況等】
・脳梗塞後遺症　・脳出血　・くも膜下出血　・多発性脳梗塞（左麻痺・右麻痺・上肢・下肢）
・パーキンソン病　・高血圧　・心疾患　・糖尿病　・関節リウマチ　・認知症（軽度・重度）
・その他（　）
服薬状況
かかりつけ病院（有 無）病院名（　：　科）主治医

【口腔内状況】
8 7 6 5 4 3 2 1 | 1 2 3 4 5 6 7 8
8 7 6 5 4 3 2 1 | 1 2 3 4 5 6 7 8
う　蝕　有・無
歯周疾患　有・無
歯牙の動揺　有・無
口腔乾燥　有・無
出血　腫脹　排膿　その他（　）
舌　苔　有・無
流　涎　有・無

【義歯の状態】
有・無　FD（上・下）PD（上・下）
常時使用・未使用・食事時のみ使用
その他（　）

【歯科治療の必要性】
要・不要・要だが体調による・不可能
【歯科治療の希望】
有・無・口腔ケアのみ
【口腔ケア指導の必要性】
有・無

【生活状況】
歯磨き　□出来る　□介助があれば出来る　□出来ない
うがい　□出来る　□介助があれば出来る　□出来ない
義歯の着脱　□出来る　□介助があれば出来る　□出来ない
義歯の保管　□出来る　□介助があれば出来る　□出来ない
義歯の状態　□良好　□不適合　□破損　□汚れている　□カビが付いている
義歯洗浄剤　□使用　□未使用　□1 人で出来る　□介助必要　□全介助
食事状況　□可　□一部可　□不可（全介助）　□普通食　□きざみ　□ソフト食　□経管栄養（経鼻・胃ロウ）　□点滴栄養
水分摂取　□コップから水が飲める　□吸い飲みなどでは飲める　□飲めない　□水を含む程度
嚥下　□出来る　□少しむせる　□むせる　□困難
座位維持　□可　□一部可（　分程度）　□不可
移動　□歩行可　□車椅子　□全介助（自力は不可）
見当識　□可　□一部可　□不可
会話　□可　□一部可　□不可

次回訪問予定日
年　月　日（　）AM・PM　：　頃
特記事項：

③

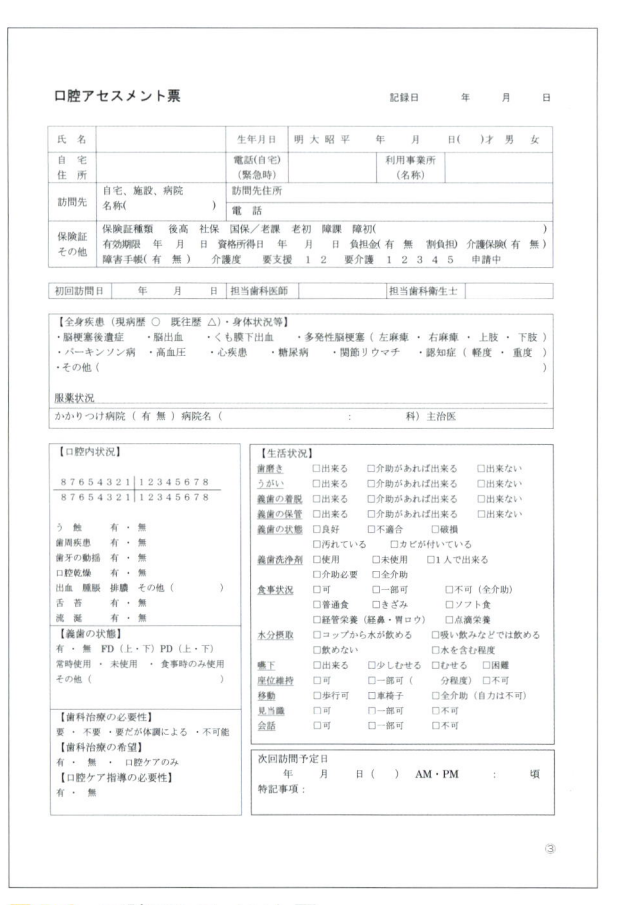

図 B-6　口腔アセスメント票

口腔内を診察する
- 事前に口を楽に開けることができるかどうか，チェック
- 口唇や口角の渇き方を見て，必要があればワセリンや保湿剤を塗ってから口を開けてもらう
- 開けづらいまたは拒否がある場合は，先に脱感作を行う（手や肩などから始めて，ゆっくりと触れていく）

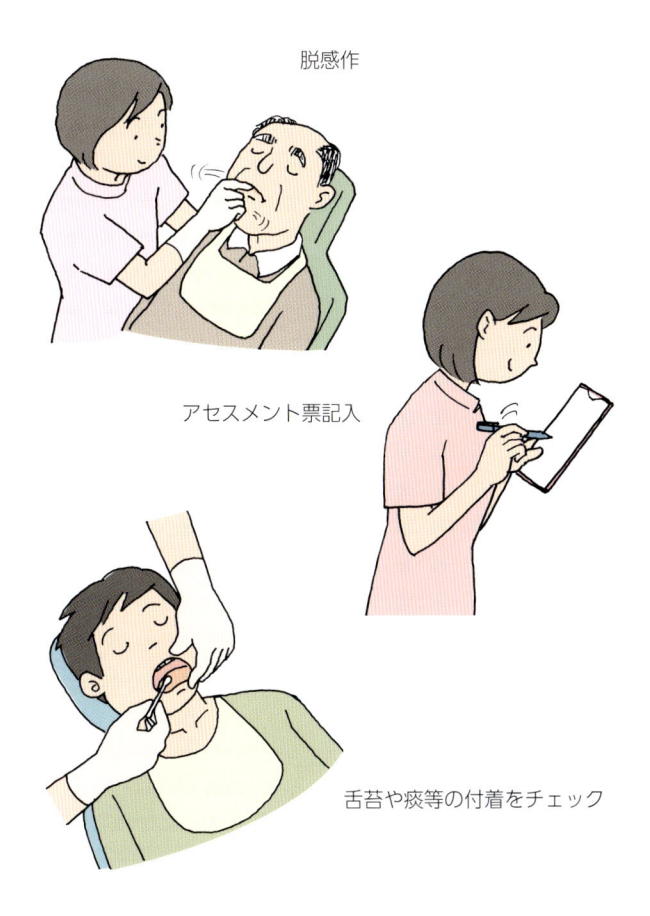

脱感作

アセスメント票記入

口腔アセスメント
- 口腔アセスメント票の記入（図B-6）
- 主訴の原因を素早くチェック
- 歯・舌・口蓋・粘膜をチェックする（舌苔や痰等の付着）

舌苔や痰等の付着をチェック

口腔ケア計画を立てる
- 本人や家族と一緒に今後の口腔ケアを考える
- 体調を考慮して，無理のない計画を立てる（図B-7）

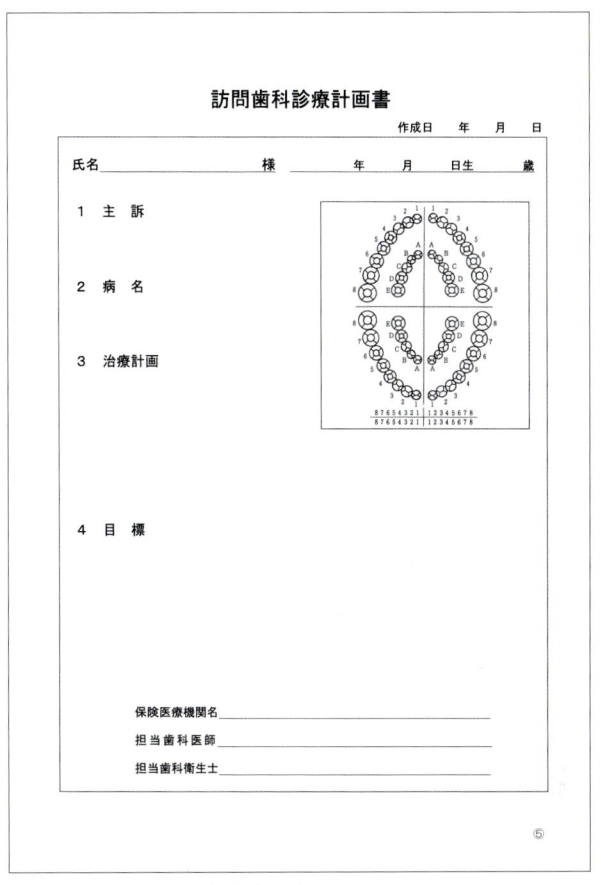

図 B-7　訪問歯科診療計画書

B　訪問歯科で患者に粘膜病変を発見したら

| 口腔ケアを実際に行う前に | ・口腔ケア用品の検討（図B-8）．
・使用するケア用品や薬剤等は，必ず事前に自分自身で使ってみる．（スタッフ間の相互実習は効果的）． |

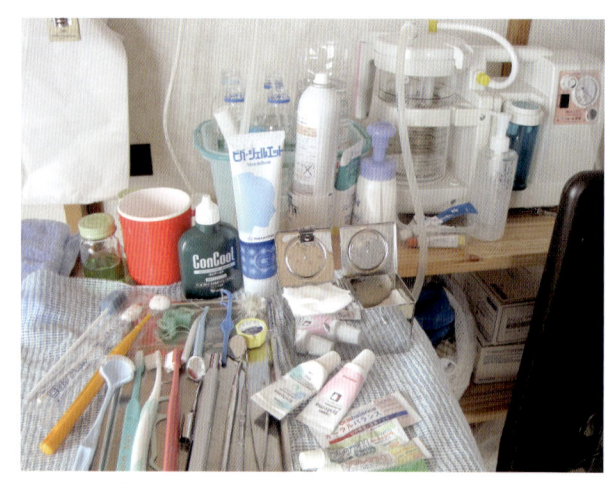

図 B-8　在宅での口腔ケア用品

| 口腔ケアの実際 | ・口唇や口角に十分に配慮しながら，ゆっくりと口を開けさせる．
・姿勢に注意（できるだけ座位に近づけるのがのぞましいが，患者が一番楽な姿勢であることを優先する）
・汚れを押し込まない（奥から手前へかき出すように）（図B-9）
・水分量に注意する．
・口の中だけに集中せず，表情を観察しながら行う．
・口腔粘膜をよく見る（口腔ケアを行っているからこそわかるその変化をよく見きわめる）．
・口腔粘膜等の傷や出血がある場合は，その原因が何であるのか見きわめる（歯科治療が必要なケースもある．必要があれば歯科医師の診察を仰ぐ）．
・すべての汚れを取り除けない場合も多くある．「そのときにできること」の見きわめも必要である． |

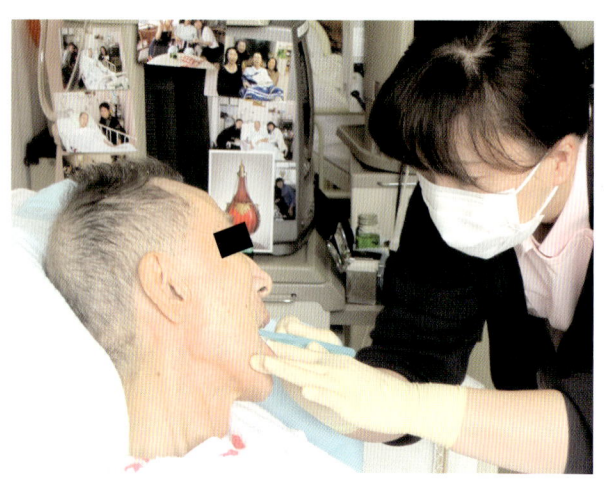

図 B-9　在宅での口腔ケアの様子

| 口腔ケアが終わったら | ・残留物がないかどうか，チェックする．
・乾燥が強い場合は，再度保湿剤を少量塗布する．
・頬や肩等のマッサージを行う
・不快な部分や痛み，出血等がないかどうか，確認する． |

記録を残す

- 訪問歯科衛生指導（図B-10），居宅療養管理指導等の記載
- 患者の体調等についてはもちろん，患者と話した内容や些細な訴えでも，メモを残すようにする．これは，次回の口腔ケアの際の参考となるばかりでなく，信頼関係を形成するのに有効である．

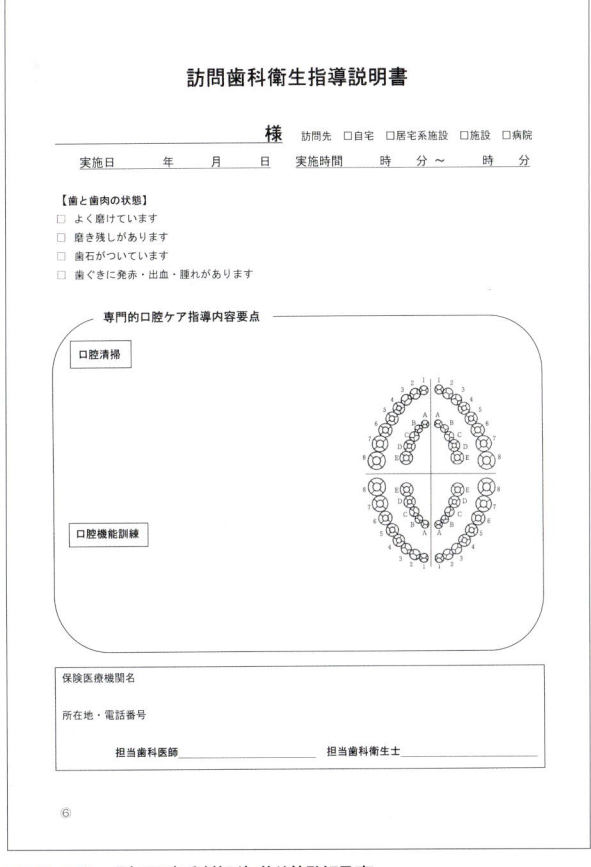

図 B-10　訪問歯科衛生指導説明書

症状別の口腔ケア

乾燥が強い場合

- うがいが可能な場合は，まずうがいを行う（図B-11）．
- 保湿剤を口蓋や舌に塗り，少し時間をおいてから行う．
- 歯ブラシやスポンジブラシ等は軟らかめのものを選ぶ．
- 口蓋や頬粘膜をよく見る（ライトが有効）．

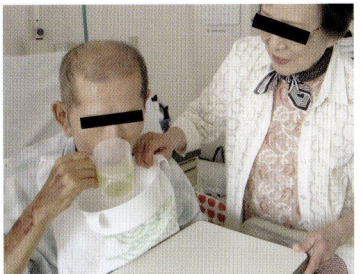

図 B-11　うがい

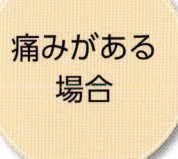

痛みがある場合

- 表面麻酔薬等を使用する場合もあるが，十分に保湿することができれば，麻酔薬を使用しなくてもケアが可能な場合が多い．
- スポンジブラシ等を冷水で濡らして使用することが有効な場合もある．
- 出血には十分に注意し，一度にすべてを取り除こうとせず様子を見ながら行う．
- 歯磨剤の代わりに保湿剤を使用する（あるいは両方を混ぜる）と，少し歯ブラシの当たりがソフトになり，患者の痛みが軽減されることがある（図B-12）．

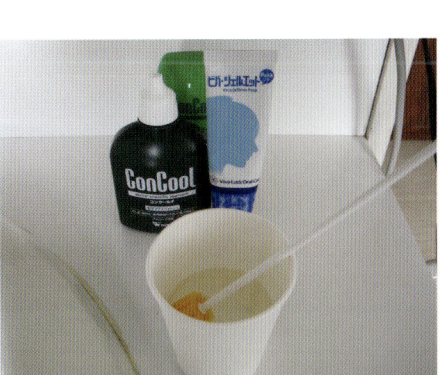

図 B-12　保湿剤等の利用

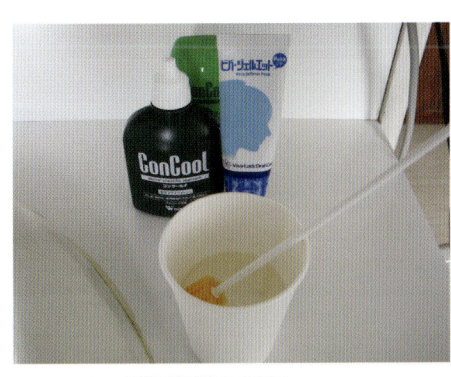

B　訪問歯科で患者に粘膜病変を発見したら

嚥下に問題がある場合

- 口腔ケアは水分が口の中に入ることが多いため，誤嚥には十分に配慮する．
- 姿勢への配慮や吸引の準備が必要となるが，吸引ができない場合は，防湿用のガーゼで咽頭に水分が流れないように注意しながら行う（その際にはガーゼの繊維が口の中に残らないよう，注意深く観察しながら行う．小折ガーゼを用意する際には，繊維が外に出ないように折り込むような配慮も必要である）（図B-13）．

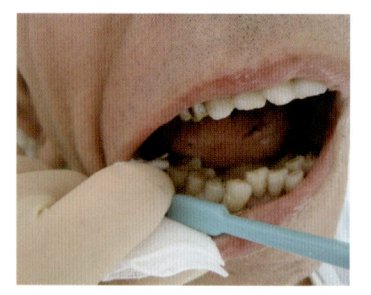

図 B-13 水分の誤嚥の防止

開口困難な場合

- 口唇，口角へのワセリン等の塗布（図B-14），事前の頰マッサージなどを施し，口角奥からゆっくりと人差し指の第2関節位までを入れていき，口唇を少しずつ排除していく（図B-15）（指の先だけで排除しない）．少し開いた部分から，歯ブラシ等を挿入して，少しずつ刺激を与えると，徐々に開いてくる場合が多い．
- やむを得ず開口器やバイトブロック等を使用する際には，口唇の巻き込みや粘膜に十分に注意し，動揺歯への配慮も忘れずに行う．

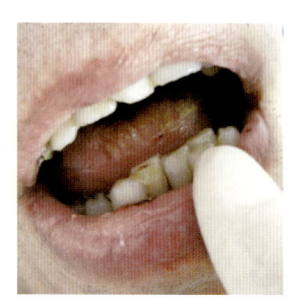

図 B-14 保湿剤口唇塗布

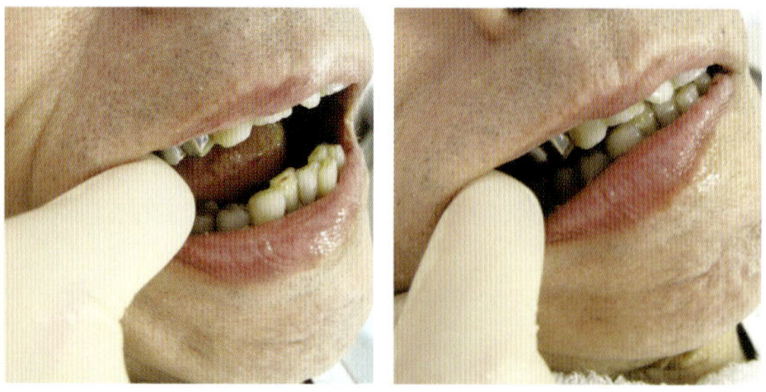

図 B-15 口唇排除

出血傾向の場合

- 出血部位を確認する．
- 出血部位には直接触れないよう注意する．
- 粘膜，歯肉に歯ブラシ等で傷をつけないよう，十分に注意する（歯ブラシの柄や背面が触る場合もあるので，細部への注意が必要）．

化学療法を受けている場合

- 口腔粘膜炎を引き起こしている場合が多くみられ，疼痛などの理由で，経口摂取が困難となっていることがある（図B-16, 17）．粘膜，舌，口蓋はもちろん，口唇の裏側も注意深く観察する．疼痛コントロールが必要な場合もある．

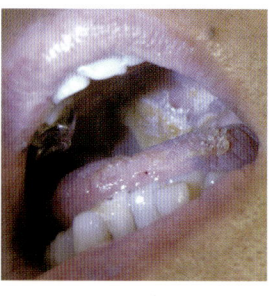

図 B-16 口腔ケア開始前

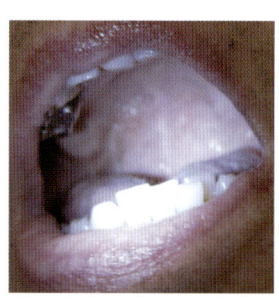

図 B-17 口腔ケア終了後

緩和ケアでの口腔ケア

- 口腔ケアは終末期がん患者等のQOLを維持，または向上させることもあり，感染予防の観点からも非常に重要である．
- 口の中の痛みやトラブルを抱えていることが多く，口腔乾燥，出血，口内炎，口臭，舌苔，カンジダ症や嘔吐反射などへの対応が必要となる場合が多くみられる．
- 患者の体調を考慮しながら，痛みを伴わないように最大限に注意をしながら，可能な範囲で行う．
- 不顕性誤嚥などでの肺炎のリスクが高いことや，経口摂取量の減少などで，唾液量も減少し，自浄作用が低下していることなどもあり，これらにも十分に考慮して行う．

ポイント 1
コミュニケーションが何よりも大切であり，「話を聴く」ことのスキルを磨くことが必要である．

ポイント 2
技術や知識の習得はもちろん，信頼関係を構築することが大切である．

ポイント 3
がん患者への口腔ケアは，QOLの向上に貢献する，がんの支持療法であり，単なる口腔清掃とは違うということを認識する．

3 家族に対する指導とケア

高齢化社会とは，65歳以上の人口が総人口の7%以上を占める状態を指します．また，高齢社会とは65歳以上の人口が総人口の14%，さらに超高齢社会は同様に24%以上を占める状態をいいます．ちなみに65歳以上の人口の総人口の7〜14%に至るまでに，フランスでは115年を要したのに対し，日本ではわずか24年で到達してしまっています（図B-18）．

2011年，わが国の高齢化率は23.3%に上昇し，要介護者への訪問歯科診療のニーズが高まっています．

要介護者の多くは口腔内のセルフチェックができない状態にあるため，口腔内の異常を発見するためには，訪問する歯科医療従事者のより一層の意識と配慮が求められます．また，その家族に対する指導や啓発も必要になります．

1）加齢による口腔内の変化について説明する

口腔粘膜は，唾液分泌量の低下により萎縮し，また容易に潰瘍が形成されます．舌や顎の不随意運動による誤咬は線維腫を誘発し[1]，さらに，寝たきりや嚥下機能低下による胃食道逆流症による酸蝕症や粘膜異常を発症することもあります[2,3]．

2）口腔がんについて説明する

まず，口腔に"がん"ができることを説明します．日本における口腔・咽頭がん罹患者は，加齢（図B-19）に伴い増加します（図B-20）．口腔がんの年齢別罹患率（人口10万人中の罹患者数）は，50歳代より増加し，年齢が上がるにつれ罹患率は増加の一途をたどります．罹患者数総計の男女比は約1.7：1で男性に多くみられます．超高齢社会を迎える日本では，高齢者の口腔がん罹患者・死亡者はさらに増加すると予想されます（図B-20，21）．

口腔がんの部位別発生頻度は，舌が最も多く口腔がん全体の約半数を占め，次いで下顎歯肉，上顎歯肉，口底，頰粘膜などの順となっています（図B-22）．

ご家族に説明する際には，まず加齢による口腔内の変化について話します．毎食後の歯磨きの折に，患者の口腔内をのぞき，明らかな色調の変化がないかどうかチェックしてもらうよう指導します．また，単に口腔内を観察するだけでは病変を見つけることは困難であるため，指で舌縁から口底を触れてみること，頰や歯肉を指でなぞってみて潰瘍や膨隆等がないかもチェックしてもらえるように指導します．

指導の際には，口腔病変を見つけるポイントである"色"と"形"を図示しながら説明するとよいでしょう（p.20，47参照）．

3）口腔ケアの必要性ついて

口腔乾燥による自浄作用の低下により，カンジダ菌等が繁殖しやすくなるため（p.130参照），口腔ケアが必要となります[1]．また，粘膜の変化，異常を見いだすには，患者の家族による毎日のケアに加え，あらゆる専門職の協力と実践が求められます（図B-23）．

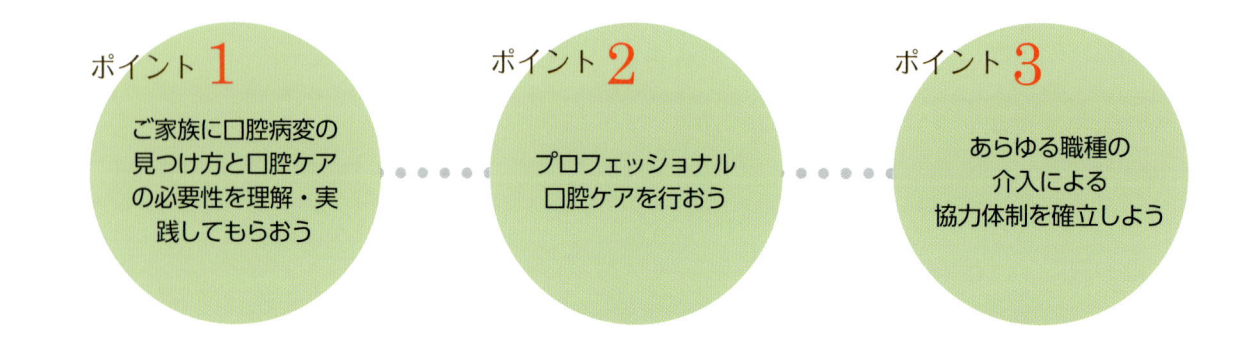

ポイント1 ご家族に口腔病変の見つけ方と口腔ケアの必要性を理解・実践してもらおう

ポイント2 プロフェッショナル口腔ケアを行おう

ポイント3 あらゆる職種の介入による協力体制を確立しよう

家族への指導の際に参考となる口腔がんに関する統計

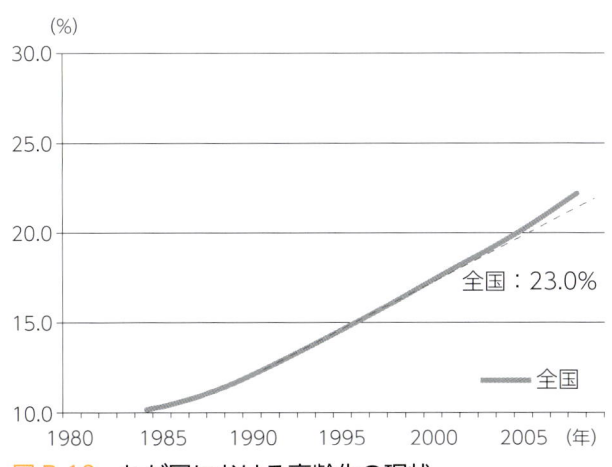

図 B-18　わが国における高齢化の現状
(厚生労働省のデータより引用 2011 年).

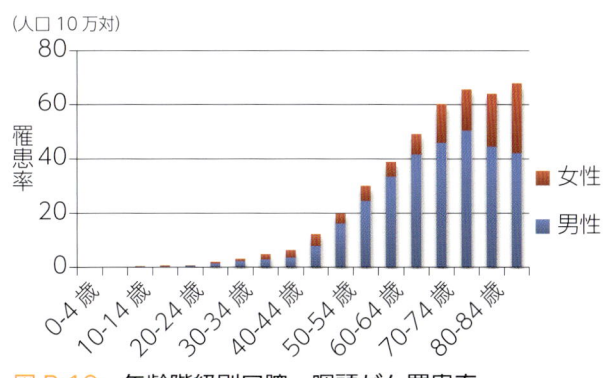

図 B-19　年齢階級別口腔・咽頭がん罹患率
加齢とともに罹患率は増加している (Matsuda T. et al., Jpn J Clin Oncol, 42：139-47, 2012 より引用).

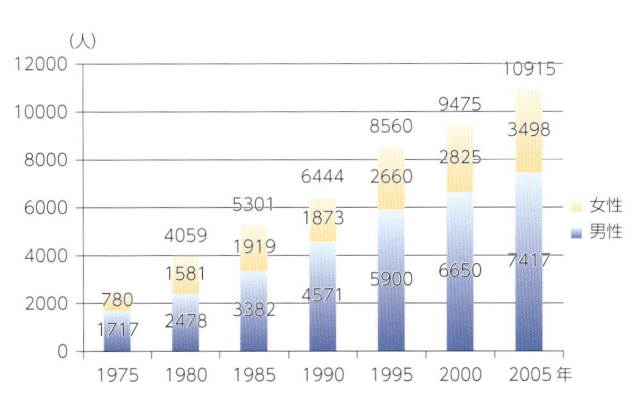

図 B-20　口腔・咽頭がん罹患者の推移 (1975〜2005 年)
罹患者は年々増加傾向にある (Matsuda T. et al., Jpn J Clin Oncol, 42：139-47, 2012 より引用).

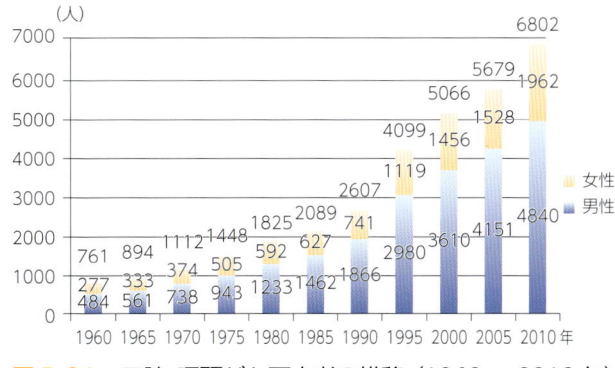

図 B-21　口腔・咽頭がん死亡者の推移 (1960〜2010 年)
口腔・咽頭がんによる死亡者は，1990 年頃から激増している

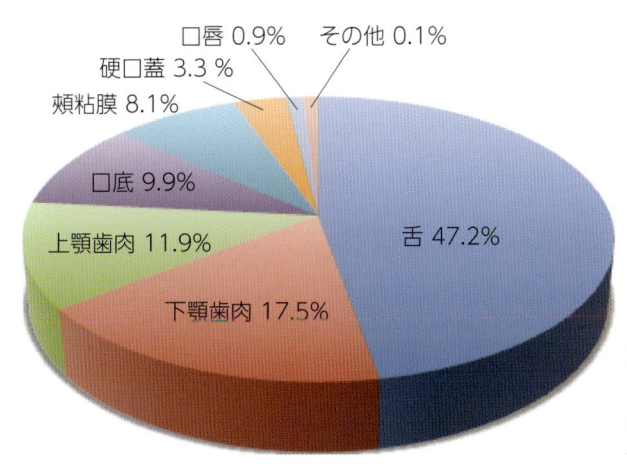

図 B-22　扁平上皮癌の好発部位
舌が最も多く，全体の約半数を占める．(Report of head and neck cancer registry of Japan, Clinical statistics of registered patients, 2002. Jpn J Head and Neck Cancer 32：15-34, 2006 より引用).

B　訪問歯科で患者に粘膜病変を発見したら

在宅における口腔ケアの協力体制見取り図

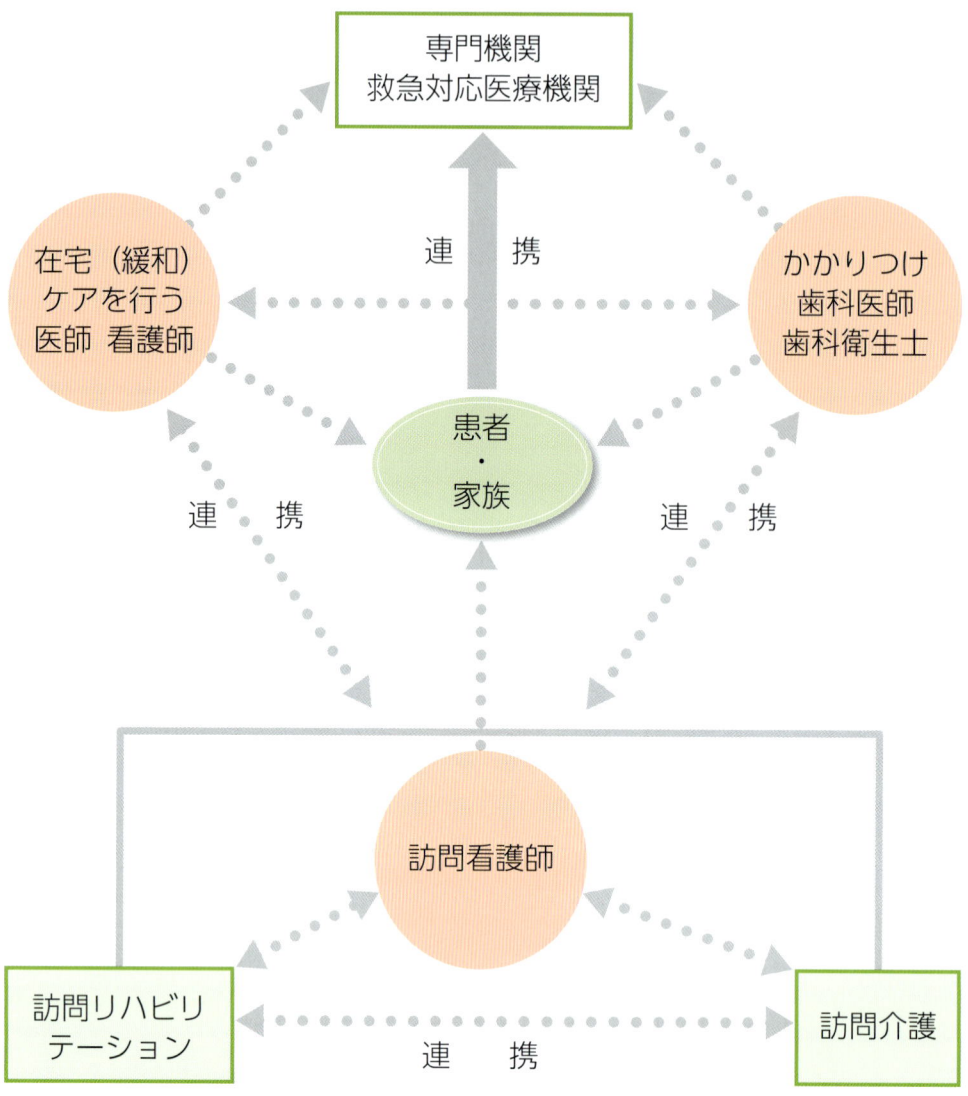

図 B-22　在宅における取り組み方
在宅では，あらゆる職種による多角的なケアと患者の家族の協力が必要である．常に専門機関や救急対応可能な医療機関へ紹介できる体制を整えておくことも求められる．

参考文献（II B-3）
1) 守口憲三：訪問歯科の現状と将来；日本訪問歯科協会．第4版．デジタルクリエイト，東京，2008.
2) 喜久田利弘，楠川仁悟編：よくわかる歯科医学・口腔ケア，第1版．医学情報社，東京，2011，88-89.
3) Yoshikawa H, Furuta K, Ueno M, Egawa M, Yoshino A, Kondo S, Nariai Y, Ishibashi H, Kinoshita Y, Sekine J：Oral symptoms including dental erosion in gastroesophageal reflux disease are associated with decreased salivary flow volume and swallowing function. *Journal of Gastroenterology*, 47（4）：412-420, 2012.

付　口腔がん検診に向けてのフローチャート

検診実現のための8つのポイント

①歯と歯周の専門性に加えて，口腔粘膜も職域とする意識の統一が求められる．

②一口腔単位として管理する新たな歯科医師像に全会員の賛同を得ることが第一歩．

③口腔粘膜（がん）検診の計画立案にあたっては，歯科医師会と作業部会を設置し，マネージメントとアセスメントを併せて実施する．

④検診法では任意型（集団検診）が先行し会員のコンセンサスと地域住民の反応を評価する．

　その後，より広域性と網羅的にするため対策型（個別検診）への移行を考えるべきである．

⑤検診実施にあたって高次医療機関の受け入れを確保する．そのために病診連携を続け強固なものとしなければならない．

　検診に賛助する基幹施設は，紹介元の高次医療機関と必ずしも同一である必要はない．検診レベルの向上，会員研修などを目的として，別な基幹施設の援助を受けることもできる．

⑥経費を賄うため，広報活動し周知させるため公的環境の整備は必須である．

　自治体へ，検診に掛ける歯科医師会の熱意を示し，新規事業としての意義を説明する．がん対策推進基本法における「希少がん」の役割，新規性と効果などを説く．がん対策の対応は自治体に任されているため歯科医師会からの科学的根拠に基づいたアプローチが必須である．

⑦受検者の満足度を確保するため病態の指摘と適切な対応を提供する．

　地域住民に対しては生活指導を含めた患者教育を継続する．口腔の必要性と重要性を再認識させ，口腔領域の疾病で健康寿命が短縮されないよう導く．歯科医師会は会員に研修する場の確保と公益性の責務を認識させ担保しながら，継承していくことが重要．

⑧歯科医師会の強いリーダシップと熱い情熱がまず必要．

歯科医師会
- 会員のコンセンサス
- マネージメントとアセスメント
- 公益性と責務
- データの保全

病診連携の構築
- 受け入れ病院の確保
- 情報の共有
- 検診レベルの向上
- 卒後研修

行政
- 公的環境の整備
- がん対策推進基本法とからめる「希少がん」の1つとしての実績

集団検診（1～2回／年）　個別検診（一定期間，年間）

受検者の確保
- 検診レベルの向上
- 患者のアクセス
- コンプライアンス

患者教育
- 公開講座
- 生活習慣指導
- 「命の入り口，心の出口」

健康寿命の上昇

付　口腔がん検診に向けてのフローチャート

さくいん

あ
悪性黒色腫　　19

い
インフォームドコンセント　　48
移植片対宿主病　　35
一次検診　　93
遺伝因子　　7
遺伝子を障害する因子　　6
飲酒　　129
陰性反応的中率　　94

え
エプーリス　　39
円板状エリテマトーデス　　35
AIDS　　35
HIV 感染　　33
HPV　　128

お
OCEDN　　119
Opportunistic screening　　90

か
カンジダ感染　　35
がん　　6
　　――の見落とし　　73
がん告知　　65
がん腫　　8
化学・放射線治療　　80
化学・放射線治療後の口腔ケア　　82
化学・放射線治療中の口腔ケア　　76
化学因子　　6
化学的損傷　　34
下顎歯肉　　9
下顎隆起　　31
角化細胞　　9, 16
角質層　　9
過剰診断　　96
家族に対する指導とケア　　138
顎下リンパ節　　11
　　――の診かた　　56
顆粒細胞層　　9
加齢変化　　130
感度　　94
顔貌所見の診かた　　55
緩和ケア　　132

き
偽陰性　　96
偽陰性率　　94
義歯性潰瘍　　41
義歯性ポリープ　　42
希少がん　　2
喫煙　　129
基底細胞層　　9
偽膜性カンジダ症　　16
急性偽膜性カンジダ症　　33
偽陽性　　96
行政と検診システム　　115
偽陽性率　　94
頬粘膜　　9
頬粘膜圧痕　　30
棘細胞層　　9

く
GROW モデル　　72

け
ケラチノサイト　　9
経過観察中の口腔ケア　　81
頸部リンパ節　　11
　　――の診かた　　56
頸部リンパ節分類　　11
検査の種類と特徴　　50
検診　　90
　　――のためのチェックシート　　98
検診マニュアル　　97
検体検査　　48
原発腫瘍所見　　11

こ
コンプライアンス　　90
口蓋隆起　　31
口角炎　　129
口腔カンジダ症　　130
口腔・咽頭がん死亡者の推移　　139
口腔・咽頭がん死亡率　　12
口腔・咽頭がんの罹患率　　2
口腔・咽頭がん罹患者の推移　　139
口腔アセスメント票　　132
口腔外の視診　　55
口腔外の触診　　56
口腔がん　　2, 74
　　――の検査法　　48
　　――の治療　　70
口腔がん・口腔粘膜疾患検診
　マニュアル　　97
口腔がん・口腔粘膜疾患診療情報
　提供報告書　　100
口腔がん患者の来院経路　　3
口腔がん検出のフローチャート　　45
口腔がん検診事業　　104
口腔がん個別検診　　110
口腔がん集団検診　　111
口腔がん早期発見システム
　全国ネットワーク　　117, 119
口腔乾燥症　　130
口腔ケア　　74, 132
　　――の実際　　134
　　――の手順　　132

口腔ケア用品　　134
口腔細胞診　　50
口腔前がん病変　　32
口腔内視診　　57
口腔内触診　　57
口腔粘膜　　44
　　――の特徴　　8
　　――の診かた　　57
口腔粘膜病変　　46
口腔の解剖学的部位　　9
口腔の範囲　　8
口腔白板症　　32
口腔扁平苔癬　　16, 32, 34, 36
硬口蓋　　9
口臭　　129
口唇咬癖　　30
口底　　9
口底がん　　15
好発部位　　10
紅板症　　13, 32, 36
紅板白板症　　32, 36
告知　　65
黒色の病変　　18
黒毛舌　　18
個別（任意型）がん検診　　90

さ
在宅　　140
細胞・病理組織検査　　48
細胞採取の実際　　60
細胞診　　48, 50
　　――の実際　　59
　　――の対象疾患　　51
細胞診専門医　　54
細胞診断のフローチャート　　53
細胞診報告書　　61
細胞診申込書　　61
擦過性角化症　　33

し
歯科衛生士の職務　　46
耳下腺乳頭　　30
子宮頸癌　　6
歯周病　　37
視診　　55, 57
歯性感染症　　38
歯槽粘膜　　44
歯肉がん　　38
歯肉線維腫　　42
集学的治療　　70
習慣因子　　7
周術期　　85
周術期口腔機能管理　　85
集団（対策型）がん検診　　90
手術前の口腔ケア　　74
受診率　　90
術直後の口腔ケア　　76
上顎がんの切除術　　79
上顎歯肉　　9
上皮　　8

上皮性悪性腫瘍	8
静脈瘤	28
触診	56
褥瘡性潰瘍	37
真菌感染	33
診療情報提供書	68

す

スクリーニング	90

せ

セルフケア	81
セルフチェック指導法	43
生体検査	48
生物因子	6
正中菱形舌炎	14
精密検査	92
世界の口腔がん事情	2
赤色の病変	13
舌	9
舌下小丘	30
舌がん	6
舌の診かた	58
舌扁桃	29
説明と同意	48
線維性ポリープ	41
専門機関への紹介方法	67

そ

組織型検診	90
咀嚼粘膜	9, 44, 45

た

苔癬様接触性病変	35
苔癬様反応	35
苔癬様薬疹	35

ち

チーム医療	87

地図状舌	29

て

転移性腫瘍	42
天疱瘡	14
TNM分類	10

と

ドライマウス	129
特異度	94
特殊粘膜	9, 44, 45
Two Week Rule referral	95

に

ニコチン性口蓋白色角化症	34
肉腫	8
二次がん	42
二次検診	92
認知症患者	126

ね

年齢因子	7
年齢階級別がん罹患率	7
年齢階級別口腔・咽頭がん罹患率	139

は

白色海綿状母斑	35
白色の病変	16
白色浮腫	34
白板症	16

ひ

ヒトパピローマウイルス	6, 128
びらん型口腔扁平苔癬	36
肥厚性カンジダ症	130
被覆粘膜	10, 44, 45
皮弁による再建手術	79
病期分類	11

病理診断	50

ふ

フォダイス斑	28
物理因子	6

へ

扁平上皮癌	15, 40, 59, 74

ほ

訪問歯科	126
訪問歯科衛生指導説明書	135
訪問歯科診療計画書	133
Population-based screening	90

ま

慢性萎縮性カンジダ症	14

み

見落とし	73, 108

め

メラニン細胞	18
メラニン色素沈着	29
メラニン色素沈着症	18

も

網状型口腔扁平苔癬	36
毛状白板症	35

ゆ

有郭乳頭	28

よ

陽性反応的中率	94

り

リンパ節触診所見	11

【著者略歴・五十音順】

浅野紀元
- 1971年　日本大学歯学部卒業
- 1980年　同大学大学院歯学研究科博士課程修了（歯学博士）
- 1981年　浅野歯科医院（2006年〜医療法人社団元直会浅野歯科クリニック）開設
- 1993年　社団法人東京都玉川歯科医師会（現公益社団法人東京都玉川歯科医師会）理事（〜1997年）
- 1999年　社団法人東京都玉川歯科医師会副会長（〜2001年）
- 2001年　社団法人東京都玉川歯科医師会会長（〜2009年）
  社団法人東京都歯科医師会参事（〜2009年）
  社団法人東京都歯科医師会代議員（〜2009年）
- 2009年　社団法人東京都歯科医師会会長
- 2012年　逝　去

浅野薫之
- 1965年　東京歯科大学卒業
- 同　年　同大学保存学教室入局（〜1975年）
- 1973年　歯学博士の学位受領
- 1974年　東京歯科大学助教授（〜1975年）
- 1975年〜浅野歯科医院院長
- 1995年　市原市歯科医師会会長（〜2003年）
- 2000年　千葉県歯科医師会代議員会議長（〜2003年）
- 2009年　千葉県歯科医師会会長（〜2013年6月）
- 2013年〜千葉県歯科医師会顧問

縣　奈見
- 2005年　東京歯科大学歯科衛生士専門学校卒業
- 同　年　同大学市川総合病院歯科・口腔外科勤務
- 2009年　同大学口腔がんセンター勤務
- 2011年　同大学市川総合病院歯科・口腔外科勤務（〜2013年）

大島基嗣
- 1983年　日本大学歯学部卒業
- 1988年　日本大学大学院歯学研究科修了（歯学博士）
- 1989年　厚生省歯科診療室医長（厚生技官）（〜1991年）
- 1991年〜大島歯科医院院長
- 2001年　社団法人東京都玉川歯科医師会専務理事（〜2009年）
- 2012年　公益社団法人東京都玉川歯科医師会副会長
  東京都歯科医師会代議員
- 2016年〜公益社団法人東京都玉川歯科医師会会長

片倉　朗
- 1985年　東京歯科大学卒業
- 1991年　同大学大学院修了（歯学博士）
- 2000年　同大学口腔外科学第一講座講師
- 2003年　UCLA歯学部客員助手（〜2004年）
- 2008年　東京歯科大学口腔外科学講座准教授
  同大学大学院「がんプロフェッショナル養成プラン」コーディネーター
- 2011年　同大学オーラルメディシン・口腔外科学講座主任教授
- 2015年〜同大学口腔病態外科学講座主任教授

小島沙織
- 2003年　東京歯科大学歯科衛生士専門学校卒業
- 同　年　東京歯科大学市川総合病院歯科・口腔外科勤務
- 2006年　同大学口腔がんセンター勤務
- 2009年〜同大学市川総合病院歯科・口腔外科勤務

三條沙代
- 2007年　千葉県立衛生短期大学歯科衛生学科卒業
- 同　年　東京歯科大学市川総合病院歯科・口腔外科勤務
- 2012年　同大学口腔がんセンター勤務
- 2013年　同大学市川総合病院歯科・口腔外科勤務（〜2013年12月）

柴原孝彦
- 1979年　東京歯科大学卒業
- 1984年　同大学大学院歯学研究科修了（歯学博士）
- 同　年　同大学口腔外科学第一講座助手
- 1989年　同大学口腔外科学第一講座講師
- 1993年　ドイツ・ハノーバー医科大学客員研究員
- 2000年　東京歯科大学口腔外科学第一講座助教授
- 2004年　同大学口腔外科学第一講座主任教授
- 2005年〜同大学口腔外科学講座主任教授

杉山芳樹
- 1977年　東京医科歯科大学歯学部卒業
- 1983年　同大学大学院修了（歯学博士）
- 同　年　北里大学医学部助手（形成外科）
- 1985年　東京医科歯科大学助手（第二口腔外科）
- 1986年　川崎中央病院歯科口腔外科部長
- 1987年　関東逓信病院口腔外科医長
- 1989年　東京医科歯科大学助手（第二口腔外科）
- 1994年　岩手医科大学助教授（口腔外科学第二講座）
- 2004年　同大学教授（口腔外科学第二講座〈現口腔顎顔面再建学講座口腔外科学分野〉）
- 2012年　岩手医科大学附属病院副院長・歯科医療センター長
- 2017年〜岩手医科大学名誉教授（口腔顎顔面再建学講座口腔外科学分野）
  盛岡市立病院顧問

関根 浄治（せき ね じょう じ）

- 1989 年　福岡歯科大学卒業
- 同　年　同大学大学院（口腔解剖学専攻～1990 年中途退学）
- 1999 年　長崎大学歯学部附属病院第 2 口腔外科講師
- 2002 年　同大学院講師（医歯薬学総合研究科発生分化機能再建学講座・顎口腔機能再建学分野）
- 2005 年　同医学部・歯学部附属病院経営企画部副部長
- 2006 年　スウェーデン Umeå 大学顎顔面口腔外科客員教授（～2007 年）
- 2007 年～島根大学医学部歯科口腔外科学講座教授
- 2013 年～モンゴル健康科学大学客員教授
- 2015 年　国際口腔顎顔面外科専門医（FIBCSOMS）
- 同　年　日本口腔腫瘍学会口腔がん専門医

髙野 伸夫（たか の のぶ お）

- 1976 年　東京歯科大学卒業
- 1980 年　同大学大学院歯学研究科修了（歯学博士）
- 1993 年　同大学講師
- 同　年　東京都立府中病院歯科口腔外科医長
- 1996 年　東京歯科大学助教授
- 2001 年　都立大塚病院口腔科部長
- 2005 年～東京歯科大学口腔外科学講座教授
- 2010 年　同大学千葉病院病院長
- 2013 年　同大学口腔がんセンター長
- 2017 年　東京歯科大学客員教授，口腔がんセンター顧問
- 2018 年　東京歯科大学名誉教授

千葉 光行（ち ば みつ ゆき）

- 1968 年　東京歯科大学卒業
- 1987 年　市川市議会議員
- 1991 年　千葉県議会議員
- 1997 年　市川市長（～2009 年）
- 2010 年～健康都市活動支援機構理事長，市川市文化振興財団理事長
- 2012 年～NPO 法人口腔がん早期発見システム全国ネットワーク理事長

長尾 徹（なが お とおる）

- 1980 年　愛知学院大学歯学部卒業
- 1999 年　WHO 口腔がん／前がん病変共同研究機関・ロンドン大学キングスカレッジ客員上級研究員
- 2001 年　政府開発援助・スリランカ国・ペラデニヤ大学歯学部・歯学教育プロジェクト（JICA 技術協力）・チームリーダー
- 2005 年　愛知学院大学歯学部口腔外科第二講座助教授
- 2005 年～岡崎市民病院歯科口腔外科統括部長
- 2008 年～藤田保健衛生大学医学部客員教授

藤本 俊男（ふじ もと とし お）

- 1976 年　日本大学歯学部卒業
- 1980 年　日本大学大学院歯学研究科修了（歯学博士）
　　　　　日本大学歯学部兼任講師
- 同　年　藤本歯科長洲医院院長
- 2006 年　千葉市歯科医師会副会長
- 2009 年　千葉市歯科医師会会長（～2013 年 6 月）

溝口 万里子（みぞ ぐち まり こ）

- 1971 年　東京医科歯科大学卒業
- 同　年　同大学小児歯科入局（～1972 年）
- 1974 年～八千代台歯科医院院長
- 2003 年　八千代市歯科医師会理事（～2006 年）
- 2006 年　千葉県歯科医師会理事（～2013 年 6 月）

武藤 智美（む とう とも み）

- 1989 年　池見札幌歯科衛生士専門学校卒業
- 同　年　葭内歯科医院勤務
- 1992 年　池見札幌歯科衛生士専門学校勤務
- 1997 年～葭内歯科医院勤務
- 2011 年～社団法人（現一般社団法人）北海道歯科衛生士会会長

かかりつけ歯科医からはじめる
口腔がん検診 Step 1・2・3　　　　　ISBN978-4-263-44403-0

2013年10月10日　第1版第1刷発行
2018年7月20日　第1版第3刷発行

著　者　柴原孝彦　ほか
発行者　白石泰夫
発行所　医歯薬出版株式会社
〒113-8612　東京都文京区本駒込 1-7-10
TEL.（03）5395-7638（編集）・7630（販売）
FAX.（03）5395-7639（編集）・7633（販売）
https://www.ishiyaku.co.jp/
郵便振替番号 00190-5-13816

乱丁，落丁の際はお取り替えいたします　　印刷・木元省美堂／製本・明光社
Ⓒ Ishiyaku Publishers, Inc., 2013. Printed in Japan

本書の複製権・翻訳権・翻案権・上映権・譲渡権・貸与権・公衆送信権（送信可能化権を含む）・口述権は，医歯薬出版㈱が保有します．
本書を無断で複製する行為（コピー，スキャン，デジタルデータ化など）は，「私的使用のための複製」などの著作権法上の限られた例外を除き禁じられています．また私的使用に該当する場合であっても，請負業者等の第三者に依頼し上記の行為を行うことは違法となります．

[JCOPY] ＜出版者著作権管理機構　委託出版物＞
本書をコピーやスキャン等により複製される場合は，そのつど事前に出版者著作権管理機構（電話 03-3513-6969，FAX 03-3513-6979，e-mail：info@jcopy.or.jp）の許諾を得てください．